Le Vin & la Médecine

À l'usage des bons vivants et des médecins

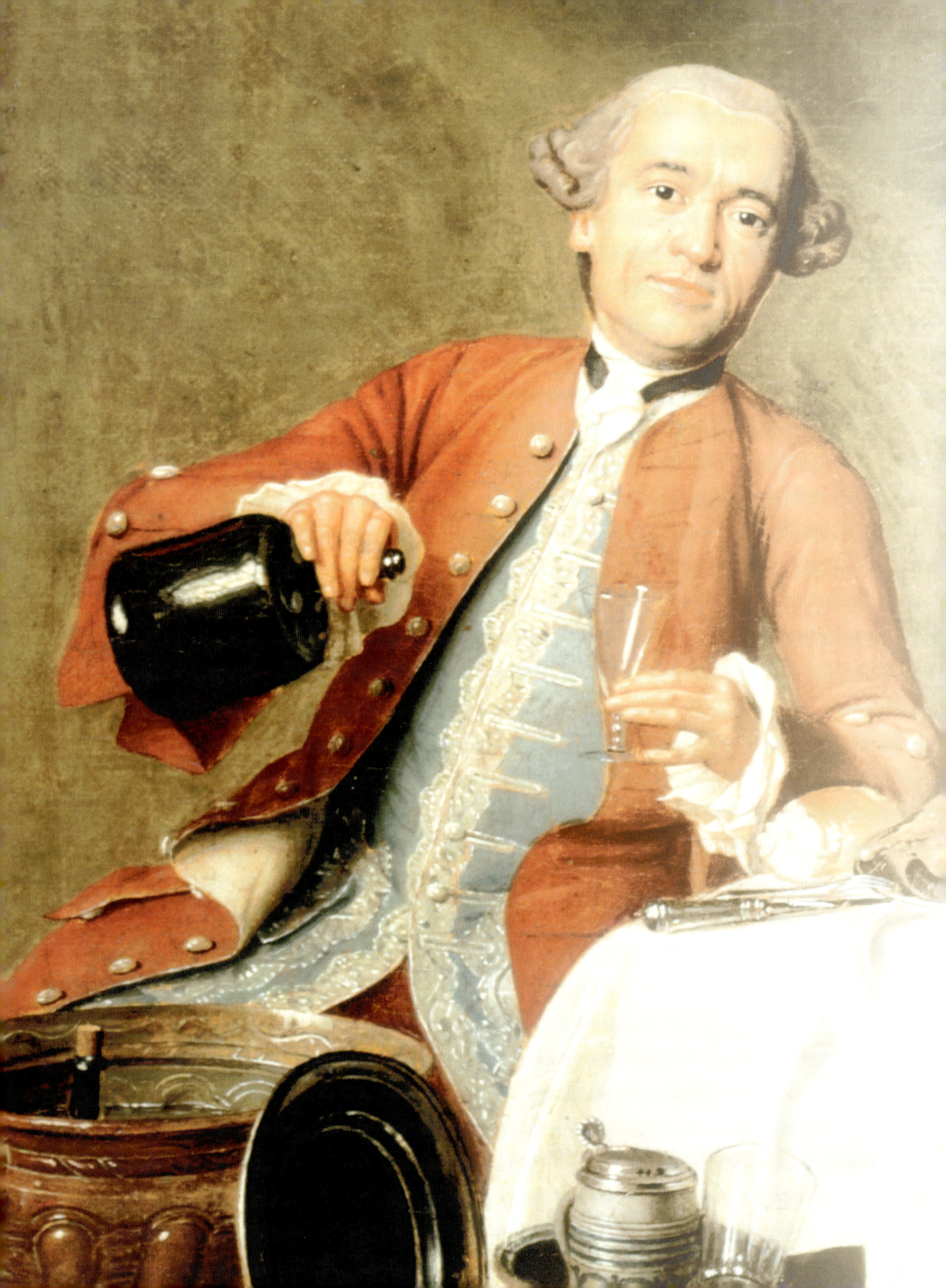

Marc Lagrange

Le Vin & la Médecine

À l'usage des bons vivants et des médecins

Préface du professeur Christian Cabrol

ÉDITIONS
FÉRET

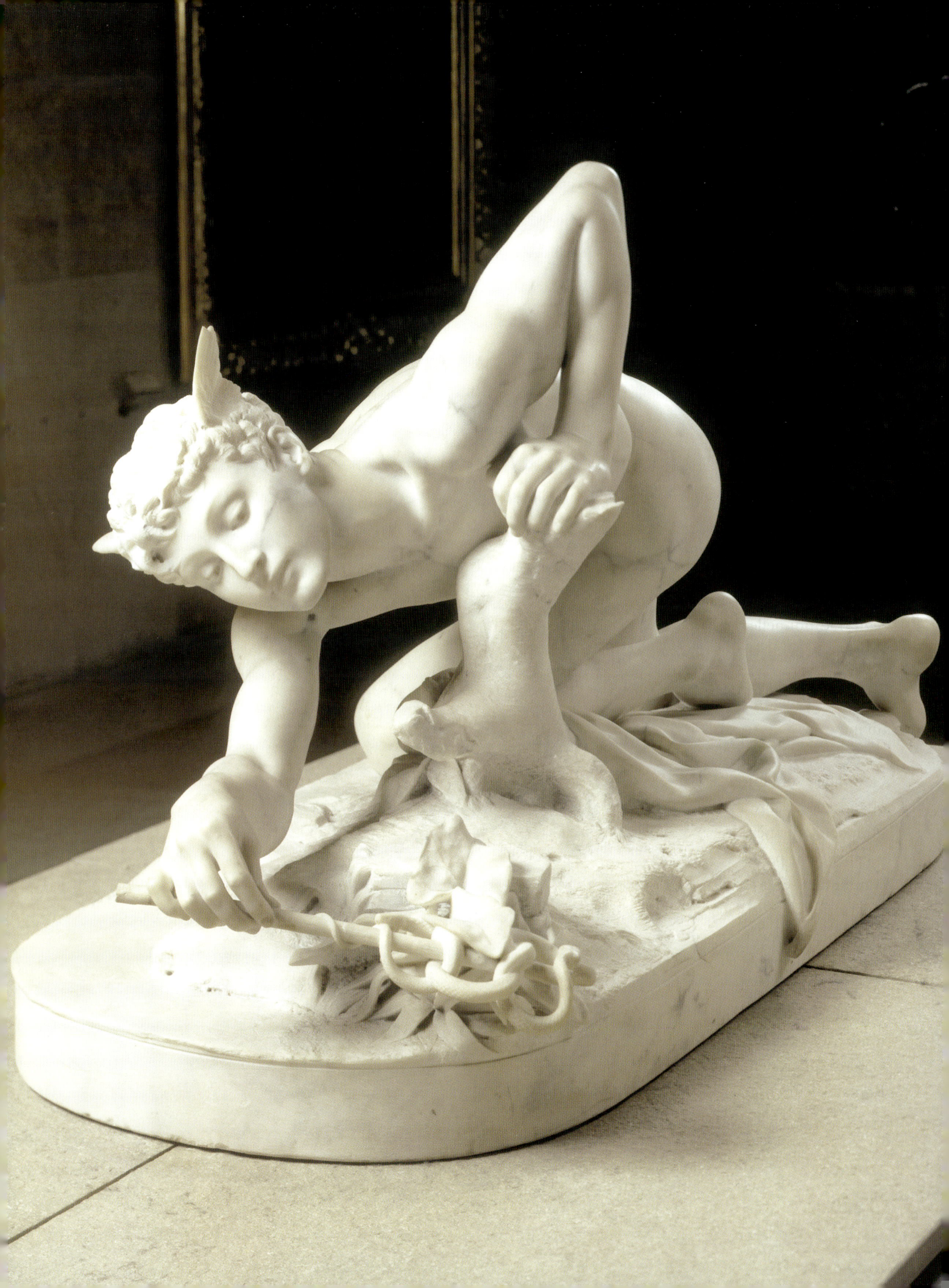

PRÉFACE

En ces jours où l'on s'interroge sur les effets bons ou mauvais du vin sur la santé, où se disputent à ce sujet les plus brillants spécialistes, médecins ou non, le livre du Dr Lagrange, œnophile averti, vient à son heure pour nous apporter sur cette boisson incomparable et si particulière, le témoignage de l'histoire et le verdict du temps.

Page de gauche : Mercure inventant le caducée.

La culture de la vigne et l'usage de son produit, le vin, nous dit Marc Lagrange, sont connus depuis la haute Antiquité puisqu'on en retrouve mention dans les tombes et les temples égyptiens, 4 000 ans avant Jésus-Christ. On y vante les vertus euphorisantes du vin, mais également les aspects médicinaux, spécialement en gynécologie et après les accouchements.

À cette époque aussi, comme le rappelle l'auteur, l'Inde connaît les dangers (l'ivresse), mais aussi les bienfaits du *Madyavarga* dont elle incorpore les effets dans l'équilibre humoral qui régit traditionnellement le fonctionnement de l'organisme humain. La Chine où la vigne semble avoir été cultivée en ces mêmes temps, découvrira surtout l'action du vin lorsqu'il sera plus tard importé. Le vin n'est d'ailleurs utilisé que dans des circonstances exceptionnelles et pour un rôle, là encore médicinal, associé à diverses plantes en particulier le ginseng, « l'herbe divine ».

Comme le souligne l'auteur, c'est surtout la civilisation grecque qui va faire connaître le vin quand elle célèbre son dieu Dionysos. Homère cite son rôle euphorisant, mais c'est surtout Hippocrate, le père des médecins qui en codifie l'usage. Il en fait la boisson essentielle, l'eau potable étant peut-être rare à l'époque. Il en codifie ses multiples usages médicinaux, externes comme antiseptiques et cicatrisants et internes dans de multiples affections, soigneusement répertoriées. Chez leurs contemporains, les Hébreux de la période biblique, le vin a aussi sa place comme boisson et comme médicament, Israël étant surnommée « la vigne du Seigneur ». À Rome, on appréciait le goût du vin, ou plutôt des divers vins, que les riches servaient à leur table. Dionysos était devenu Bacchus chez les Romains, son culte donnait prétexte à des fêtes orgiaques : les bacchanales qui furent plus tard interdites. Galien, le plus célèbre des médecins romains, considérait plutôt le vin comme un médicament et lui aussi en codifiait les usages. Les Gaulois qui avaient inventé le tonneau, consommaient plutôt de la bière, la cervoise, mais les Romains leur enseignèrent la culture de la vigne et la production du vin.

Après la chute de Rome, les connaissances scientifiques et médicales furent heureusement conservées en Orient par les médecins arabes. Ceux-ci connaissaient bien les effets du vin et les vertus thérapeutiques, mais furent désemparés par l'interdiction qu'en fit l'Islam. Pourtant, le plus célèbre de leurs médecins, Avicenne, en légitima l'usage à des fins médicinales.

En Occident, après les invasions barbares, un voile d'obscurantisme s'abat sur le Moyen Âge. Seuls les moines conservent les prescriptions hippocratiques parce qu'ils ont en charge les malades recueillis dans leurs hospices. Ils ont certes aussi besoin du vin pour la célébration de l'Eucharistie. Ils développent donc les vignes autour de leurs monastères, bénédictins, cisterciens, chartreux. Un des vins médicinaux les plus connus du Moyen Âge est l'hypocras. Mais bientôt les premières universités apparaissent et les médecins qui en sont issus, vont prendre le relais des moines. Ainsi à l'université de Montpellier où Arnaud de Villeneuve publie son livre *Les vins*. La Renaissance s'annonce et le vin reprend toute sa place dans les cures médicales. Ambroise Paré l'utilise sur les blessures. Paracelse l'inclut dans la pharmacie dont il est le père, mais il en connaît aussi les dangers : « le vin, dit-il, comme tous les remèdes, est un poison… tout est question de dosage ». François Rabelais, moine, médecin, génial pour les uns, paillard pour les autres, se fait le chantre le plus convaincu et le plus truculent des vertus thérapeutiques de la « Dive bouteille ».

Les siècles suivants voient se succéder les progrès de la médecine qui devient plus scientifique, ce qui n'enlève rien à l'usage médicinal du vin dont les préparations restent recommandées par les apothicaires. Le vin est même utilisé en clystère. Les médecins conseillent l'usage du vin aux princes, en particulier Pierre Chirac qui en prescrit l'usage au roi Louis XV. La Révolution française qui supprime les diplômes de médecin, permet à des praticiens éclairés des prescriptions thérapeutiques dans les traditionnels emplois du vin.

Au XIXe siècle, on raisonne et l'on prend conscience de l'importance sociale du vin, surtout de son abus, l'alcoolisme (le mot y est forgé) reconnu et combattu. Au moins on reste convaincu de l'action du vin contre les grands fléaux du temps : le typhus, la typhoïde, le scorbut des marins, le choléra. Pour cette dernière maladie, Todd prescrit sa célèbre potion bien connue des internes de ma génération. Surtout, Pasteur publie ses études sur le vin et en conclut que « le vin est la plus saine et la plus hygiénique des boissons ».

Les études sur le vin sont poursuivies au XXe siècle. Sans méconnaître ses bienfaits traditionnels que l'Académie de Médecine souligne en insistant sur l'obligation de son usage modéré, elle distingue bien les effets néfastes de l'alcool des vertus du vin. Elle fixe même les doses précises de cette boisson car on s'inquiète de plus en plus des méfaits d'un alcoolisme grandissant, sur la santé et la conduite sociale.

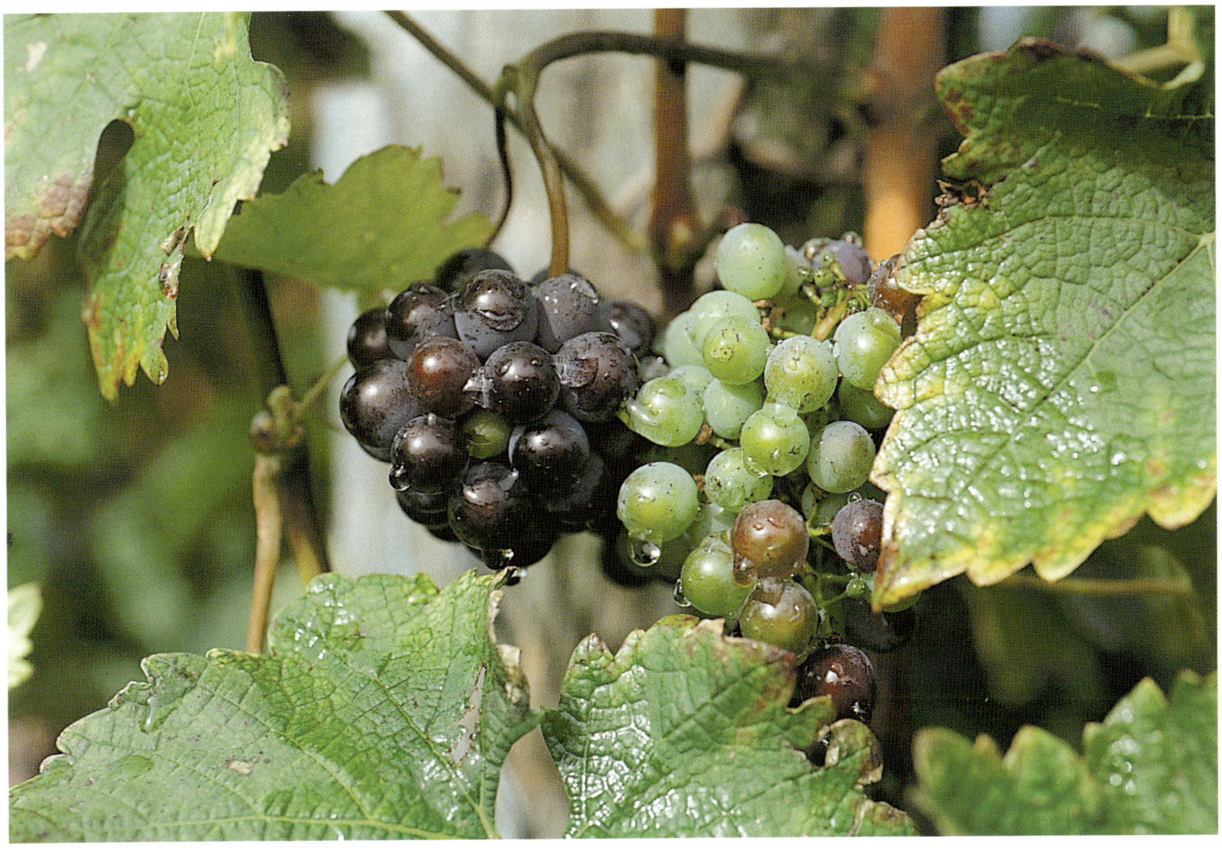

Arlots et verjus seront fréquemment à la base de préparations médicales.

Les États-Unis instaurent la prohibition, mais ses médecins prescrivent des « vins médicinaux » aux plus affectés par ce sevrage brutal. En France, dans le cadre de la Santé publique, les campagnes anti-alcooliques prennent toute leur ampleur et leurs affiches très suggestives sont présentes dans toutes les écoles primaires. Certains cépages reconnus dangereux, sont interdits. Ce qui favorise une production de qualité aux dépens d'une production de quantité.

Dans l'après-guerre des années 50-60, après la pénurie sous l'occupation étrangère, revient peu à peu la suffisance alimentaire, puis l'abondance et la surabondance. On voit alors en conséquence, grandir dans les pays les plus riches, une nouvelle menace sanitaire, celle des affections cardiovasculaires. Les scientifiques y reconnaissent comme cause le rôle néfaste du déséquilibre alimentaire. Curieusement pourtant, certaines populations qui semblent avoir les mêmes facteurs de risque de maladies cardiovasculaires présentent moins d'accidents de ce type, et de ce fait ont une mortalité plus faible. C'est le cas des pays du pourtour méditerranéen, de la Crète, du sud de la France. Et l'on parle alors de « French Paradox ». Quelle est donc la cause de ce paradoxe ?

En dehors d'une alimentation à tendance végétarienne, la principale différence tient à ce que ces populations consomment du vin en quantité modérée, mais régulièrement. Des preuves scientifiques sont apportées à ce paradoxe français. Le vin et surtout certains de ses constituants, les polyphénols, augmentent le taux sanguin du bon cholestérol, limitent les dépôts dans les artères (athérome), fluidifient le sang. Enfin, par son effet légèrement euphorisant, le vin atténue le stress.

Voici le vin réhabilité. Le vin certes, mais pas l'alcool car si la consommation de vin a régulièrement diminué dans notre pays, celle des alcools, surtout des alcools forts, a grandement augmenté, principalement dans les couches les plus jeunes de notre société qui sont déboussolées dans un monde qui perd ses valeurs et ses repères. Ainsi malheureusement la distinction entre le vin et l'alcool, entre ceux qui usent sagement et modérément du vin et ceux qui abusent de l'alcool associé souvent à la drogue, n'est habituellement pas faite. L'effet de l'alcool, joint au considérable développement et à la puissance terrifiante à ce sujet, de nos moyens de transport est responsable de nombre de morts sur les routes, mais le vin n'est habituellement pas en cause. Ce qui explique la campagne, à mon avis injuste, contre notre breuvage national. Ainsi la discussion sur la place du vin dans notre société, restera d'actualité tant que persistera l'amalgame entre vin et alcool.

En conclusion, cette préface, brève revue de ce passionnant ouvrage, ne donne qu'un faible aperçu de la véritable encyclopédie sur *Le Vin & la Médecine* que nous offre le Dr Marc Lagrange. Cette somme de documents, émaillée d'anecdotes savoureuses, truffée de sentences, de citations, de proverbes, d'aphorismes, reste très facile à lire et à suivre grâce à la prose alerte de l'auteur et aux illustrations. L'ouvrage est sérieux mais toujours divertissant, complété par un lexique pour les non initiés, et une bibliographie exhaustive. Bref, voici un livre de référence aussi complet que plaisant qui intéressera tous ceux qui honorent le vin, et, bien entendu, tous les autres aussi.

Professeur Christian Cabrol

Introduction

L'usage du vin est affaire de modération.
La sobriété n'est pas abstinence,
c'est la mesure de cette boisson délicieuse.
Saint Thomas d'Aquin

Le vin a évolué depuis la nuit des temps sous l'œil du médecin, d'abord complice et ignorant, jusqu'au milieu du XIXe siècle, puis parfois sévère et sentencieux ou alors enthousiaste, des années 1850 à la première moitié du XXe siècle, et enfin, plus généralement tolérant grâce aux découvertes scientifiques de la fin du XXe siècle.

De l'Antiquité au XVIIIe siècle, le vin sera considéré comme la source du sang, raisonnement analogique véhiculé par la tradition chrétienne. Elle fit du vin le sang du Christ, classique mystère de la transsubstantiation*, stigmatisée dans la Cène. À ce titre, chargé d'une symbolique médicinale très forte, le vin constitue une boisson à part, inclassable : aliment, médicament, agrément.

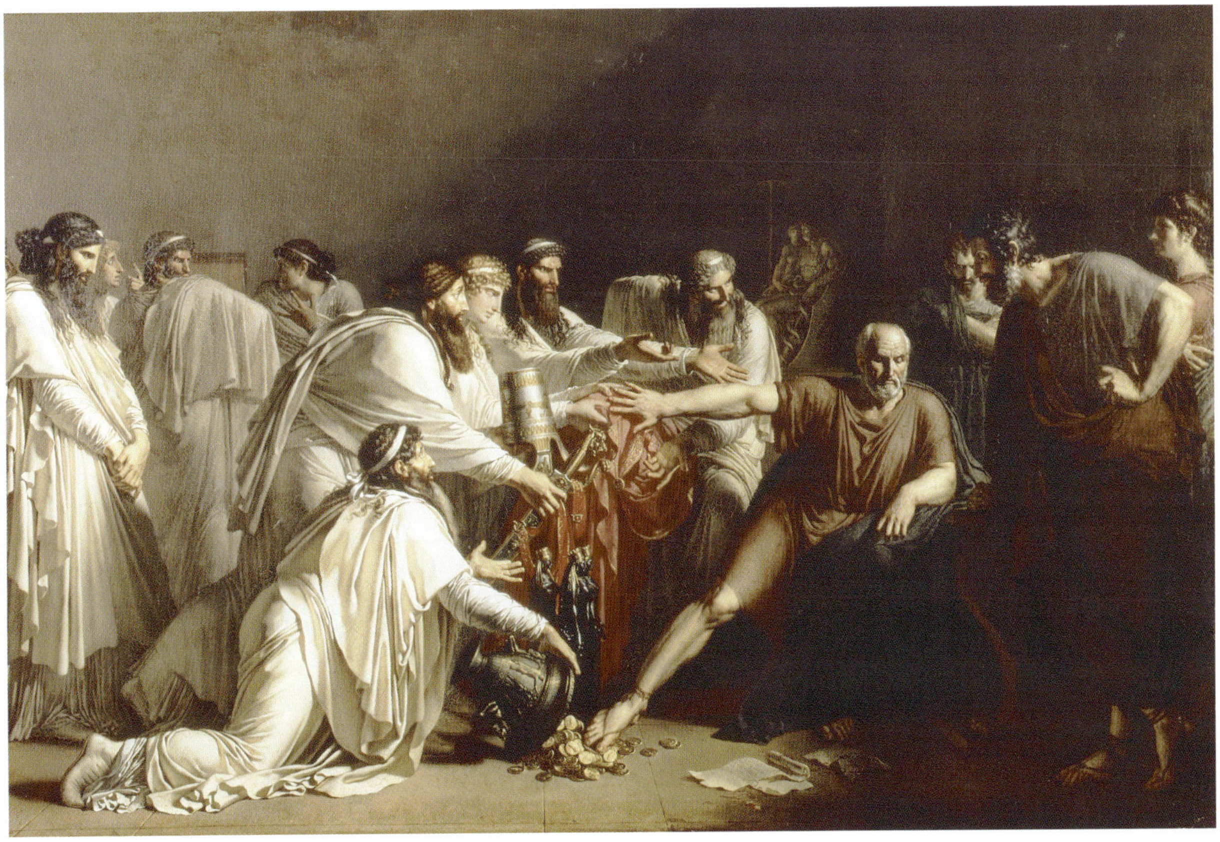

Hippocrate refusant les présents d'Artaxercès, roi de Perse.

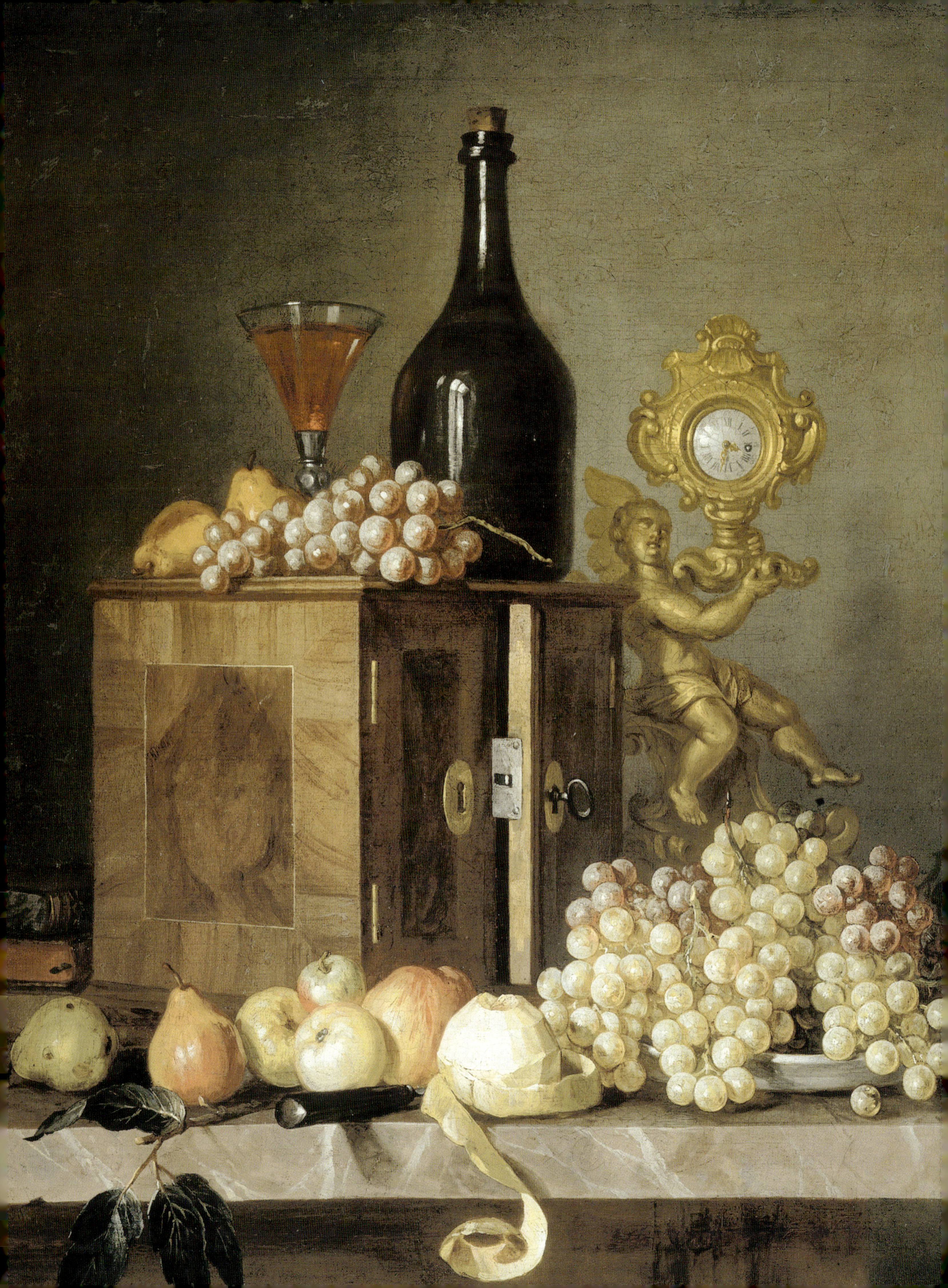

Vecteur des vertus les plus honorables (courage, tonus, longévité) et parfois des méfaits les plus délétères (ivresse, maladies, accidents), le vin oscille, du fait de son utilisation, entre bonheur et malheur. Le médecin est tour à tour spectateur, acteur, prescripteur, moralisateur, accusateur, accompagnant, consommateur, mais jamais indifférent.

Insidieusement entré dans la pharmacopée par le biais du sacré puis de l'empirisme, délivré sous forme de vin médicinal en apothicairerie, le vin se voit ensuite adoubé du bout des lèvres par la « Faculté ». Depuis Hippocrate, prescripteur, jusqu'au Pr Renaud analyste, les fins nectars ont toujours occupé l'actualité médicale et préoccupé le praticien.

« Dompteur d'Homme » (Homère), médicament (Fagon), euphorisant (César, Napoléon, Foch), aliment (Zola), protecteur cardio-vasculaire (épidémiologistes), toxique (neurologues, hépatologues, etc.), le vin revêt au fil de l'histoire des aspects contradictoires : le vice dans l'alcoolisme, la vertu dans le French Paradox.

Pour avoir écouté le murmure de l'histoire, nous confirmons : le vin demeure pour une très grande majorité un bienfait salvateur.

À nos yeux, à nos papilles, le vin, symbole fort de notre civilisation, doit rester avant tout ce qu'il est devenu, le témoin d'une amitié bien vécue, consommé avec la modération souhaitée par saint Benoît, apprécié dans la convivialité et l'affection d'êtres chers !

Marc Lagrange
Nevers-Chiddes, 2004

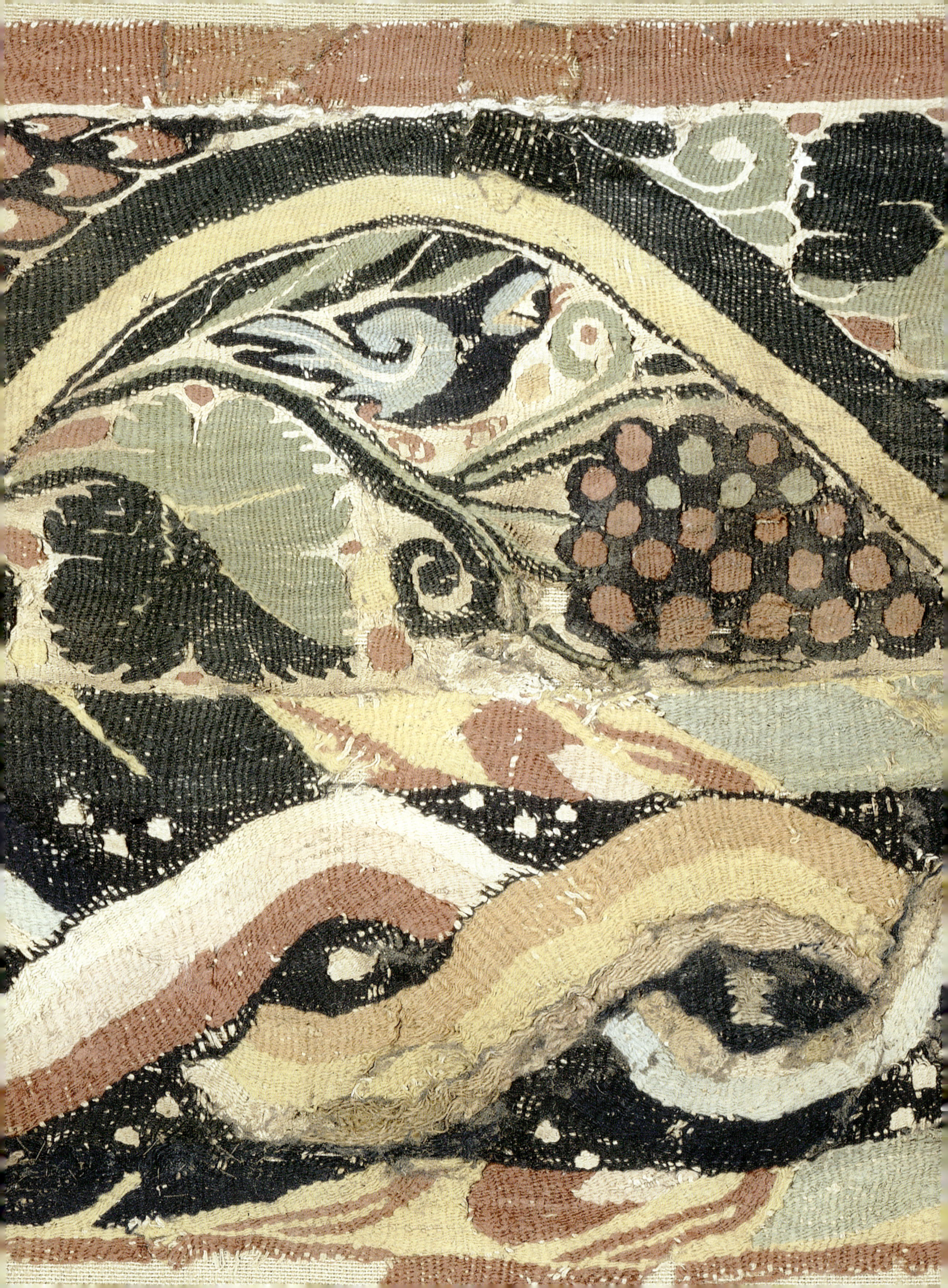

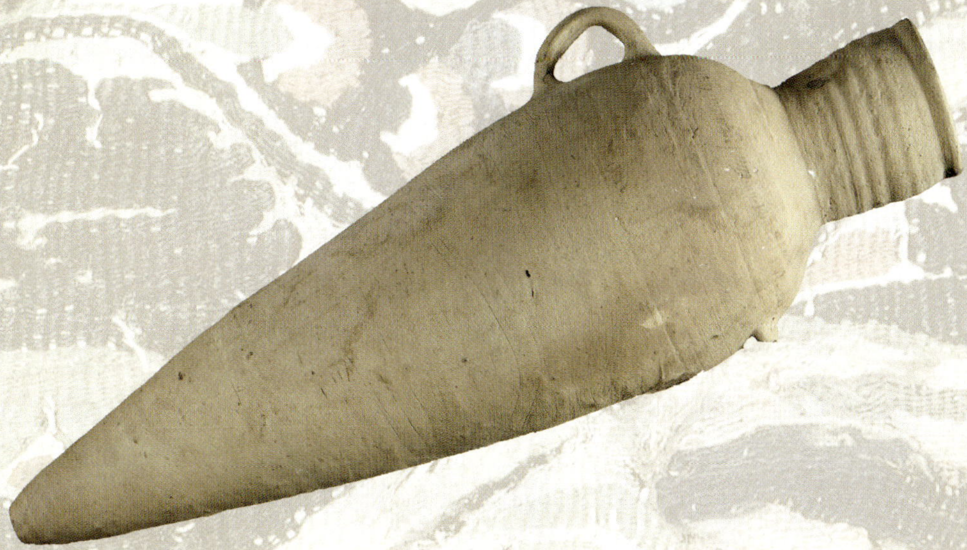

Première partie

Les vins et les médecines, 5000 ans d'Histoire

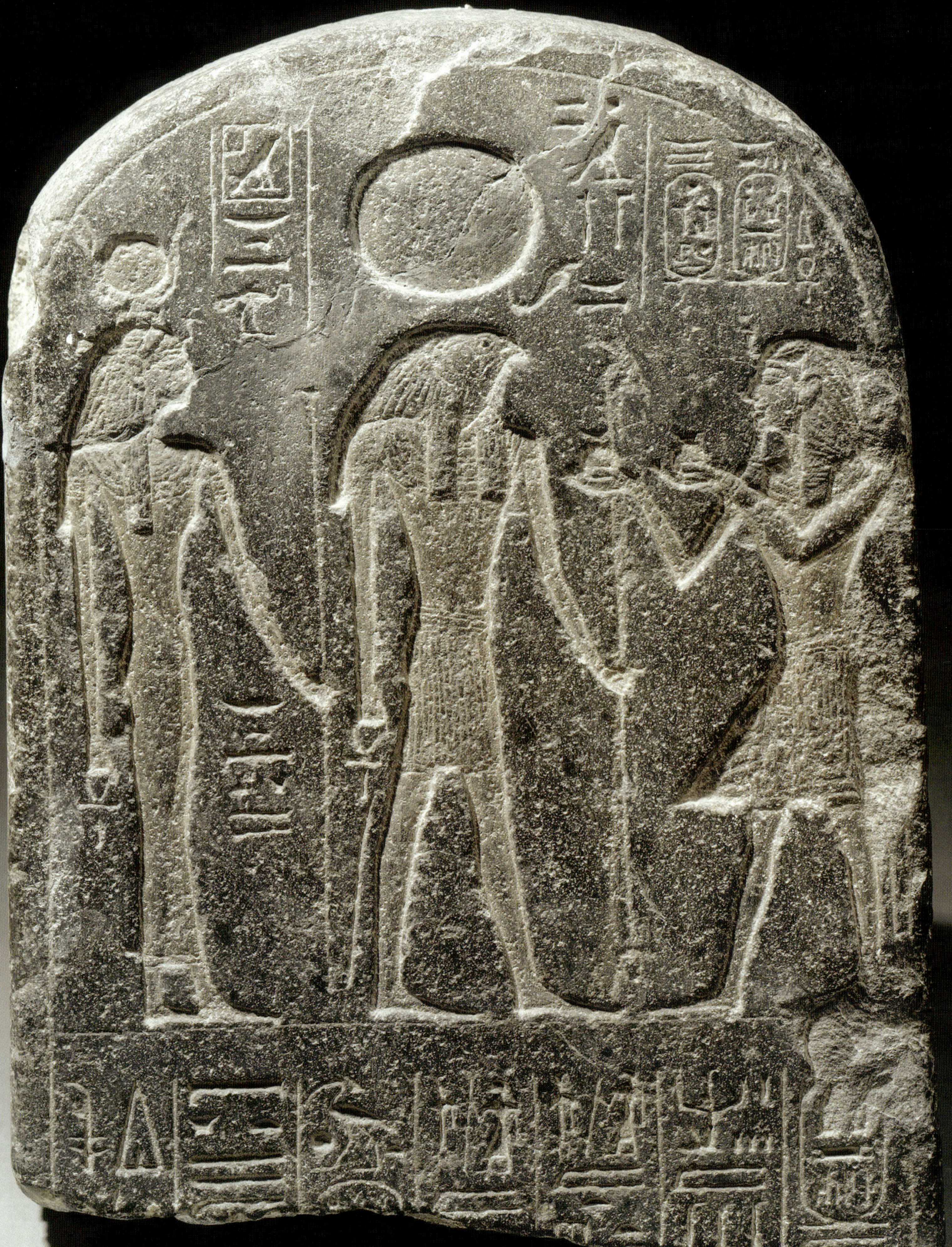

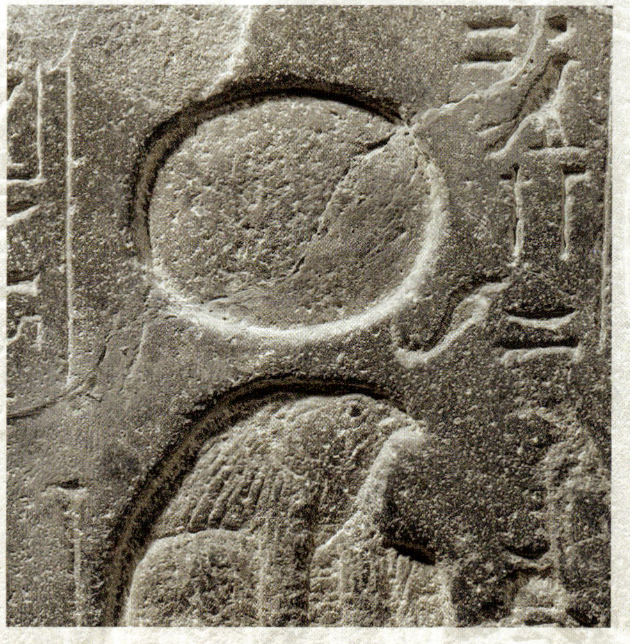

Chapitre 1

Les Origines et l'Antiquité

L'histoire des vins et des médecines se perd dans la nuit des temps. Tout laisse à penser que l'usage médical du vin demeure une des plus anciennes traditions thérapeutiques de la médecine occidentale et que nombre de médecins l'ont prescrit comme médicament efficace à la suite, en particulier d'Hippocrate. Boissons divines, médecines magiques, où et quand commencer cette histoire ? Médecine ou vin nous conduisent en un même lieu en Mésopotamie, certainement 7 000 ans avant J.-C. Mais l'archéologie nous a légué trop peu d'éléments pour juger du lien qui pourrait exister entre eux. Une fois de plus, c'est la civilisation égyptienne qui lève le voile des premières interrogations et permet d'établir la relation entre médecines et vins.

L'Égypte

Double page précédente : stèle cintrée montrant Ramsès II faisant l'offrande du vin au dieu Rê-Horakhti et à la déesse Hathor.

Statuette d'Imhotep, architecte et ministre du pharaon Djoser.

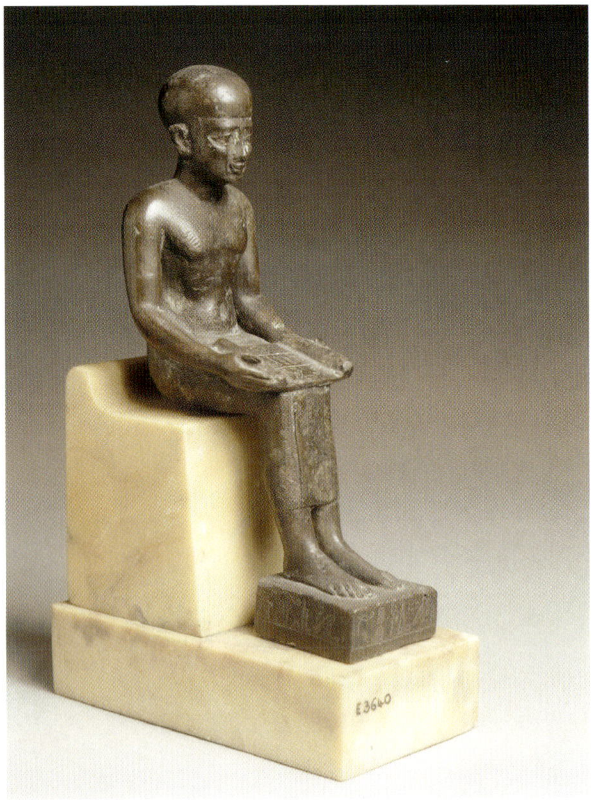

La première inscription découverte dans une tombe égyptienne vantant les vertus médicinales du vin, remonterait à quatre mille ans avant J.-C. Dans les plus anciennes civilisations, le vin est un don des dieux qui enseignent aux hommes l'art de cultiver la vigne. En Égypte, Osiris « invente » l'interchangeabilité du sang et du vin, principe adopté et retrouvé dans nombre de religions (J.-F. Gauthier). Le sang (humeur hier) demeure un organe, liquide certes, mais organe au même titre que le cœur, le foie, etc. Ce dieu du vin serait ainsi le premier à avoir eu l'idée d'une greffe et quelle greffe !

Près d'une vingtaine de papyrus nous renseigne sur la médecine égyptienne et nous permet de remonter au fil du temps plus de trois mille ans avant J.-C. Le médecin appartient à l'élite de la société. Le plus célèbre d'entre eux est incontestablement Imhotep (2 800 ans avant J.-C.), homme hors du commun, Premier ministre du pharaon Djoser, vénéré comme un héros guérisseur, léguant à la postérité, traités de médecine et d'astronomie.

Clin d'œil du destin, le mot *AREP*, un des premiers hiéroglyphes traduit par Champollion, signifie vin ! Ce vin est considéré comme une boisson noble et destiné aux castes privilégiées (les autres consomment du vin de palme ou de dattes). Il est employé aussi bien pour les rites funéraires que pour la consommation alimentaire. Sous le Nouvel Empire, il se propage partout en Égypte.

L'ébriété n'est pas éludée par cette grande civilisation. Les mastabas de l'Ancien Empire (2 700-2 200) et ceux de Thèbes (1 500-1 200 avant J.-C.) présentent les différentes étapes de la vinification. On y trouve également des scènes d'ivresse, sans doute pour communier avec l'autre monde, sous la protection d'Hathor, déesse de la joie, de la danse, de la musique et de l'ivresse. Vénérée aussi comme déesse de l'amour, elle incarne le giron universel. Elle réunit symboliquement les concepts de vie et de renaissance. Ainsi, l'ivresse chez les Égyptiens n'est pas seulement l'excès pour l'excès. Leur antidote, rapporte Dumas, demeure le chou (thèse en médecine, 1821), notion confirmée par Charpak qui précise même « chou bouilli et graine de chou ».

On trouve chez les pharaons, les premiers traités sur le vin qui mélangent l'œnologie (avant la lettre), le culinaire, l'hygiène et la pharmacopée. Ils concernent un éventail assez large de la médecine.

Le pharaon Taharqa faisant l'offrande du vin au dieu faucon Hemen.

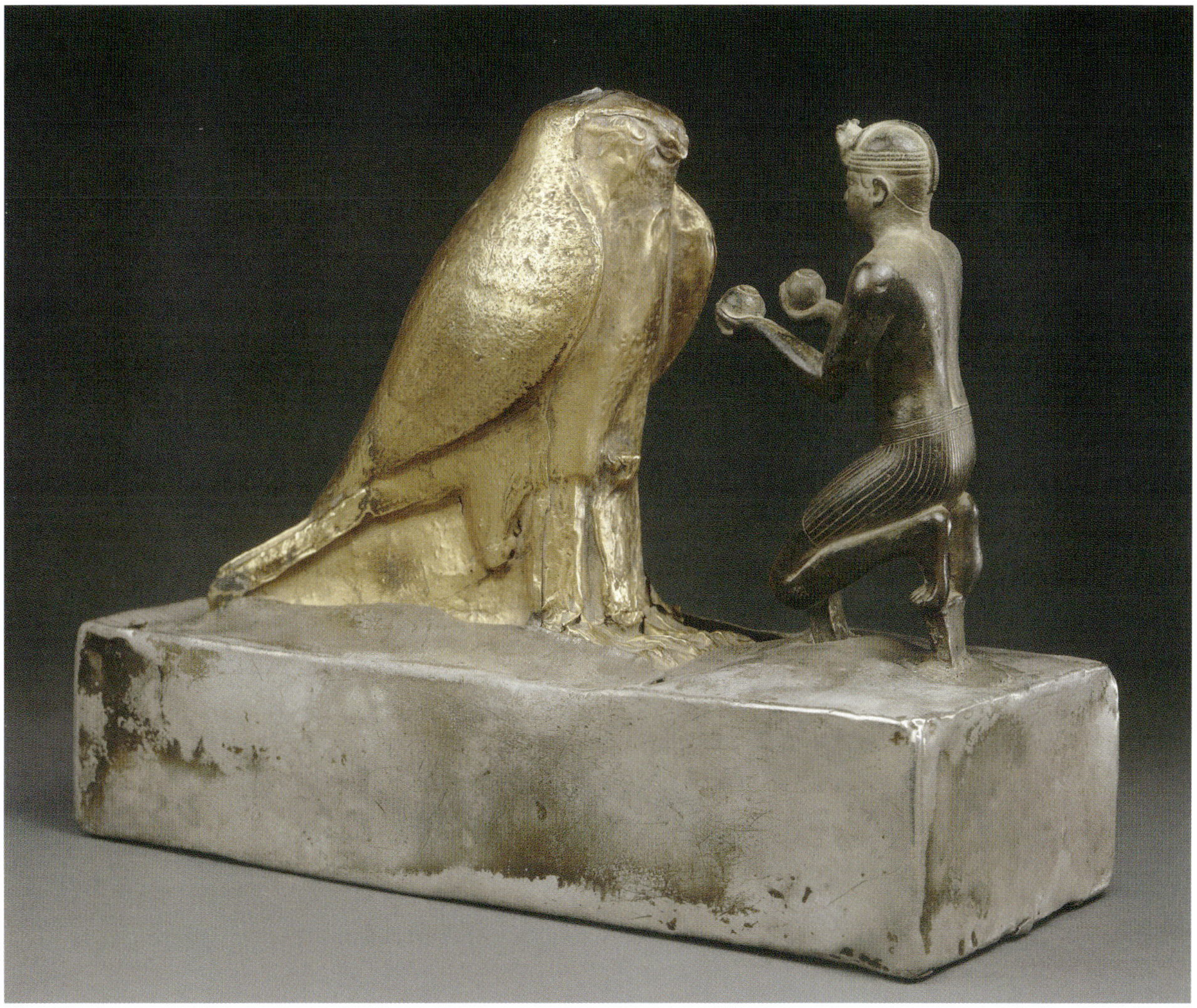

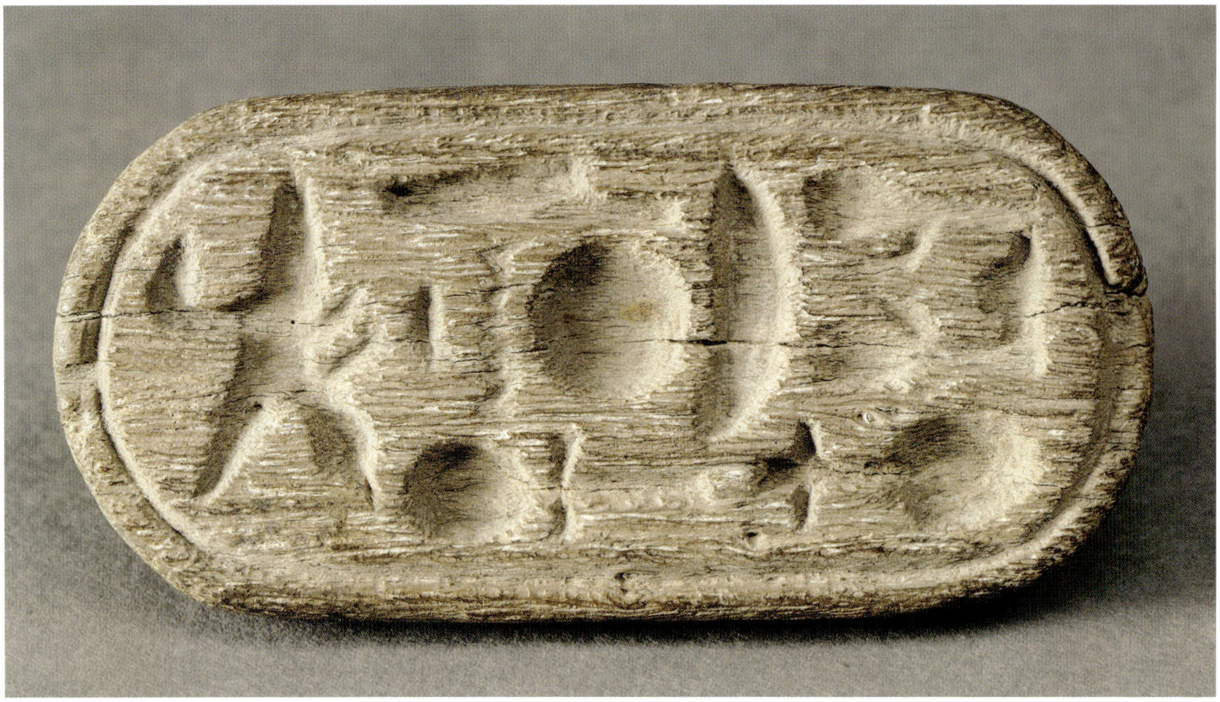

Sceau d'estampage pour jarres à vin au nom d'Aton (1400-1300 av J.-C.).

Principales utilisations médicinales du vin en Égypte

Psychologie

Sur le papyrus Berlin 8278, le vin, évoqué au titre d'euphorisant, permet à Seth* de trouver le courage et « d'arracher le cœur de ses ennemis ».

Selon Loret, les Égyptiens attribuent à la coriandre en graines diluée dans du vin des propriétés excitantes, enivrantes et aphrodisiaques.

Analgésie

On applique du vinaigre, produit dérivé du vin, sur la poudre de marbre, ce qui dégage ainsi du gaz carbonique, dont l'effet faiblement anesthésiant (*in loco dolori*) est connu. On retrouve sur le mur de certains temples (site de Kom Ombo), des éponges d'opiacés* à visée analgésique : Abul Cassis, médecin arabe du XIe siècle, les imbibera de vin, élément volatil et véhicule des principes actifs.

O.R.L.

Le coryza se traite en instillation, à base de vin.

Page de droite : La vigne est omniprésente dans l'Égypte ancienne. Plaquette d'incrustation d'un coffret : jeune fille tenant des lotus et cueillant du raisin.

Gynécologie

Le vin, du fait de sa couleur rouge (analogie avec les crues rougies du Nil qui symbolisent la régénération et la renaissance) provoque un intérêt tout particulier dans les soins gynécologiques. La dysménorrhée, notamment, se soigne ainsi « par un remède à base de vin pour tirer

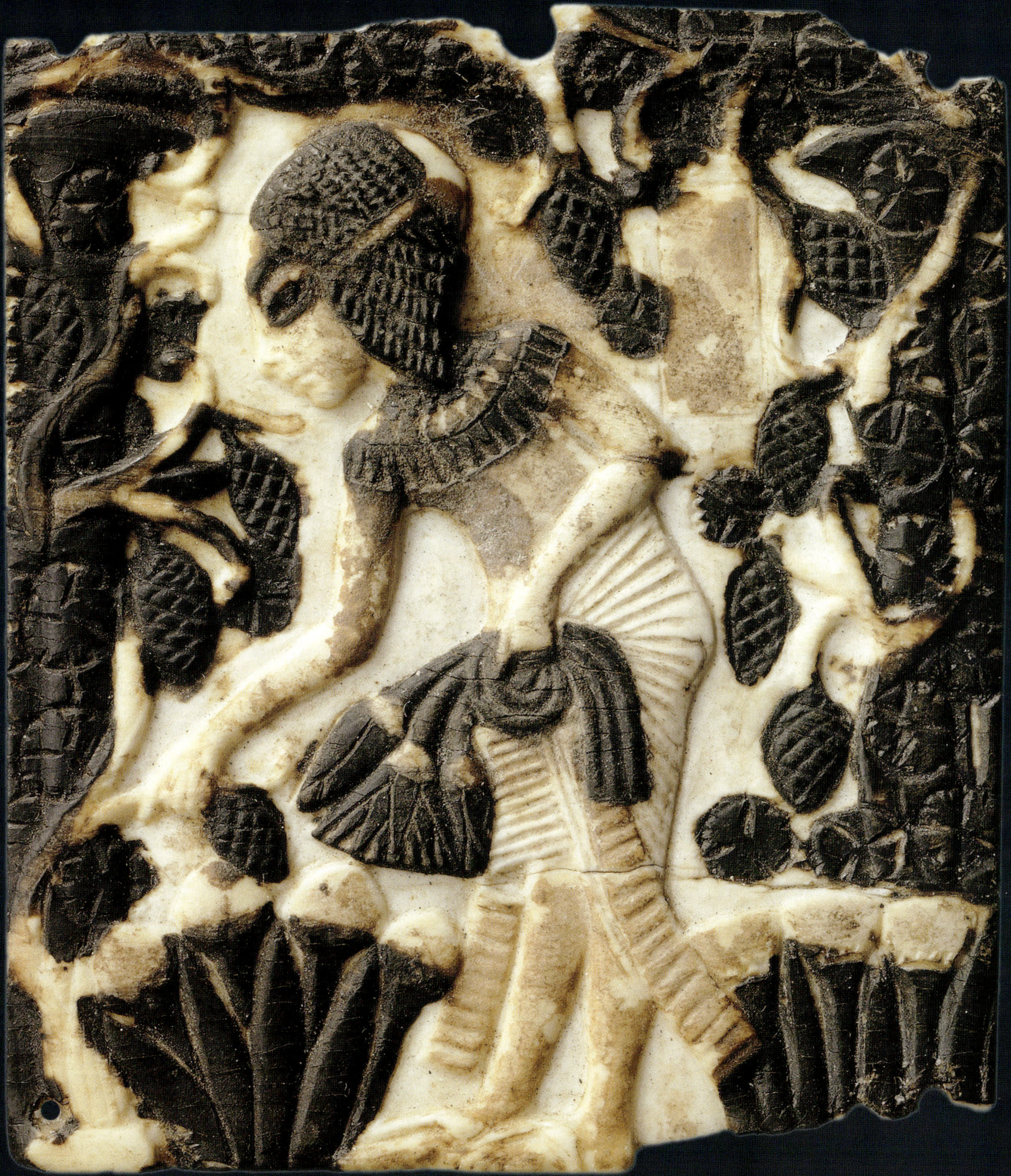

au dehors le sang d'une femme, la prescription est la suivante : oignons, vin, réduire en une masse et introduire dans le vagin ».

Une des méthodes pour lutter conte l'infertilité repose sur des fumigations à base de bière (Gonzalès) alors que le test de grossesse (en aval !) fait intervenir le vin : « Tu laisses ta femme boire du jus de dattes dans du vin, si elle vomit tout de suite c'est qu'elle est enceinte ».

Obstétrique

On trouve du vin *ecbolade* qui fait accoucher les femmes avant terme (ecbolique, qui favorise l'expulsion selon Littré). Les suites de couches peuvent bénéficier d'un traitement avec le vin, comme principe actif (Ebers N° 804), auquel on ajoute natron (sel) et plantes diverses.

Médecine légale

Dans le processus de momification, on trouve souvent l'usage d'un vin concentré (le *shedeh*) très alcoolisé, sans doute sirupeux, à haute valeur antiseptique (P. Tallet). Cette étape (forme archéologique de médecine légale) dure environ 70 jours lorsqu'il s'agit d'un personnage important, comme le pharaon. Le ventre ouvert et éviscéré, les embaumeurs le lavent avec du vin : vin de raisin ou vin de palme. On dépose auprès du mort un vin funéraire spécialement vinifié et protégé par des jarres adaptées pour accompagner le défunt dans l'au-delà.

Toxicologie

Le vin et ses dérivés (comme les lies) entrent généralement dans la préparation de remèdes destinés à guérir les morsures de serpent, une des variantes de la thériaque*.

Thérapeutique

Le vin intervient dans la composition de remèdes magico-médicaux, sert de véhicule aux ingrédients prescrits afin d'en améliorer le goût et la consistance. Le vin avec ses vertus médicinales antiseptiques reconnues, bravait la concurrence d'excipients plus utilisés comme l'eau, le lait, la bière, moins chère et plus répandue. Un édulcorant, tel le miel ou la figue, se trouvait souvent associé afin de rendre la potion moins amère !

Ces premières médications évoquent les relations vin-médecine aux aurores de l'Histoire, mais il faut nous éloigner quelque temps des grandes civilisations viticoles pour aborder d'autres médecines anciennes.

L'Inde

De tout temps en Inde, le vin a été considéré comme un tonifiant de l'esprit et du corps, un antidote à l'insomnie, à la mélancolie, à la fatigue, un stimulant de l'appétit, du bonheur, de la digestion. Pourtant, l'Inde n'a jamais été renommée pour sa production viticole. Dans l'Inde classique, quand on évoque le mot vin, il s'agit d'une dénomination globale des diverses boissons alcoolisées, obtenues par fermentation des fruits, des racines, d'arbres, de feuilles et de baies. On se sert aussi du jus de palmier et du miel. Il faut y ajouter les formules composées. Au total, 84 variétés de vin permettent de réjouir le palais des Indiens. Les consommateurs évoqués dans ces traités appartiennent sans doute aux castes les plus élevées, car ils consomment du vin d'une manière subtile, dans un environnement agréable. Serein et paisible, le buveur s'installe sur le lit confortable et s'adosse à des coussins moelleux, de préférence après le coucher du soleil, lorsque l'air se rafraîchit. Il apprécie le parfum des fleurs, les formes rebondies des jeunes filles et commence par adresser une prière aux dieux.

Les premiers textes fondateurs de la médecine indienne, dénommés *Veda*, remontent au XVe siècle avant notre ère, mais ne fournissent que peu d'informations concernant les thérapeutiques utilisées. Deux traités médicaux exposent d'importants renseignements sur la nature, les effets utiles ou nuisibles du vin chez les Hindous : celui de Charaka (Charaka-Samhitâ, IIe siècle avant J.-C.) et surtout celui de Sushruta (Sushruta-Samhitâ, VIe siècle avant J.-C.). Ces deux textes présentent la doctrine de base du système médical hindou : l'*âyurvéda* qui littéralement signifie « la connaissance (divine) de la vie ». Considéré comme aliment et comme médicament, le vin sert de support médicamenteux. Ses vertus anxiolytiques, antalgiques rendent service au malade destiné à bénéficier d'une intervention chirurgicale. De quelle manière agit le vin ?

Page d'un manuscrit illustré du Ramayana (épopées sacrées hindoues) représentant le sage Vashta

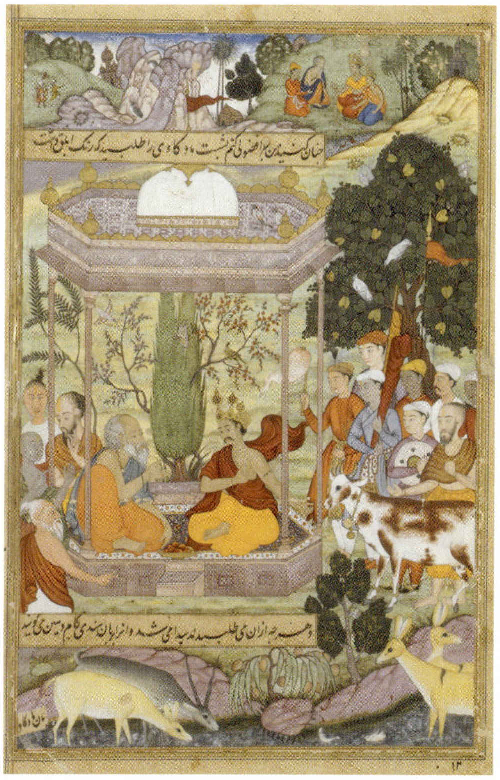

Selon le maître Charaka, passés les effets agréables et réjouissants d'un premier stade, le consommateur qui continue à boire titube et tient des propos incohérents. Sa parole devient pâteuse et laryngée. Au troisième stade, le malheureux ressemble à un arbre abattu qui gît de tout son long et ne profite même plus des effets euphoriques du début.

Sushruta note aussi la fâcheuse tendance du buveur à faire des confidences et à livrer des secrets : « l'action du vin ne dépend pas seulement de ses propriétés intrinsèques mais aussi du tempérament dont relève le consommateur » :

Page de droite : Yogin et disciple, en marge de l'âyurvéda, le yoga demeure une méthode de relaxation « utile aux maladies de l'âme et du corps ».

- le *sattvika* sage, porté au bien, éprouve de l'agrément,
- le *rajasika* passionné et violent s'attriste, pense au suicide,
- le *tamasika* stupide, vulgaire, vantard, somnolent est la proie d'obsessions érotiques.

Par quel mécanisme agit le vin sur l'organisme ? Pour l'*âyurvéda*, toute substance pénétrant dans l'organisme modifie son équilibre humoral. Trois humeurs (énergies) dominent la physiologie, la pathologie et les traitements ayurvédiques :
- *vâyu*, qui répond au vent, représente le dynamisme de l'organisme, son élan vital, sa motricité interne,
- *pitta* répond à l'énergie thermique et se trouve connectée au soleil,
- *kapha*, refroidissante, humidifiante se rapporte à la lune. Elle est antagoniste de la précédente.

L'équilibre humoral varie en fonction de l'âge, du sexe, des origines géographiques du sujet, et de son tempérament. Il varie aussi en fonction des heures de la journée et du changement de saison. Le déséquilibre humoral – ce qui rappelle Hippocrate évoqué plus loin – engendre la maladie. Le traitement doit donc s'efforcer de le rétablir en supprimant les causes déclenchantes (*nidâna*), en agissant par le régime et par les médicaments, surtout d'origine végétale.

Les vins agissent en fonction de leur composition :
- *sura* ou vin de riz excite *kapha* et freine *vâyu* (du non-vin, au sens moderne !),
- *jagala* ou vin fabriqué avec du marc de raisin domine *vâyu*. Il est astringent et antidiarrhéique,
- *madhulika* ou vin d'orge, accentue *kapha* d'où la diminution des fèces et des urines,
- *dhânyâmamlam* provenant du gruau fermenté, possède de nombreuses et bénéfiques vertus au point d'être utilisé comme boisson, en gargarisme, en lotion, et en injections rectales ! Il diminue *kapha* et *vâyu*, stimule l'appétit, calme les douleurs, les brûlures de la peau, enlève les odeurs déplaisantes, le mauvais goût, soulage la soif, diminue la fatigue et sert éventuellement de purge. Il diminue le mal de mer.

On utilise ces vins médicinaux, encore en pharmacie, épicés comme nos hypocras médiévaux, dans l'*âyurvéda* moderne en toniques digestifs. Selon la partie de la plante utilisée, la technique d'extraction diffère : infusion, décoction ou macération (la moins utilisée), qui convient pour certaines graines ou plantes mucilagineuses (plusieurs heures dans du vin). La méthode la plus utilisée demeure l'utilisation de plantes séchées (*churna*) absorbées telles quelles ou compressées en pilule, avec pour liant le miel ou l'urine de vache.
En ce début de troisième millénaire, l'Inde semble s'éveiller au vin et l'Europe à l'*âyurvéda*. L'échange sera sans doute riche d'enseignements à venir, mais force est de constater que le vin, au sens où nous l'entendons, et l'*âyurvéda* n'ont que peu de liens.
À deux pas de l'Inde, la Chine : là encore, la médecine chinoise si particulière et le vin n'ont qu'un rapport mince.

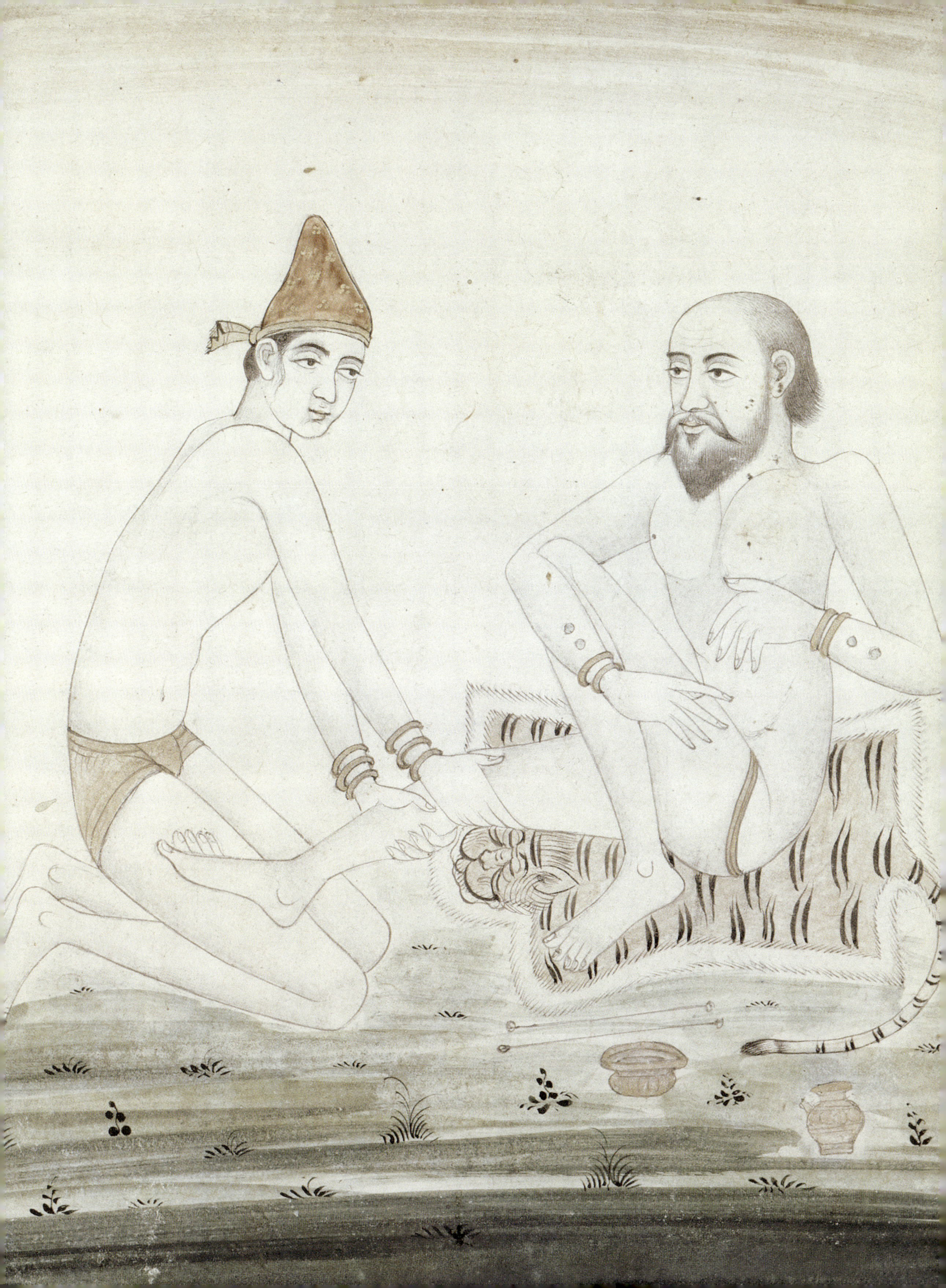

La Chine

Gobelet à alcool zhi, x^e^-ixe siècle avant J.-C.

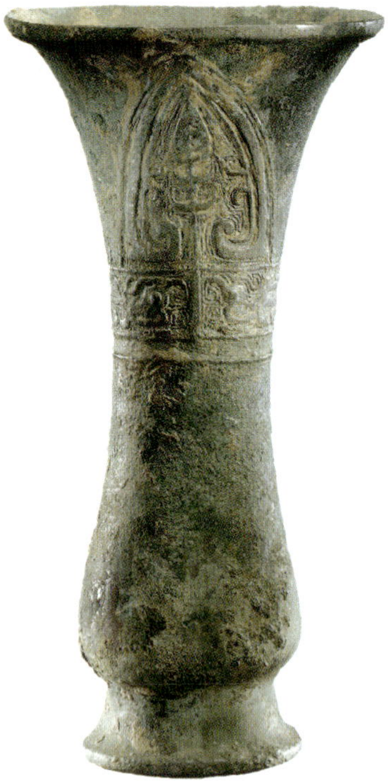

Le Mont du Dragon
Le neuvième jour je bois sur le Mont du dragon
Les fleurs jaunes se moquent de l'exilé
Ivre je regarde le vent emporter mon bonnet
Avec la lune je l'attarde à danser.

Balayant, dissipant la tristesse des regrets éternels
Sans se résoudre à s'en aller, buvant cent pichets de vin
Douce nuit, convenant à de purs propos
Lune claire et brillante, pas moyen de dormir
Se servir, se saouler, allongés dans la montagne vide
Près du ciel comme couverture et de la terre comme oreiller.

Li Po
(700-761)
Eloge de l'Ivresse. (Le tao du vin et ses vertus)

Dans le monde, le terme de vin a été galvaudé. Plus porteur et universel, il signifie bien souvent, par facilité, un liquide alcoolisé issu de boissons fermentées (raisins, mais aussi riz, dattes, figues, etc.) ou le produit distillé lui-même. En Chine, la traduction n'apporte pas de différence entre les deux mots vin et alcool.

Sans entrer dans les nuances de la médecine traditionnelle chinoise (souvent obscures et ésotériques, pour un non-sinologue), il semble que le vin ait eu et ait encore, quelques applications médicinales confidentielles.

Cette incursion médicale dans l'empire du Milieu, à travers les effets médicaux du vin nous conforte dans son universalité et ses bienfaits.

Page de droite : Bahaishajyaguru, Bouddha de médecine.

Depuis les temps les plus anciens, la Chine produit épisodiquement du vin, rarement en quantité importante, vin réservé et consommé dans les occasions exceptionnelles. D'après les légendes et l'histoire de ce pays, retrouvées sur les inscriptions des os divinatoires (1 400 ans avant notre ère), la viticulture aurait commencé dès l'année 2 140 av. J.-C. À cette époque, le vin s'appelait *li* ou *chang* au lieu de *tsieou* : son nom actuel est *shew* (Shou : fermenté). Mais selon certains spécialistes, le vin ne serait pas mentionné en Chine avant les alentours de notre ère.

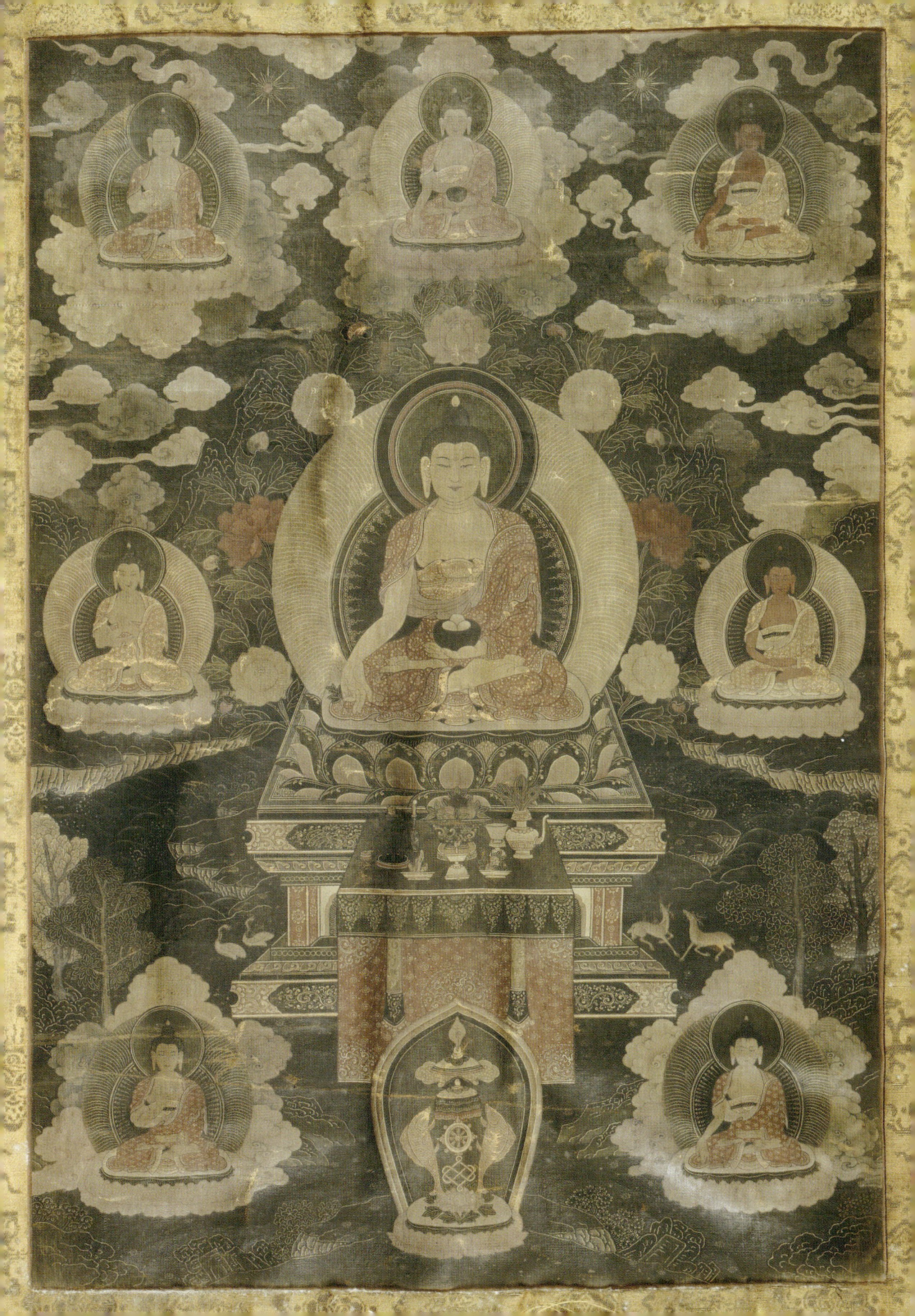

Mandala du livre ; Bahaishajyaguru et les sept autres Bouddha de médecine

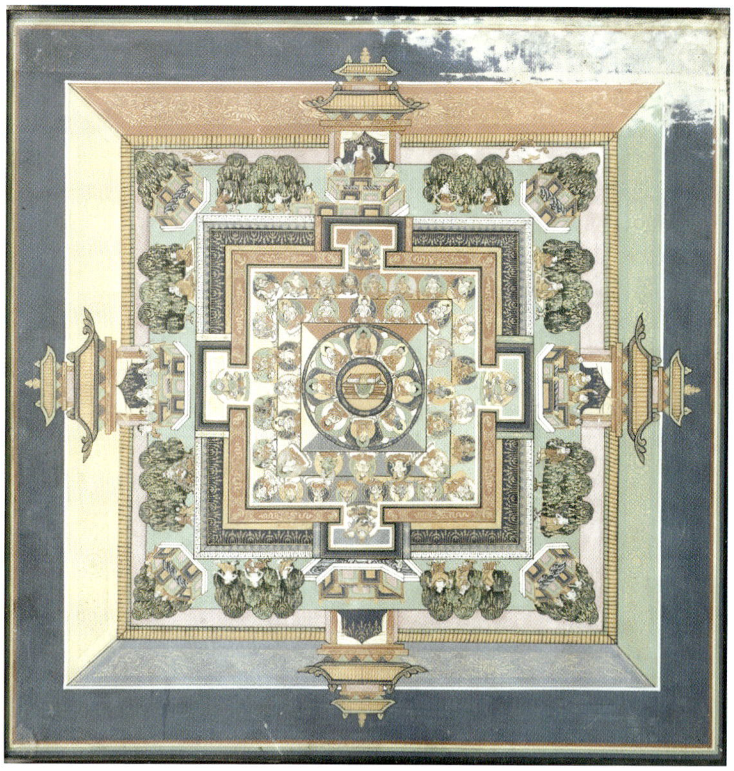

Mannequin d'acupuncture

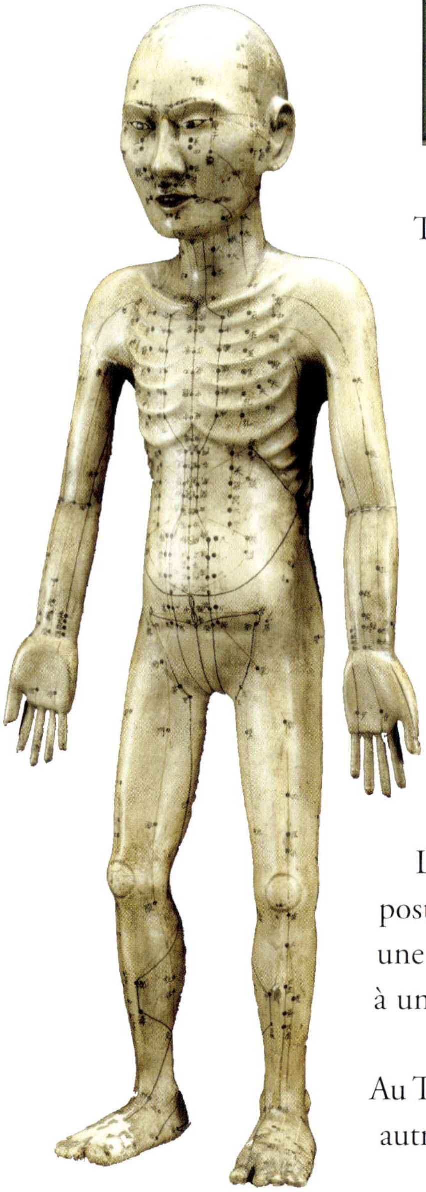

Traditionnellement importatrice la Chine se servait du commerce de la soie : les caravanes apportaient à l'aller le vin venu des pays méditerranéens et de la Perse, et au retour, ramenaient les précieux tissus. Les Chinois, pour qui la gastronomie reste un art, ont utilisé le vin en pharmacopée au même titre que le vin de riz, plus utilisé, ou le thé, car il existe bien un thé médicinal.

Les Chinois ont établi dès le VIIe siècle, les relations alcool-maladies et constaté la fréquence de la tuberculose chez les éthyliques, plus sensibles aux infections que les autres.

Malgré un usage très marginal, le raisin entre dans la pharmacopée, au même titre que ses produits dérivés comme le vin et le vinaigre mentionnés depuis fort longtemps.

Le premier traité chinois de *materia medica*, achevé probablement sous les Han postérieurs, signale les vertus diurétiques du vin. Sous Gaozu, fondateur des Tang, une anecdote rapporte qu'un des invités avait gardé du raisin pour sa mère en proie à une « pépie ».

Au Tibet, la pharmacopée recense plusieurs milliers de substances administrées entre autres, sous forme de boissons alcoolisées dont le vin, de poudre et de pilules.

« Le vin médicinal à l'arsenic rouge » se boit le 5e jour de la 5e lune et reste indiqué pour :
• chasser les diables qui sont en fait des délires psychiatriques,
• dissiper les toxines,
• immuniser contre le venin des serpents, des insectes.
Cette thériaque, à la mode chinoise, serait à base d'un vin, mais certainement un vin de millet ou de riz. Elle illustre le règne du chiffre 5, sacré en Chine :
• 5 éléments (bois, fer, eau, terre, métal) ;
• 5 directions (Nord, Sud, Ouest, Est, Centre ou Milieu : d'où le nom donné à la Chine « empire du Milieu ») ;
• 5 organes principaux : cœur, poumons, reins, foie, rate ;
• 5 organes secondaires : intestin grêle, gros intestin, vésicule biliaire, estomac, vessie.

La philosophie des taoïstes favorise l'épanouissement des arts de vivre, dont le but demeure la prévention des maladies et la prolongation de la vie. Ils utilisent le vin en tant que tonique médicinal, avec, en milieu rural, d'autres préparations macérées dans des boissons fermentées. Le vin est préconisé, au même titre que la diététique chinoise pour l'auto-massage, pour chauffer les points ou zones d'acupuncture (moxibustion) ou encore la maîtrise de la sexualité.

On retrouve ici le côté psychotrope et euphorisant du vin.

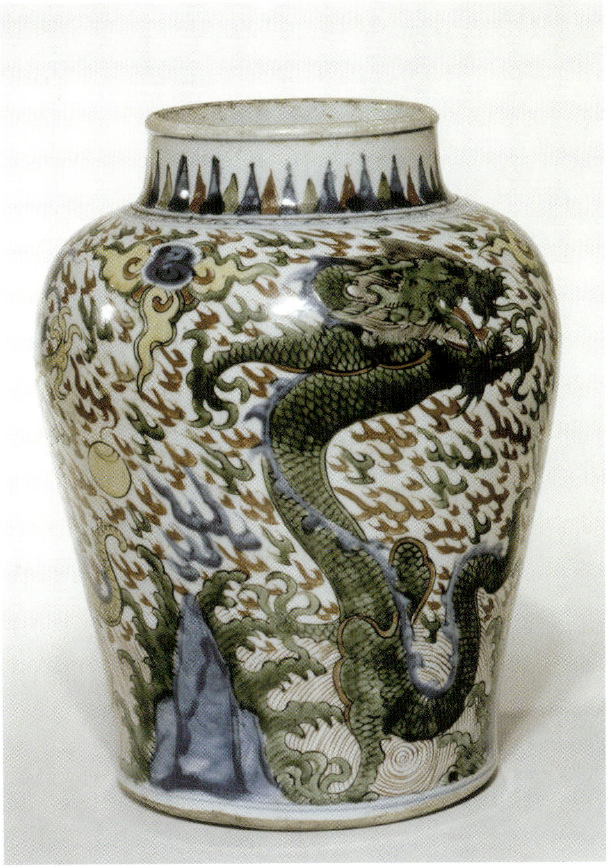

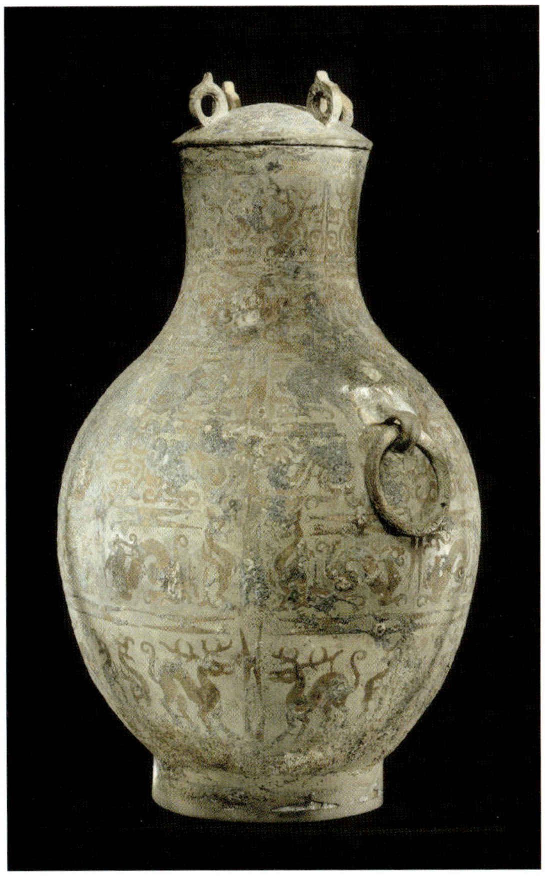

A gauche :
Jarre à vin, dynastie Ming, XVIe siècle.

Ci-contre :
Vase à vin « Hu » avec couvercle, dynastie des Zhou orientaux (770-221 avant J.-C.).

Le vin, de nature piquante, sucrée, correspond aux éléments (mouvements, dynamismes selon les puristes) terre, métal, et selon la médecine traditionnelle chinoise, à certains organes. Ses méridiens destinataires sont l'estomac, le foie, le cœur (les sentiments), le maître-cœur (au sens organique du terme, enveloppe du cœur, péricarde), les poumons. Il suffit de constater les symptômes de l'ivresse pour comprendre son principe d'action :
• troubles de la conscience : délire, colère, évanouissement ;
• vomissements : reflux de l'énergie de l'estomac ;
• troubles de l'équilibre : vent interne ;
• céphalées.

Le vin mobilise l'énergie vers le haut, active la circulation du sang, libère la surface, le *biao* (les apparences extérieures, comme la vasodilatation provoquée par l'éthylisme). On l'utilisera à profit quand le *yin* (énergie stagnante, ensemble des structures physiques du corps) prédomine, ou lorsque le sang et l'énergie circulent mal. Le vin réchauffe, fortifie le sang. La stagnation du *QI* (énergie : prononcer Tchi) peut provoquer des chaleurs par accumulation. Le vent froid induit un refroidissement que l'on traitera par une association de vin chaud et de cannelle afin d'obtenir une sudation.

On évitera le vin et les alcools dans les cas :
• d'insuffisance de *yin* : par exemple insomnie, hyperthyroïdie, agitation, fébricules ;
• de montée du *yang* (foie) : colère, vertiges, hypertension artérielle, tremblements, tics ;
• dans les situations de chaleur, plénitude de l'estomac, engorgement des poumons (avec l'haleine vineuse et millésimée), cœur (esprit), foie ;
• dans les maladies de type infectieux, fièvres, suppuration, hémorragies, dont l'hématémèse* de l'alcoolique ;
• d'intolérance à l'alcool, sauf en application externe.

La consommation répétée et abusive conduit à des situations de type chaleur avec montée de l'énergie dans un premier temps :
• vent interne : atteinte du foie ;
• chaleur sur les organes : estomac, poumons ;
• trouble du *shen* (esprit), délire, coma, (montrant que le cœur, l'esprit, le maître-cœur, sont atteints) débouchant sur la mort ;
• et enfin à l'épuisement du *yin*.

Quittons les médecines d'Extrême-Orient plus proches de la philosophie que de la médecine au sens occidental du terme, – bien que riches d'enseignements et de sagesse – pour revenir à la civilisation méditerranéenne, par essence, viticole.

La Grèce

C'est entre le XIIIe et le XIe siècle avant J.-C., que le vignoble hellénique connaît son plus fort développement. Les techniques culturales de l'époque sont remarquables : ceps en rangées, taille selon six formes différentes suivant les cépages, le sol, les vents... La force et la richesse de cette civilisation tiennent sans aucun doute à cette production exportée en échange des denrées qui lui font défaut.

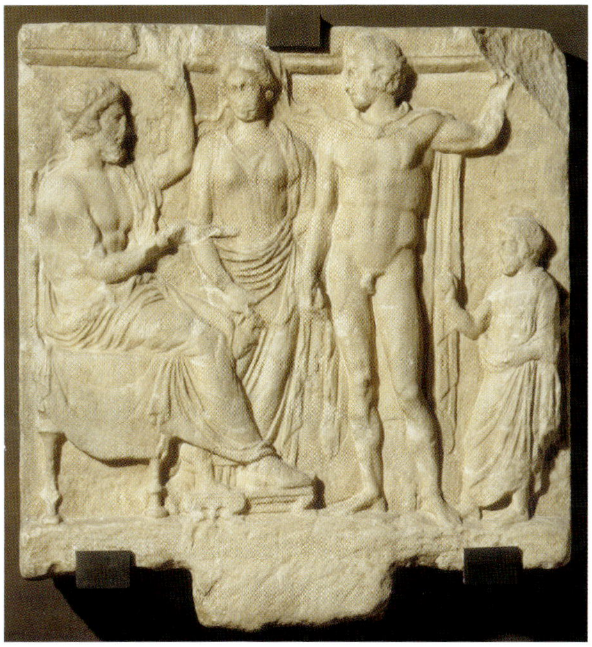

Scène de culte à Asclépios, dieu de la médecine, en présence d'un adorant.

Déjà dans *L'Odyssée*, Homère prescrit le vin, comme médication contre le chagrin : « Hélène verse dans la coupe de son époux une substance qui dissipe la tristesse, calme la colère et fait oublier tous les maux ». Ce philtre ou népenthès, plante médicinale, constitue un mélange de drogues venues d'Égypte, dont le vin. Cet extrait de *L'Odyssée*, un des premiers de la littérature, mentionne le vin comme médicament psychotrope, fortifiant d'une âme un moment défaillante, vérité validée par l'aphorisme mythique et nutritif d'Aristophane : « le vin est le lait d'Aphrodite ».

Les débuts de la médecine en Grèce y sont comme ailleurs marqués par la magie et le religieux. Les Grecs anciens comptent une multitude de dieux et demi-dieux. Asclépios, dieu de la médecine et fils d'Apollon, aurait eu une nombreuse descendance dont deux filles : Hygie (la personnification de la santé morale et physique) et Panacée (celle qui guérit tout). Si l'on veut croire la légende, Hippocrate (originaire de l'île de Cos, en Ionie, vers 460–377 avant J.-C.) serait le soixante-deuxième descendant d'Asclépios en ligne directe.

La médecine grecque a eu de nombreux serviteurs. Mais s'il est un nom de praticien qui se confond, dans toute l'histoire de la médecine, avec celle du vin médicinal, c'est bien celui d'Hippocrate, père de tous les médecins !
Il a sans doute pour premier mérite de débarrasser la médecine de ses influences magiques et philosophiques. Mais surtout, chaque page de son « corpus hippocratique », traduit par Littré au XIXe siècle, puis profondément étudié par J. Jouanna, évoque le vin. En diététique, en pathologie interne (médecine), en pathologie externe (chirurgie), en gynécologie, tous les

Asclépios et sa fille Hygie (personnification de la santé morale et physique) en présence de fidèles, IVe siècle av. J.-C.

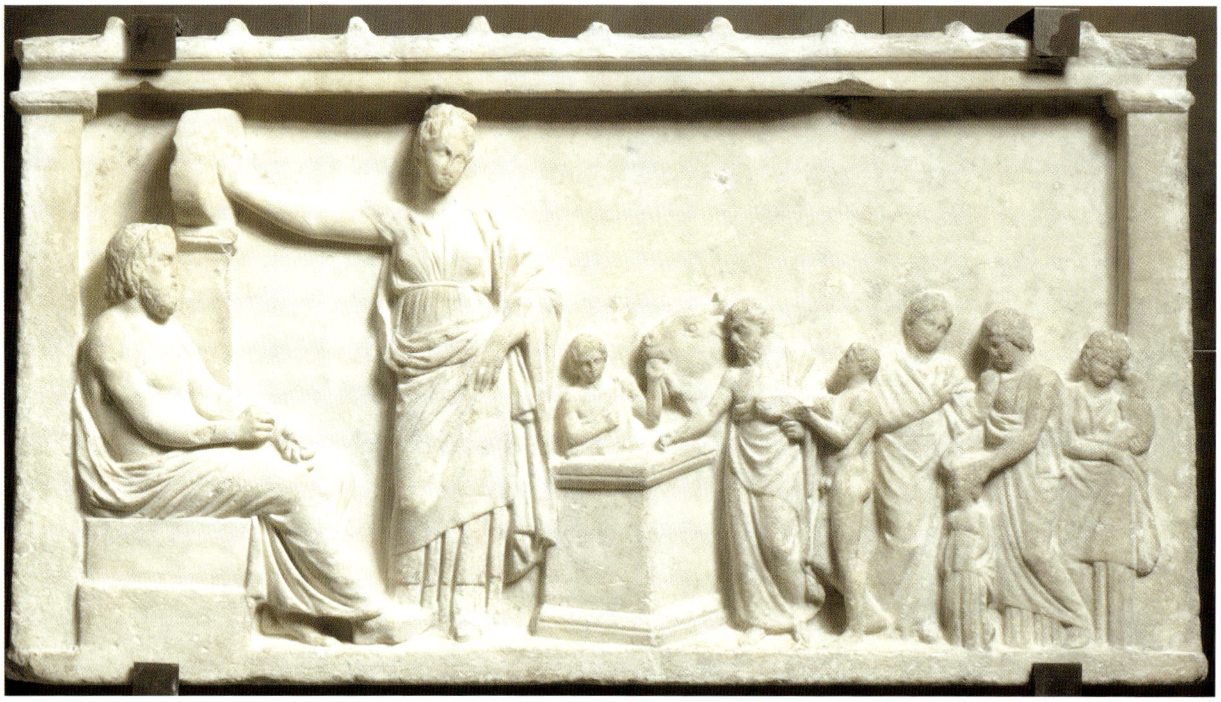

domaines permettent la prescription du vin avec de multiples variantes : coupé d'eau, associé à des plantes, noir ou blanc, astringent ou doux.

Les catalogues alimentaires de l'époque exposent les avantages et les inconvénients des boissons, essentiellement l'eau et le vin. Sur les propriétés de l'eau, l'auteur du *Régime dans les maladies aiguës* demeure assez méfiant, et lui trouve en définitive plus d'inconvénients que d'avantages. L'eau potable est rare : il faudra attendre la fin du XIXe siècle, pour voir se généraliser l'eau potable à la portée de tous. Elle n'apaise pas la soif dans les fièvres, car indigeste. Il précise : « L'eau est la plus faible des boissons ».

Dans la longue histoire qui unit le vin, la médecine, le malade et le médecin, Hippocrate reste un référent incontesté. Mais à l'époque, quel était le goût de l'eau ? et le goût du vin ? Longtemps avant Pasteur, l'empirisme des médecins grecs a conclu à la supériorité bienfaisante du vin sur l'eau, alors vecteur de mort !
Avec Hippocrate, fondateur de la médecine moderne, le vin apparaît officiellement dans le domaine de la thérapeutique. Un peu plus tard, Théophraste (372-287 avant J-C.) inventera les vins médicinaux en y mélangeant les herbes et les épices. Il rédigera une monumentale *Histoire des plantes.*
La théorie hippocratique repose sur l'équilibre entre les 4 humeurs « le sang, le phlegme, la bile jaune (la bile piteuse) et la bile noire ».

Le sang, humide et chaud, a son siège dans le foie (issu du feu). Le flegme (phlegme ou pituite) froid et humide, provient de l'eau, tourmente dans la tête, l'estomac, puis descend dans les reins, la vessie. La bile jaune ou colère, chaude et sèche, apparentée à l'air, agit sur le cœur. La bile noire ou mélancolie, l'atrabile de Galien, assimilée à la terre, stagne dans la rate alors bouchée.

La médecine hippocratique passe par le rééquilibrage de ces humeurs, dont le désordre provoque la maladie, le régime, en dosant harmonieusement sec et humide, chaud et froid. Cette théorie avance que l'eau est froide et humide, le vin sec et chaud.

Bacon, au XIIIe siècle, se fera l'écho en droite ligne de cette approche hippocratique de la physiologie :
« Quiconque utilise du vin mélangé convenablement au bon moment fortifie la chaleur naturelle du corps et la diffuse dans tout l'organisme ; purge les humeurs bilieuses par la sueur et les urines; humidifie les parties du corps rendues rigides par la sécheresse, et apporte joie et légèreté en atténuant la mélancolie ».

Les troubles de l'alimentation demeurent une des grandes étiologies hippocratiques des maladies, avec l'air respiré, l'influence des saisons, l'habitat et le genre de vie, la sédentarité ou l'exercice. Il est impossible, dit Hippocrate, que celui qui mange continue de se bien porter, s'il n'agit. L'exercice consomme le superflu des aliments et les aliments réparent ce que l'exercice a dissipé. Ainsi, à l'homme normal, était préconisé : « durant l'hiver, de manger autant que possible et boire du vin aussi peu dilué que possible, durant l'été en revanche, de prendre une grande quantité de vin le plus dilué, prenant soin que le changement ne soit pas trop rapide, mais se fasse graduellement ».

Hippocrate, père fondateur de la médecine.

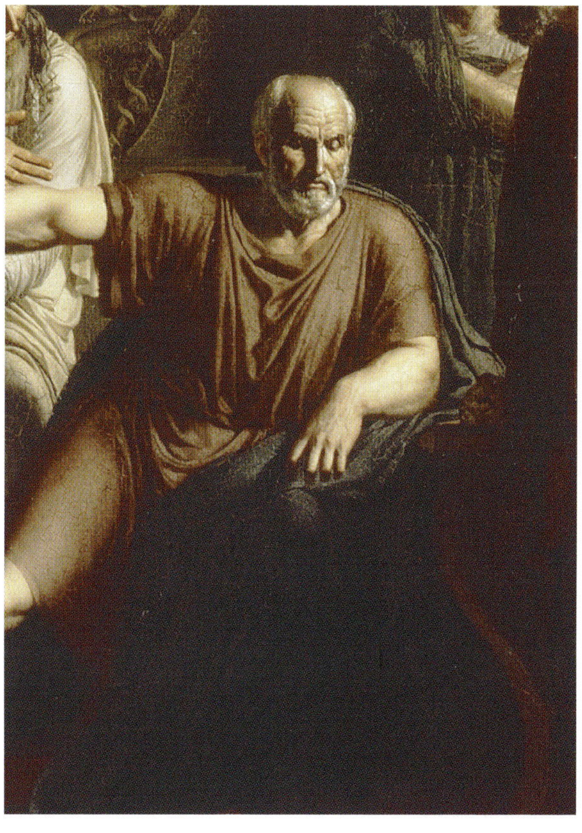

Dans cette recommandation, on retiendra la vertu roborative du vin, évoquée plus haut et retrouvée plus tard chez Zola : le vin-aliment, le vin-carburant. On notera la prévention, lors des chaleurs estivales, sous un climat méditerranéen typique, de la déshydratation par une plus grande consommation d'eau, diluée dans le divin nectar, ainsi purifiée et aseptisée !

Pas un domaine médical n'échappe à la prescription de vin. Toute la pathologie bénéficie d'ordonnances bachiques du maître de Cos.

Principales utilisations médicinales du vin en Grèce

Traumatologie

Le vin, prescrit pour laver les plaies ou les fractures ouvertes, se trouve récusé en cas de lésions de la tête. On retrouvera cette méfiance, dès que l'on associe la pathologie de la tête (traumatique ou médicale) et le vin, tout au long de notre histoire mêlée du vin et de la médecine, deux éléments fondamentalement et « hippocratiquement » antinomiques.

En matière de lésions ouvertes (fêlure ou luxation), on applique du vin, de l'huile ou du cérat* sur les foyers lésés. Le vin était reconnu par expérience ici « bénéfique » et cicatrisant, malgré un effet antiseptique alors méconnu. En fait le vin, élément hippocratique chaud, semble le moyen efficace, car à l'inverse : « le froid provoque des malaises ».
Il en allait autrement en matière de lésions fermées où le « froid » a la primeur. En petite traumatologie, voici un exemple de traitement local : « en cas d'œdème, les gonflements seront enduits de cérats*, enveloppés avec de la laine [...] humectée de vin et d'huile ».

Le vin comme remède se révèle idéal car il demeure d'une utilisation souple (pur, dilué, mélangé à d'autres principes actifs, en absorption, en application, etc.). Le blessé convalescent tire cependant bénéfice d'un régime alimentaire léger, avec interdiction de vin et de viande, pendant au moins les dix premiers jours.

Quelques variantes thérapeutiques sont préconisées selon la plaie : une plaie opératoire se lave à l'eau tiède, puis au vin ; les plaies traumatiques se soignent par un mélange de vin, cresson et lin, afin de rapprocher les berges du ravin cutané provoqué par l'accident.

Neurologie

On traite l'hystérie par absorption de vin coupé. Hippocrate donne mille et une recettes selon la cause présumée, mais on retrouve toujours du vin mêlé à de l'eau, du miel, du mélicra*, de l'oxymel* et un poireau pilé.

Gynécologie

On retrouve plusieurs prescriptions selon les situations.
Les troubles des règles, comme les inflammations de la matrice, bénéficient d'injections vaginales de vin ou de fumigations. Des alternatives étonnantes et peu ragoûtantes concurrençaient ces thérapeutiques : crottes de chèvre, huile de phoque, poumon de phoque, bouse de vache, raclures de corne de bœuf... ! Croyance de l'époque, on prêtait même à la menstruation des pouvoirs délétères envers Déméter et Dionysos : « elle entrave la pousse du blé et de la vigne ».

La stérilité et la fécondation ne sont pas exemptes de théories aux fragrances viniques :

• l'homme ne doit pas être ivre au moment des rapports supposés productifs, mais « éviter le vin blanc pour des vins aussi forts et aussi purs que possible ».
• en ce qui concerne la femme, une conception demeure plus difficile en cas d'ébriété car « la semence du fœtus se fixe plus difficilement ».

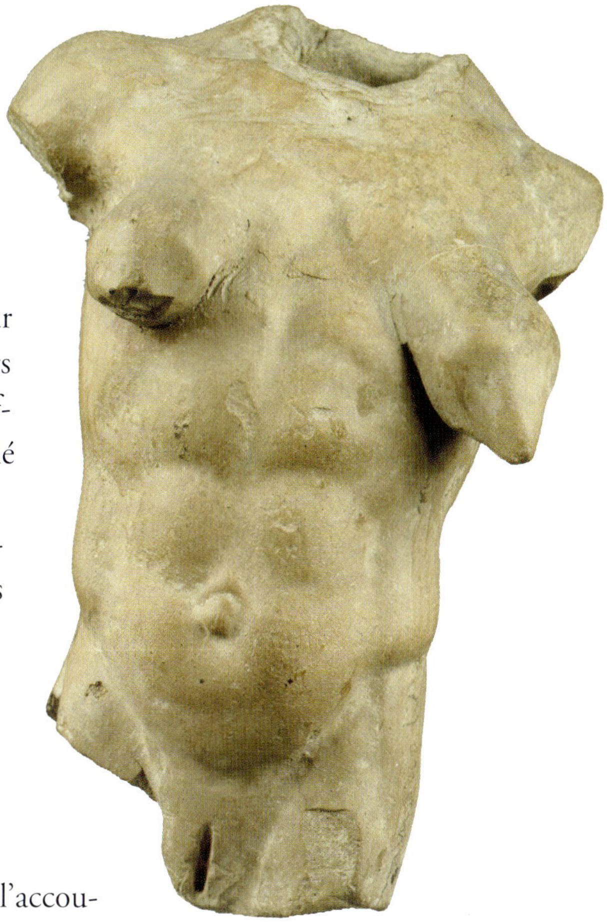
La médecine, parfois impuissante, oscille entre magie et destin, ici la représentation d'un torse avec le sein gauche déformé par une tumeur.

Dans le même esprit, Soranos, médecin et premier accoucheur de l'Histoire, contre-indique le vin pendant les premiers jours qui suivent un rapport supposé fécondant, afin que dans sa diffusion, il ne vienne pas ébranler la semence, car le vin, auréolé ici d'effets abortifs, détachera ladite semence.
Plus près de nous, Suzanne Jacques-Marin a trouvé dans la littérature un moyen contraceptif bachique : les prostituées catarrhes mettaient en place un pessaire formé de laine, imbibée de vin et supposé contraceptif, parfumé aux aromates.
En revanche, la grossesse se décèle par le dégoût du vin qu'elle induit (observation clinique), sorte de test au bêta HCG grec.

Obstétrique
Hippocrate conseille une potion médicinale afin d'accélérer l'accouchement : « térébenthine, miel, huile en quantité double du miel, vin de bonne odeur aussi agréable que possible ; mêler, faire tiédir, donner à boire plusieurs fois par jour ; cela remettra aussi la matrice si elle est enflammée ». En tout temps, on retrouvera avec le vin-médicament un critère essentiel : le vin doit être agréable à boire.

Néonatalogie
Il faut supprimer à la nourrice allaitante le vin pendant les 40 premiers jours car ses vertus passant dans le lait risquent d'induire des crises d'épilepsie chez le nourrisson. Ensuite, elle réintégrera l'ambroisie dans son alimentation (création de Dionysos, dieu du vin et des guérisseurs) afin de favoriser la lactation.

Coloproctologie
Hippocrate traite les hémorroïdes, fixation de la bile ou du phlegme dans les veines rectales, par :
• une cautérisation au fer rouge (il conseille alors au malade de boire de l'eau) ;
• une excision ;
• un soin local avec un vin astringent dans lequel a trempé de la noix de galle lors de la phase « thrombose ulcérée » qu'il appelle condylome ;

• des fomentations* avec une préparation à base de vin blanc, de plantes aromatiques, de litharge * grillée et de graisse d'oie.

Une inflammation du rectum se traite par un onguent d'œufs cuits dans du vin noir ayant du bouquet, étalé sur le fondement.

La constipation se traite *per os**, au vin doux, qui relâche. Plus tard, après la période médiévale, on parlera des ventres serrés. Par voie rectale, on utilise un doux mélange de vin, huile et miel, en clystère. « Les vins souples sont flatuleux et passent mieux par les selles [...] les vins blancs âpres réchauffent sans dessécher, et passent mieux par l'urine que par les selles. Les vins nouveaux passent mieux par les selles que les autres vins car ils sont plus proches du moût et sont plus nourrissants [...] ; le moût provoque des vents, dérange les intestins et les vide ».

Uro-néphrologie

Le vin possède une vertu diurétique élevée au rang d'aphorisme : « le vin pur met fin à la stagurie et à la dysurie ».

Le vin blanc conseillé, car plus facile à boire, entretient un amalgame avec l'urine, par sa limpidité, raisonnement analogique retrouvé tout au long de l'histoire médicale, surtout pendant la période médiévale. La pratique consistait à couper le vin, tant pour des habitudes culturelles (avec eau ou eau de mer) que dans le dessein de ne pas irriter l'appareil urinaire.

Ménade encadrée par deux satyres, VIe siècle av. J.-C. : les médecins grecs sont conscients des effets d'une consommation excessive de vin, l'ivresse est identifiée sans pour autant être condamnée (Détail).

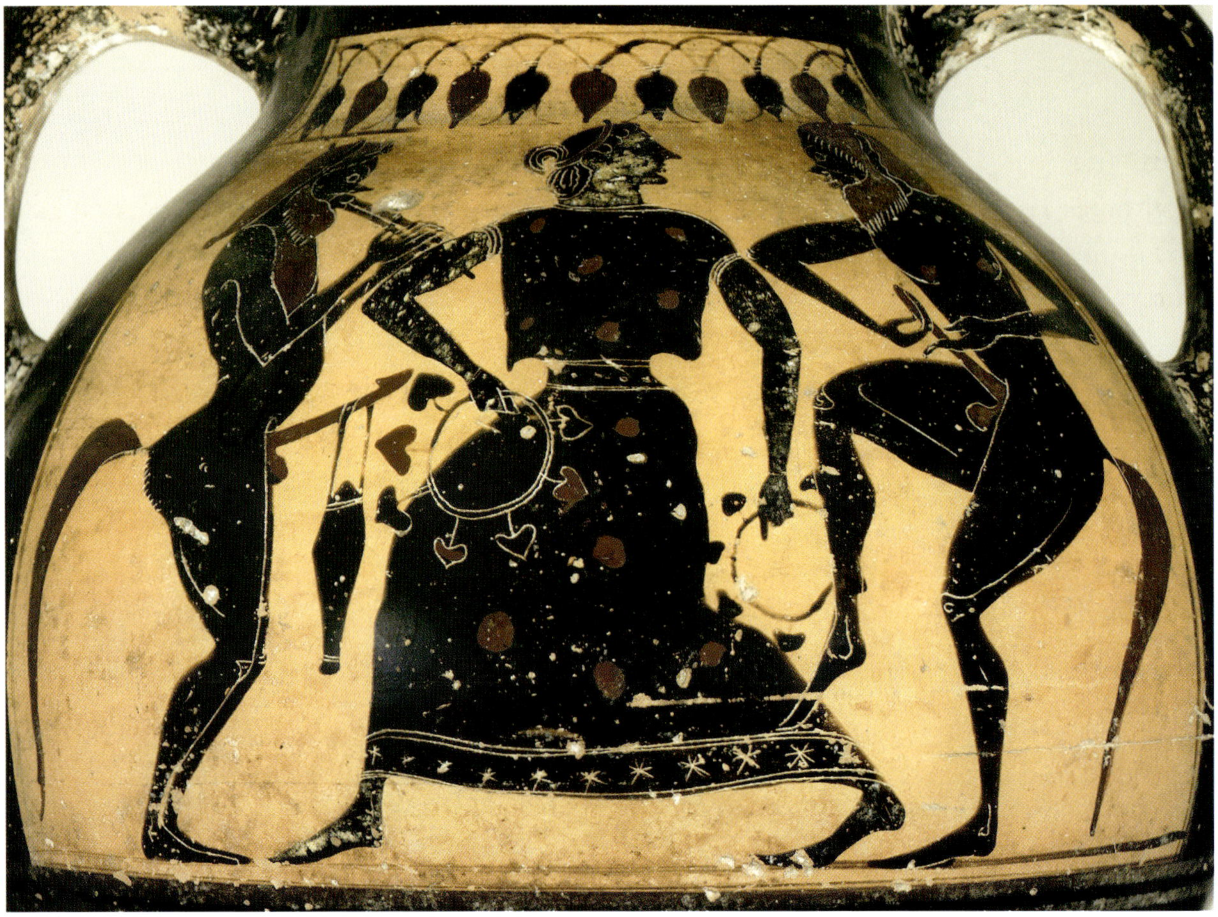

Nutrition

L'orge, sous sa forme bouillie, demeure la céréale de base du régime des malades avec un produit dérivé, l'eau de cette bouillie filtrée. Au sens plus large, le médecin de Cos affirmait : « que ta nourriture soit ta première médecine ».

Les malades les plus faibles se voient interdire les aliments solides et les potages. Le régime se limitait aux boissons d'où la nécessité de connaître leurs propriétés. Le vin est aussi un aliment et cette notion sera reprise par Zola, au XIXe siècle : « boire du vin dissipe la faim ».

Dermatologie

Hippocrate évoque une crème dépilatoire confectionnée à base de vin.

Analgésie

L'utilisation du vin est également préconisée en anesthésie, ou plus exactement en analgésie. Il fait disparaître ou amoindrit la douleur, notamment lors de la réduction des fractures et entorses. Nul doute que c'est ici la partie « énolique » de cet alcool fermenté, qui intervient. Lorsque les alcools distillés seront connus, ils remplaceront le vin sur les champs de batailles, comme lors d'amputations.

Odontologie

Dioclès de Carystes (IIIe siècle avant J.-C.) propose pour lutter contre la mauvaise haleine de se rincer et de se gargariser avec deux gorgées de vin tiède pur.

Posologie

Contrairement au vin médicinal du XIXe siècle, les prescriptions vineuses ne sont jamais suivies de la dose, mais choisies selon la nature du nectar (sur des arguments liés à la théorie des humeurs) et de la pathologie. La qualité l'emporte sur la quantité.

Cette recherche de qualité est d'ailleurs également poursuivie par les Grecs, qui ont l'habitude dans la vie sociale de couper le vin avec de l'eau, dont l'eau de mer. La dilution, dans le symposium*, varie selon la vitesse avec laquelle le maître de maison veut voir son ou ses invité(e)s grisé(e)s par son blanc ou son rouge. Au quotidien, on mélange le vin à du miel, du lait, du fromage, de la farine car il est trop fort, sans doute trop alcooleux.

Les médecins grecs sont conscients des effets délétères de la consommation excessive de vin. Ils reconnaissent l'ivresse sans toutefois la condamner. Ils l'expliquent comme un « échauffement tant pour la tête que pour les cavités d'en bas (le ventre) ».

Ils décrivent quelques symptômes (céphalées, lourdeur de la tête, délires) ou accidents domestiques de l'époque (comme avaler un serpent et en mourir). Platon interdit le divin nectar aux

De haut en bas :
Vue d'ensemble du vase reproduit à gauche.

Amphore attique à figures, jeune homme tenant un *keras* : la médecine déconseille formellement au jeune homme l'ivresse et les excès de boissons.

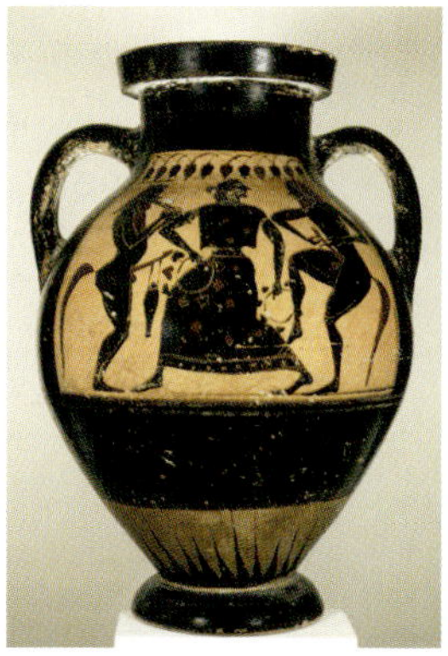

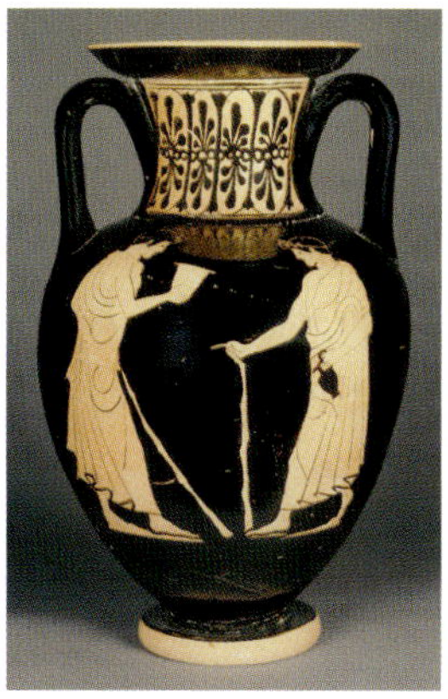

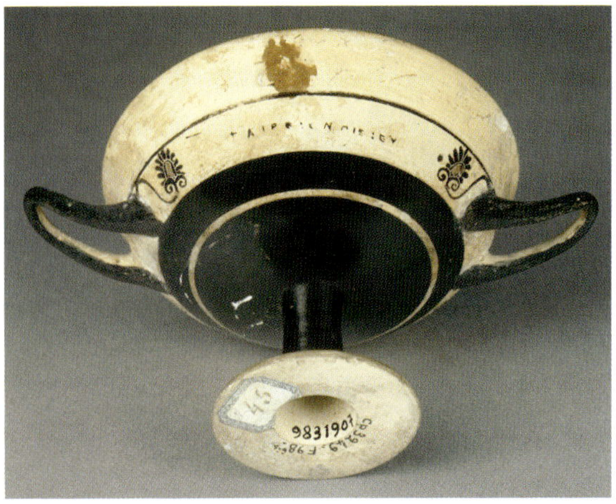

Coupe à figures noires portant l'inscription : « réjouis-toi et bois », vers 530 av. J.-C.

Médecin pratiquant la saignée, vers 480-470 av. J.-C.

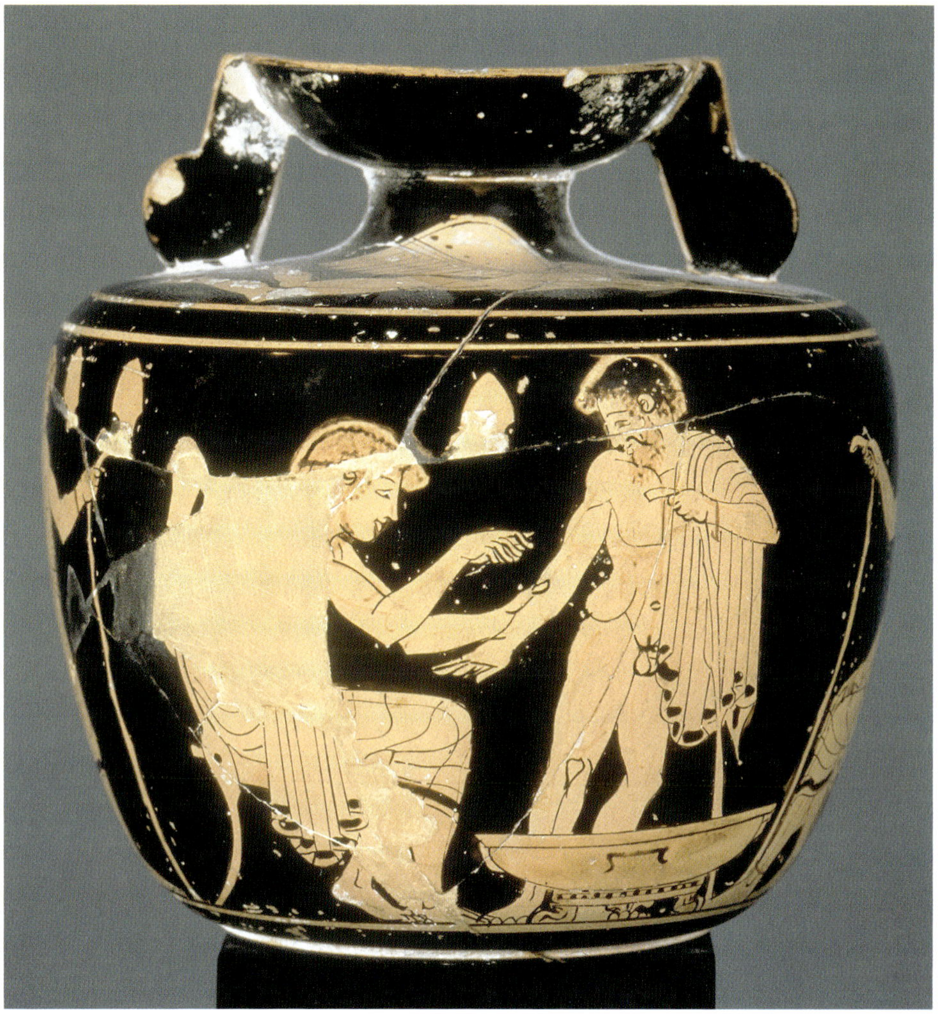

jeunes gens : « les garçons de moins de dix-huit ans ne devraient absolument pas toucher au vin, car il ne faut pas jeter de l'huile sur le feu [...] mais le jeune homme devrait entièrement s'abstenir de l'ivresse et des excès de boissons [...], le vin remède contre l'amertume de la vieillesse ».

Les hommes de l'art notent les blessures reçues en état d'ivresse, plus difficiles à guérir. Aristote, premier biologiste de l'Histoire (avant le terme) et philosophe, précise l'origine de l'ébriété selon son étiologie*, il rapporte que « un homme ivre de vin tombe en avant parce qu'il sent la tête lourde, mais un homme ivre de bière tombe en arrière parce qu'il est proprement assommé ».

Les Grecs, toujours précis en sémantique, utilisent le terme d'œnoflux (Jouanna), pour désigner un ivrogne de vin.

Hippocrate condamne l'excès de vin, au même titre que les abus des plaisirs amoureux ou les excès de bonne chère : tous signes décalés eu égard à l'équilibre, constante incontournable pour une bonne santé, avec l'hygiène.

Dioscoride (Ier siècle après J.-C.) conseille le traitement suivant, en matière d'éthylisme aigu : « pour rendre ses idées à un ivrogne, lui appliquer du vinaigre sur les génitoires ». Il proposera dans les maux d'oreille de la dépouille de serpent cuite dans du vin, et dans la maladie de la pierre (lithiase urinaire) des vers de terre broyés et bus dans du… vin.
S'il met en valeur les vertus du vin, Hippocrate de Cos en souligne également les limites. Il déconseille le vin en cas de trouble de l'intelligence, d'angine, de céphalées, lors les relations sexuelles (interdit déjà évoqué) et précise : « pourtant si vous soupçonnez dans ces maladies [...] que le cerveau est atteint, il faut s'abstenir totalement de prendre du vin ».

Aussi impressionnant que soit l'apport d'Hippocrate, il faut cependant souligner que toute la population grecque ne bénéficie pas de sa science réservée à l'élite. Pour le peuple, il n'y a que la magie des devins et le recours aux dieux.

La médecine grecque n'en est qu'à ces balbutiements. Platon (427 - vers 347 avant J.-C.), quant à lui, assure que le vin qui apporte à la fois santé et divertissement aux hommes d'âge, leur a été donné par un dieu contre l'austérité de la vieillesse. Le vin, élixir de jouvence, est une vertu revigorante et rajeunissante pérenne tout au long de l'histoire médicale du vin. Il considère deux ivresses : la bonne, conviviale et mondaine, suite logique du symposium arrosé au vin ; la mauvaise, « barbare » bestiale à la bière ou à l'hydromel.

De nombreux médecins grecs mentionneront le vin à la suite d'Hippocrate, Arestée de Cappadoce, Dioscoride (ses granules seront encore au codex en 1949, ils renferment 1 mg d'anhydride arsénieux), chirurgien des armées de Néron, père de la matière médicale, Soranos et Rufus d'Ephèse (I-IIe siècle après J.-C.), puis Galien, Oribase (VIe siècle après J.-C.). Même les « critiques » d'Hippocrate suivront avec Asclépiade de Bythinie (124 av. J.-C. - 40 av. J.-C.). Médecin surnommé « le donneur de vin », il illustre par ce pseudonyme l'intimité qui l'unit à Asclépios (ou Aesculape, dieu des médecins) et Dionysos (dieu du vin) et créera la première école de médecine à Rome, notre prochaine étape.

Enfin, signalons que le médecin lui-même doit avoir bonne mine et bon embonpoint, point de mine pâle dans les heures sacerdotales ! Il faut inspirer confiance à la clientèle, afin d'exercer habilement son art !

Pour conclure cette épopée grecque, l'éloge du vin le plus net et le plus actuel se lit dans le traité des *Affections* d'Hippocrate. Il nous paraît incontournable : « le vin et le miel sont merveilleusement appropriés aux hommes, si en santé comme en maladie, on les administre avec à propos et juste mesure suivant la constitution individuelle. Ces substances sont bonnes prises seules ; elles sont bonnes aussi mélangées aux autres ».

La Palestine

Le Pressoir mystique (XVe siècle) : jusqu'au XVIIIe siècle, le vin sera considéré comme la source du sang, raisonnement analogique véhiculé par la tradition chrétienne.

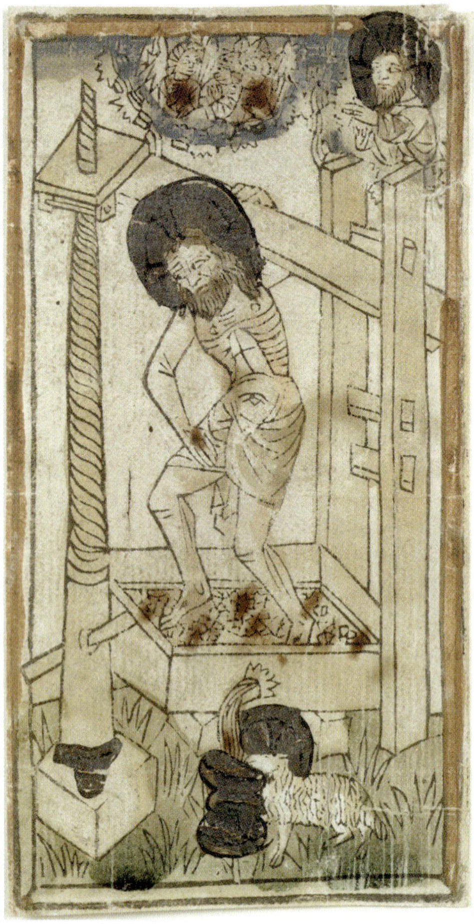

Mosaïque paléochrétienne : pavement de la nef centrale de l'église Saint-Christophe à Qabr-Hiram (Liban).

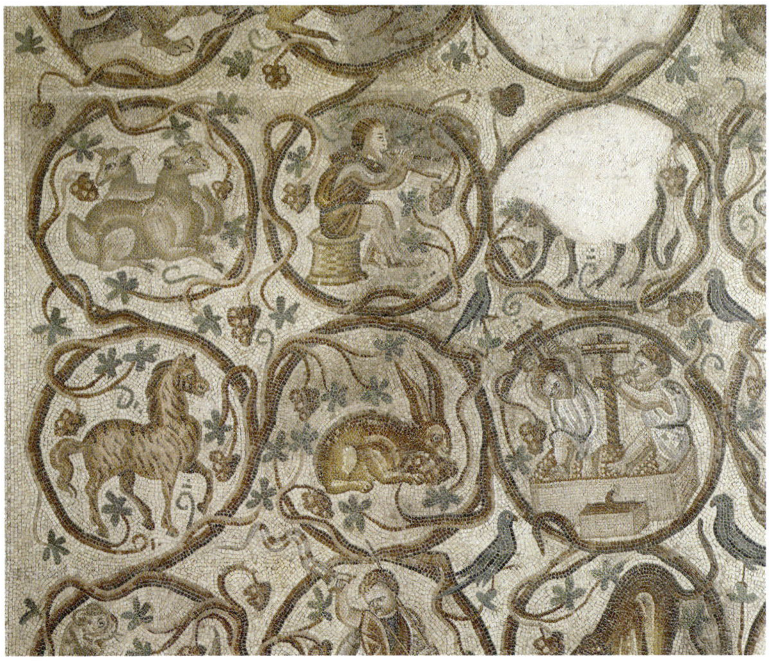

En abordant notre ère, il faut nous rendre en Palestine où la vigne, le raisin, le vin, prennent une autre dimension. Leur importance dans la religion chrétienne est de loin le vecteur primordial qui permettra, en parallèle avec l'essor du christianisme, la naissance des plus grands vignobles.

Les textes religieux sont d'une richesse incomparable. On retrouve la valeur euphorique, analeptique du vin dans cet aphorisme du *Talmud* : « il n'y a pas de joie sans vin », ou encore, « quand le vin vient à manquer, les drogues deviennent nécessaires ».

L'Ecclésiaste en appelle à la raison : « le vin pris avec tempérance est une seconde vie ».

Le vin demeure non seulement élixir de jeunesse, mais devient également renaissance. *Les Proverbes* évoquent l'effet psychoanaleptique : « donnez du vin à celui qui a l'amertume dans l'âme (31-6) ».

Le vin était en outre, considéré comme balsamique* au même titre que l'huile, ainsi évoqués dans la parabole du bon Samaritain : « il banda ses plaies en versant de l'huile et du vin. Luc X-34 ».

Le vin jouit ainsi du plus grand respect des populations : « ne fais aucun mal à l'huile et au vin Apocalypse VI, 6 ». Les textes soulignent ainsi au fil de l'histoire judéo-chrétienne la permanence de son utilisation. Saint Paul disait à son cher disciple Timothée : « on me dit que tu ne bois que de l'eau, prend donc un peu de vin à cause de ton estomac et de tes fréquentes faiblesses ».

La thérapeutique médicale utilisée par les Hébreux de la période biblique, singulière, de bon sens et efficace, recourait à des substances animales variées et inattendues, à des plantes médicinales comme la mandragore [...]. Leur administration s'effectuait sous formes d'infusions, de vins, de poudres, de pommades, de collyres.

Le médecin traitait les plaies avec précaution. Une fois les sutures soigneusement faites, il confectionnait des pansements avec un mélange d'huile et de vin.
Parmi les plaies chirurgicales, celles de la circoncision sont inhérentes à la religion. En effet, sur le plan médical, le geste symbolique de la médecine hébraïque a toujours été pratiquée au huitième jour chez les Juifs (jusqu'à l'âge de 13 ans chez les Musulmans). L'opérateur, le *mohel* en hébreu (rabbin), aspergeait la plaie d'« une bouchée » de vin, réputé hémostatique* et antiseptique. Il pratiquait même la succion hémostatique de la plaie opératoire, agrémentée de vin, chez un nouveau-né fraîchement circoncis favorisant par là même la transmission de la tuberculose préputiale.

La santé était si intimement liée avec le raisin, qu'un adage hébreu du XVIIe siècle évoquait en une métaphore végétale la solidarité en ces termes : « les raisins paient pour la santé du cep ».

La circoncision de Cariani Giovanni (1480/1485-1547), de Busi (dit).

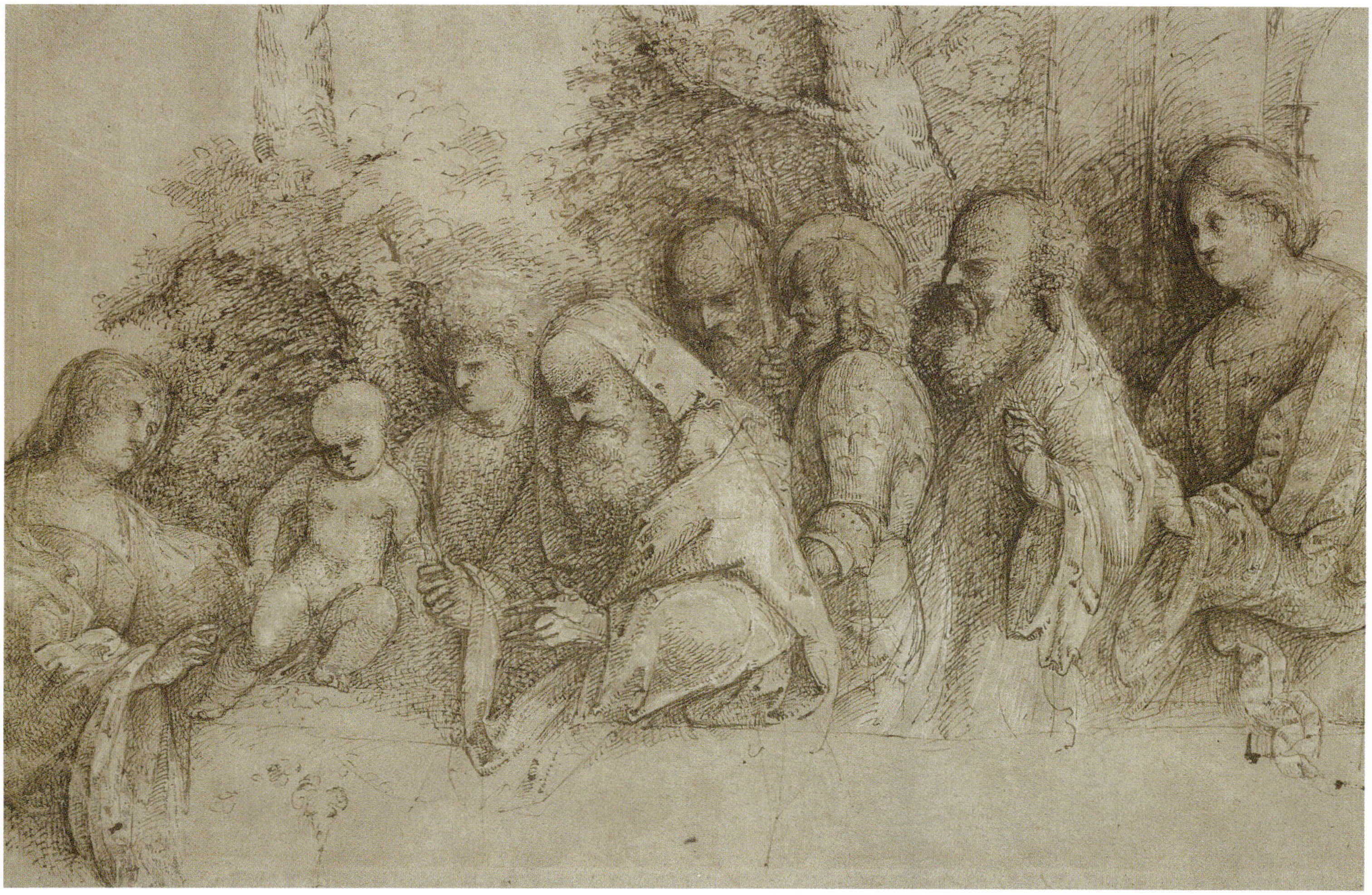

Rome

Bacchus sur son char, IIIe s. ap. J.-C.

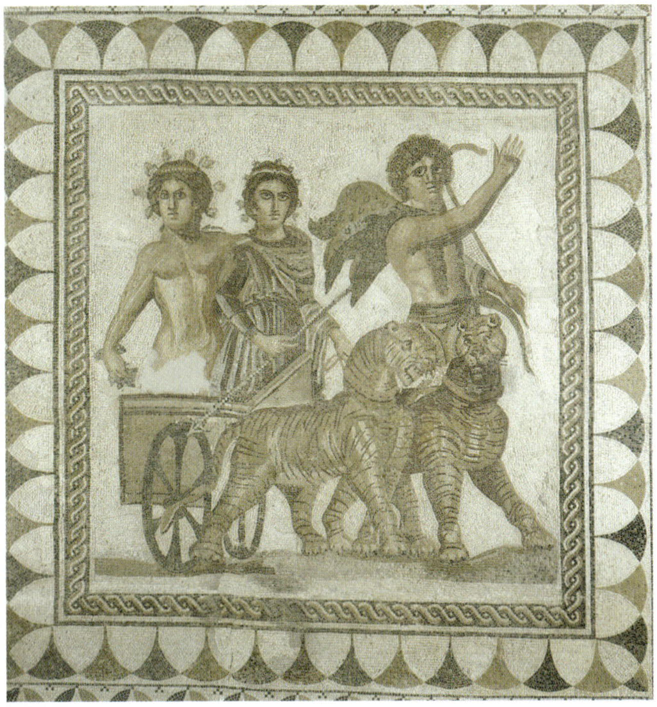

La viticulture romaine trouve ses origines dans les colonies grecques du sud de l'Italie. Dans la Rome antique, Bacchus remplace Dionysos, dieu guérisseur, et le produit de la vigne reste toujours auréolé de qualités thérapeutiques supposées.

Au début de notre ère, la médecine et les médecins sont grecs, même à Rome. Ces derniers, pour la plupart, ne jouissent guère dans les premiers temps d'une bonne réputation auprès des Romains. Ils sont décriés comme charlatans par les défenseurs de la tradition, tel Caton. Le bon sens, très terre-à-terre et pragmatique, portent peu les Romains aux constructions de l'esprit et à la recherche scientifique dont relève l'art de guérir ; mais ils affirment avec force et conviction, combien le vin est bon pour la santé.

Pline l'Ancien, né en 23 après J.-C., rappelle dans son *Histoire naturelle*, les applications médicales non seulement du vin mais aussi du sarment, de la feuille de vigne et des pépins de raisin. Rejoignant les enseignements d'Hippocrate, il confirme : « Le vin est à lui seul un remède ; il nourrit le sang de l'homme, réjouit l'estomac et amortit chagrin et souci ».

A contrario, très sélectif, il rapporte l'interdiction par le corps médical de servir aux malades du cidre, du poiré et autres boissons fermentées.

« Les Latins nomment la vigne *vitis quasi vita*, parce que le vin restaure soudainement les esprits vitaux dissipés et conforte, répare et fortifie la chaleur naturelle débilitée. »

Page de droite : Bacchante ou Ariane, IIe siècle après J.-C., parmi les attributs le cep de vigne et le raisin.

On attribue au divin nectar des vertus roboratives, digestives, désinhibantes et psychotropes. Il réagit ainsi par son adjonction aux aliments à une question éternelle « comment ajouter du bonheur à la vie » à laquelle les Romains répondent, à la suite de Platon : « *in vino veritas* ».

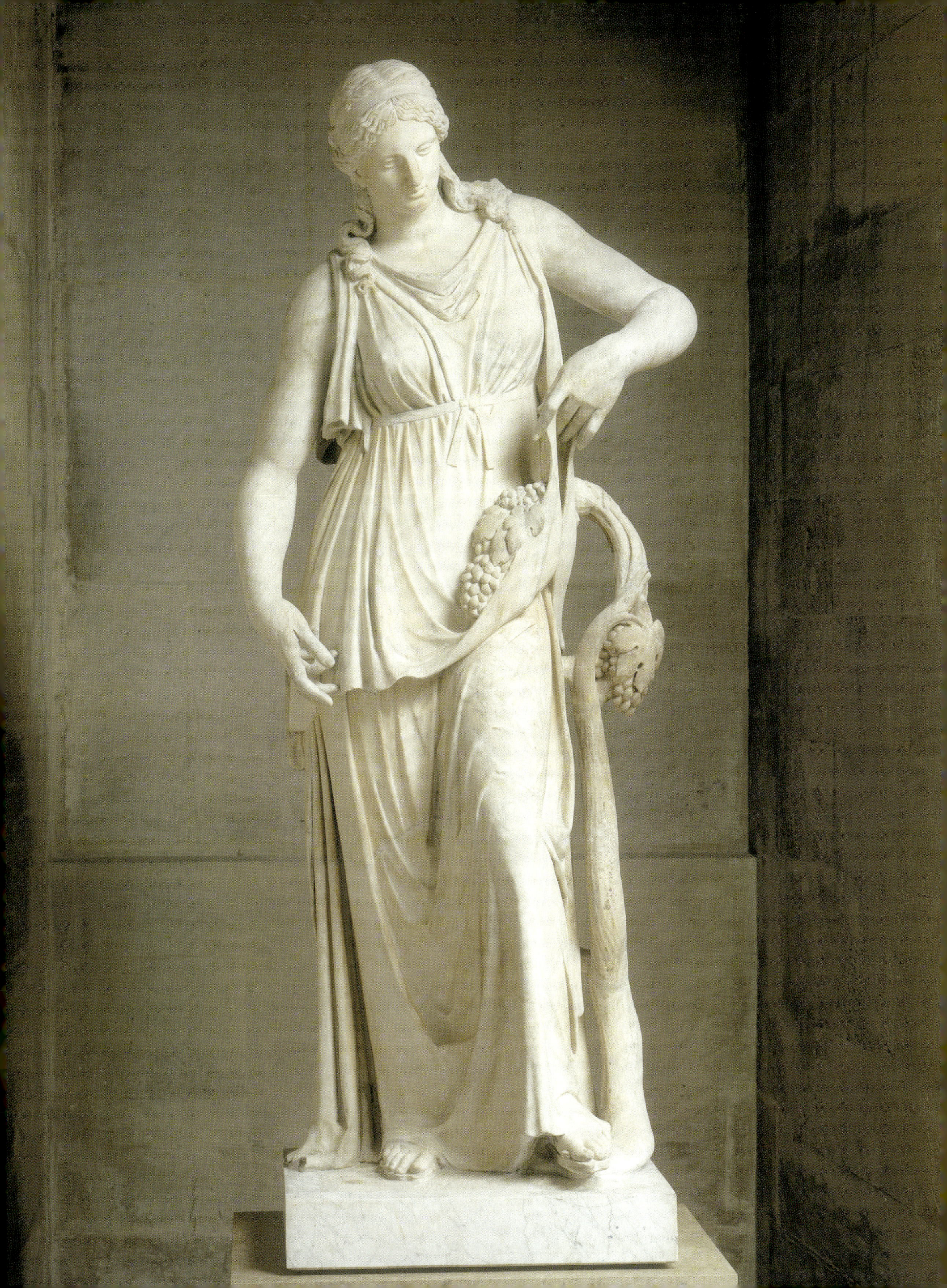

En tant que médecin, on peut ajouter, *in vino sanitas*, comme Pétrone (Ier siècle) qui reprend à son compte cette formule : « Le vin c'est la vie ».

Pline dénombre 66 vins additionnés d'aromates (rue, gentiane, sarriette, roseau odorant, myrrhe, etc.), qui les rapprochent ainsi des apéritifs. Ils tiennent une grande place dans la pharmacopée antique. Le vin alors assimilable à un fortifiant au minimum, à un remède au maximum, bénéficie de vertus curatives et médicales ciblées.

À Pompéi, les enseignes ornées du caducée de Mercure permettent de reconnaître les commerces, dont les échoppes de vin : la taverne, un lieu de vie à mi-chemin de la clinique et de la pharmacie ! N'est-ce pas là un symbole médical fort pour le divin nectar dans la Rome antique ?

À la suite des médecins grecs, les Romains n'innovent pas particulièrement en matière de prescription. Pour l'anecdote, rappelons simplement qu'à Rome, les jeunes accouchées bénéficiaient d'une gorgée de vin pour les revigorer et le nouveau-né d'un plongeon dans un bain de vin s'il n'arrivait pas à pousser son premier cri ! Par ailleurs, les médecins de la Rome antique prescrivaient de petites quantités de vin pour maîtriser le diabète dont le traitement habituel associait aile de chauve-souris et yeux de triton.

Il faut attendre Galien (131-201), qui atteint la plus grande renommée grâce à ses nombreux traités médicaux – environ 400 – la plupart détruits malheureusement. Galien, d'abord médecin des gladiateurs (il nettoyait déjà leurs plaies au vin), va devenir celui de l'empereur Marc Aurèle, en l'an 169.

Pavage de mosaïque représentant un calendrier rustique, fin IIe siècle - début IIIe siècle : « la treille, les vendanges » et le « foulage du raisin ».

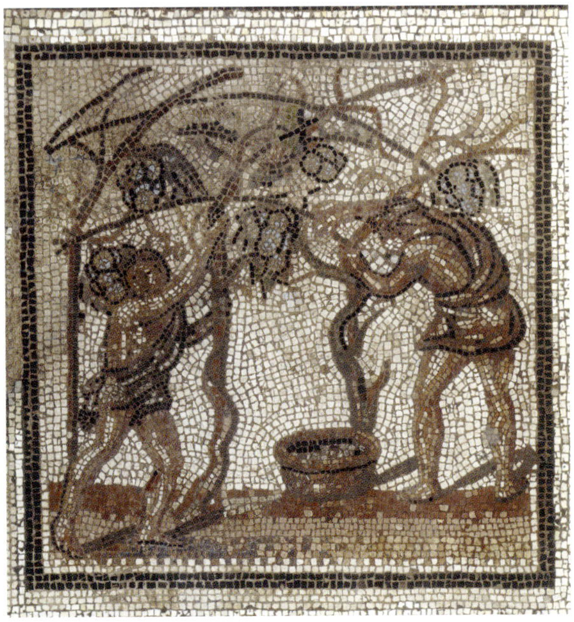

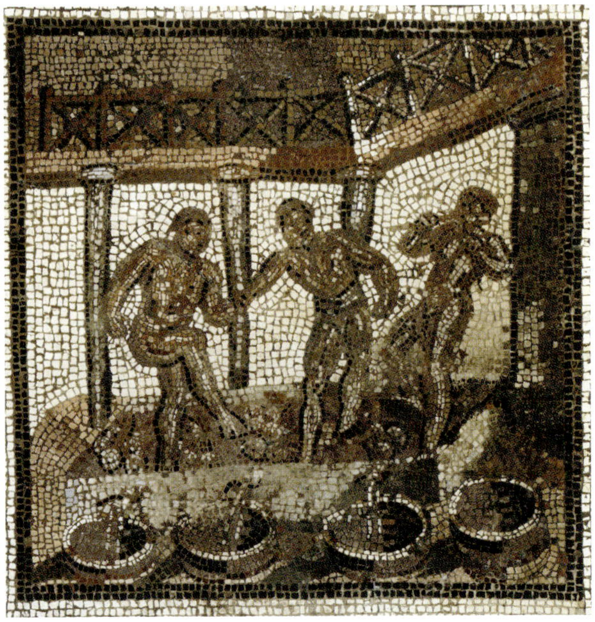

Galien

Né à Pergame vers l'an 131 après J.-C., il demeure à travers les siècles le père de la pharmacie et transforme la médecine d'art de guérir en science de guérir. Il présente une forte personnalité. Son éclat déborde jusqu'à la fin du Moyen Âge, et marque au moins quinze siècles de l'histoire de la médecine et de la pharmacie.

Il assigne à chaque espèce de vin des usages spécifiques. Galien, à la différence d'Hippocrate, voit davantage dans le vin un médicament qu'un aliment. Il conseille un vin léger et peu astringent, à ceux qui ont une nature très chaude. Mais il propose du vin pur aux femmes, ce qu'interdit Caton (séquelle des tristement célèbres Bacchanales) et, comme Platon, il affirme : « le vin est très contraire aux enfants, mais très utile aux vieillards ».

Le vin a donc, comme tout médicament, des contre-indications. Galien propose, en cas de morsure de chien enragé, de « couper le poil d'un chien pestiféré, le mettre en cendre et le boire avec du vin ».

Il donne aussi crédit à la théorie de la transsubstantiation, en voyant dans le vin rouge et épais, le meilleur des nectars pour traiter les déperditions sanguines ; il est conforté en cela par Pline qui écrit « le vin entretient les forces, le sang et le teint ».

Ainsi le vin sera prescrit par les autorités médicales depuis l'époque de Cos, au Ve siècle avant J.-C., via Rome, jusqu'à l'époque moderne, avec le Médoc, souvent étiqueté « vin des malades ».

Galien allie aux talents de praticien, de botaniste, ceux de sommelier. Autorité médicale, il laisse apparaître dans ses textes un grand raffinement en matière de vin et signe un vrai manuel de dégustation. Il évoque l'examen de la couleur, de la saveur, de la consistance, de la force et du parfum, tous critères identiques à ceux utilisés aujourd'hui en sommellerie. Premier médecin œnophile (longtemps avant notre bon maître Rabelais), il ajoute : « le vin dissipe manifestement toute espèce de chagrin et l'abattement […] Je me trouve bien disposé sous l'influence du vin […]. Le vin bu modérément, produit les effets opposés à la mélancolie ».

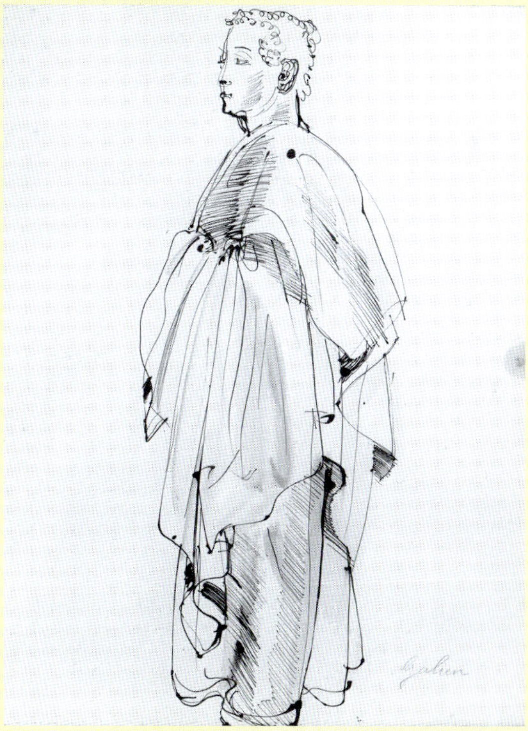

Galien, étude pour la singerie du museum par Raoul Dufy (1877-1953).

Celse

La réputation de Galien a, la plupart du temps, fait passer sous silence celles des autres. En particulier, celle de Celse, naturaliste qui exerce au Ier siècle, se démarque de la plupart des médecins de l'époque en écrivant en latin. Médecin œnophile, il laissa des écrits sur le rhétique (vin des Alpes) et l'allobrogique (vin de la région de Vienne et de la Savoie, pays des Allobroges), vins apparentés, selon lui.

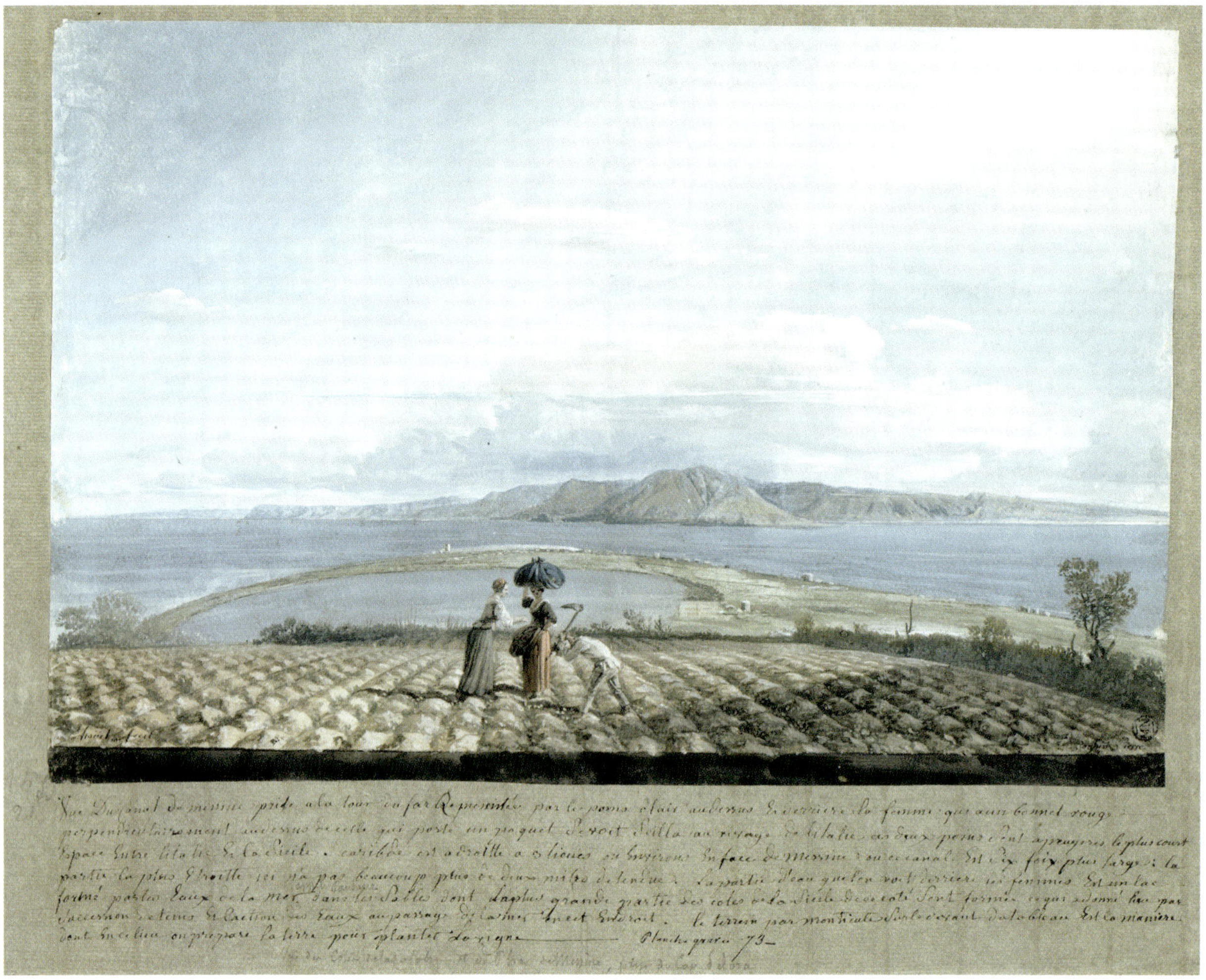

Le détroit de Messine et les côtes de Calabre par Houel Jean-Pierre-Laurent (1735-1813). Rome prendra le contrôle des grands vignobles grecs de l'Italie méridionale. Pour Galien, les vertus médicales des vins ne sauraient être dissociées de leur qualité intrinsèque.

Galien et le vin de Falerne

Ce grand médecin a évoqué les vertus thérapeutiques, mais aussi les vertus gustatives des vins, en particulier celui de Falerne, renommé pour son clos faustinien (situé sur le Monte Cassino et avec lequel nul autre vin ne pouvait rivaliser, selon Virgile). Bon au goût, bon pour la thérapeutique, voilà un raccourci saisissant. Pour le médecin de Pergame, les vertus médicales et bachiques ne sauraient être dissociées : on retrouvera au Moyen Âge, ce même conseil, à l'Hôtel-Dieu de Paris, où le remède doit flatter agréablement le palais. Comme la plupart des principes étaient dilués dans le vin, le nectar devait être « bouqueteux ».

Le goût de ce vin sucré – on dirait aujourd'hui liquoreux – prédomine sur la couleur. La qualité gustative, plus ou moins chaude, aura des incidences thérapeutiques évidentes selon son intensité. Galien distingue le faustinien du Falerne « générique », plus sucré, plus apte à servir d'antidote et plus agréable, pour combattre la ciguë (qui emporta Socrate) ou les morsures de serpents. On l'utilise dans la préparation de la thériaque (remède antipoison) à base de venin de vipère. Dans son traité sur les antidotes, Galien élimine certains vins selon leur qualité organoleptique*. Tels vins sont jugés trop âpres (vin de Tibur et des Marses), tel vin trop fort (vin de Signa), tel vin indigeste avant vingt ans (vin de Sorrente).

Il recommande le vin sucré, en cas de maladies aiguës et avant le repas, car ce vin sucré relâche le ventre.

Ce médecin classe aussi les vins d'Asie (surtout des vins blancs) dont il est originaire, selon la typologie, fonction de la couleur et de la consistance. Ces nuances sont curieusement évoquées dans un traité sur l'étude des pouls, dont l'analyse fine n'est pas sans difficulté. Selon P. Lille, il distingue les vins par cinq caractéristiques :

- la couleur : blanc, jaune, paillé (ou ambré), rouge, noir ;
- le goût : doux (*glucus*), sec (*austerum*), piquant (*drimus*) ;
- la consistance : aqueux ou épais ;
- l'odeur : bonne ou inodore ;
- la force : vigoureux ou faible.

Galien, qui préfère les vins forts, reconnaîtra le Falerne à l'aveugle (beau palais et belle mémoire !) du fait des descriptions qui lui en auront été faites.

Selon J. Jouanna, ce sont les médecins qui, à l'époque, très intéressés par le vin, assurent le lancement d'un cru. À l'image des médias, de la presse spécialisée, qui, au XXIe siècle propulsent et permettent l'émergence de certains vins dits de garage ! Non content d'être thérapeute, le médecin, avec Galien, fait fonction de sommelier et de journaliste.

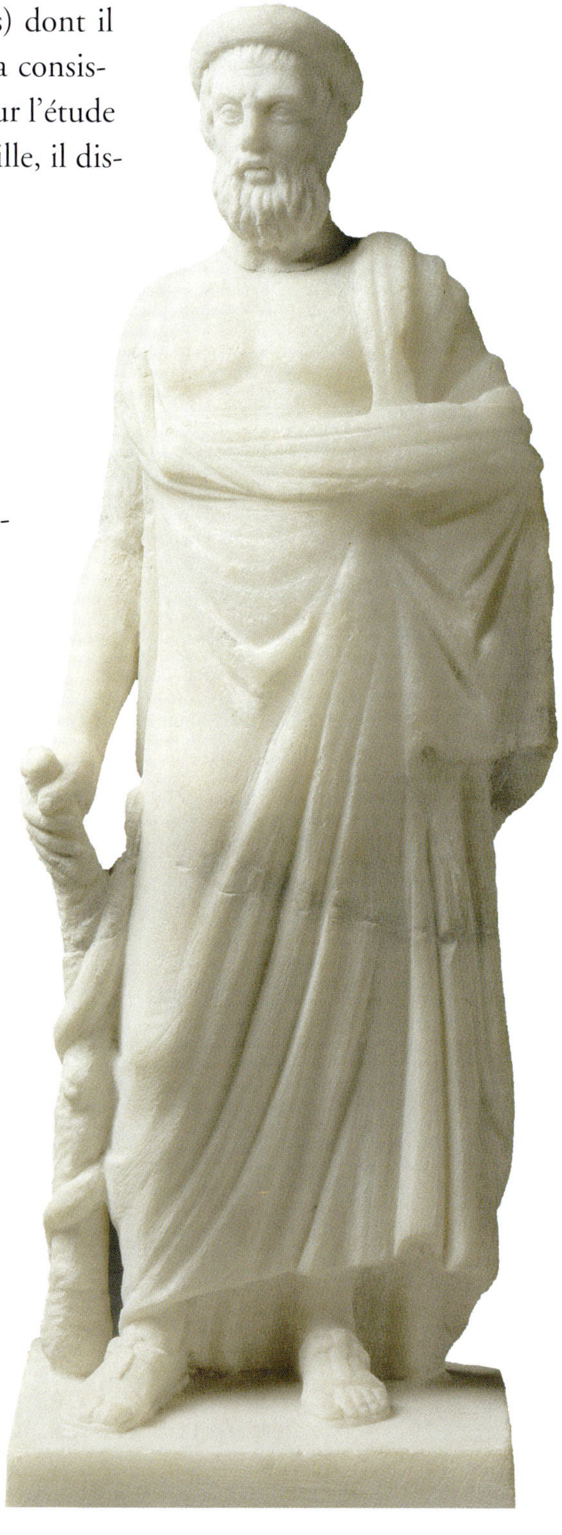

Esculape s'appuyant sur son bâton autour duquel s'enroule l'inévitable serpent.

La Gaule

Sarcophage de l'époque gallo-romaine : chrisme dans un décor de rinceaux de vigne.

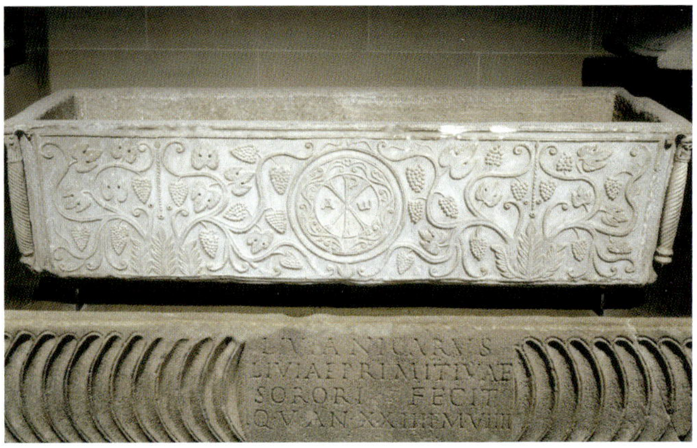

Le vignoble romain, particulièrement important, trouve dans un premier temps un débouché naturel dans la conquête de la Gaule. Les Gaulois sont avant tout, des consommateurs de bière, la fameuse cervoise, à base d'orge. Un duel s'organise, Gambrinus contre Bacchus, Arnoult contre Vincent. Face à l'envahisseur, les druides, prêtres et savants, diplomates et astronomes, médecins à temps partiel, interdisent la culture de la vigne, car le vin entraîne l'ivresse avec, pour incidence, la perte de la dignité, argument retrouvé dans le Coran pour interdire le vin aux musulmans.

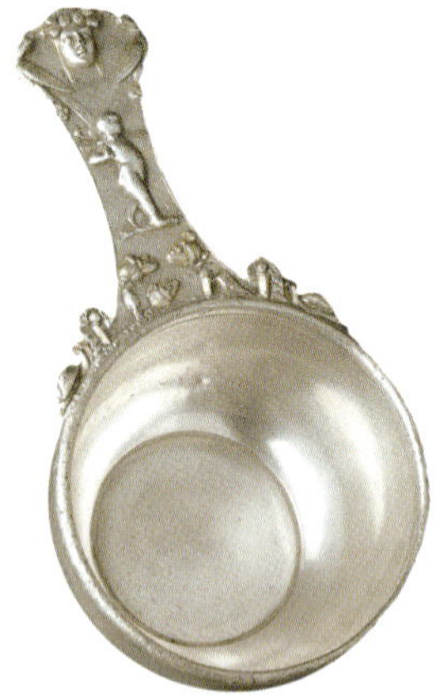

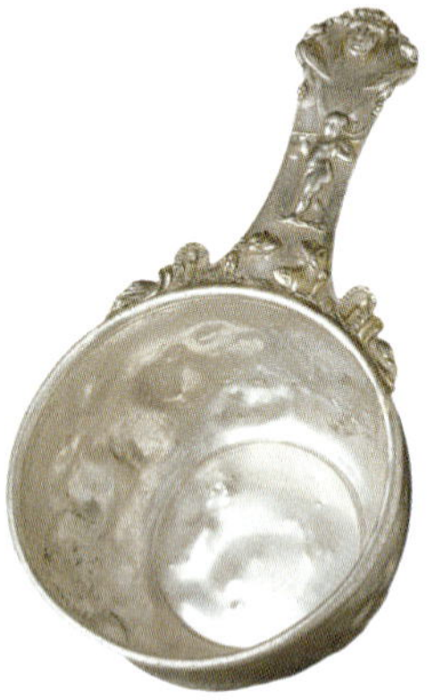

Patères en argent utilisées pour le service du vin ou les libations religieuses, IIe - IIIe siècle.

Page de droite : La médecine du civilisateur romain prend le pas sur celle du Gaulois. Pharmacopée, prescriptions, instruments, ici une trousse d'occuliste, époque gallo-romaine, IIe siècle.

Cependant, même si l'engouement de nos ancêtres pour la viticulture est un peu tardif, il s'explique parfaitement par les richesses qu'elle génère. Les Gaulois vinifient alors dans un premier temps en « blanc », le vin rouge étant celui de l'envahisseur romain.

La pharmacopée gauloise demeure ainsi très proche de la pharmacopée du civilisateur médical et viticulteur. On a retrouvé des petits vases à collyre (Toulouse, Reims). Les produits actifs sont délayés dans du lait ou du suc de plante. Le chaudron, emblématique du druide gaulois, permettait le mélange de plantes hallucinogènes au vin, à des fins thérapeutiques pour les patients psychiatriques.

On doit aux Gaulois le tonneau qui a supplanté, dans le transport du vin, l'amphore trop fragile, avant la bouteille en verre plus pratique !

Dans le monde gallo-romain, on utilise le vinaigre, produit dérivé du vin, afin d'oxyder un récipient en cuivre. Le vert de gris obtenu permet de traiter efficacement les granulations palpébrales, les yeux rouges.

Peu de choses perdurent de l'aspect médicinal du vin, car il n'y a pas de traces écrites de la civilisation gauloise (Garrier). Les druides, jaloux de leurs connaissances médicales et peu partageurs, favorisent la transmission orale, avec en corollaire le secret.
D'une façon générale, la base de la thérapeutique semble être la phytothérapie.

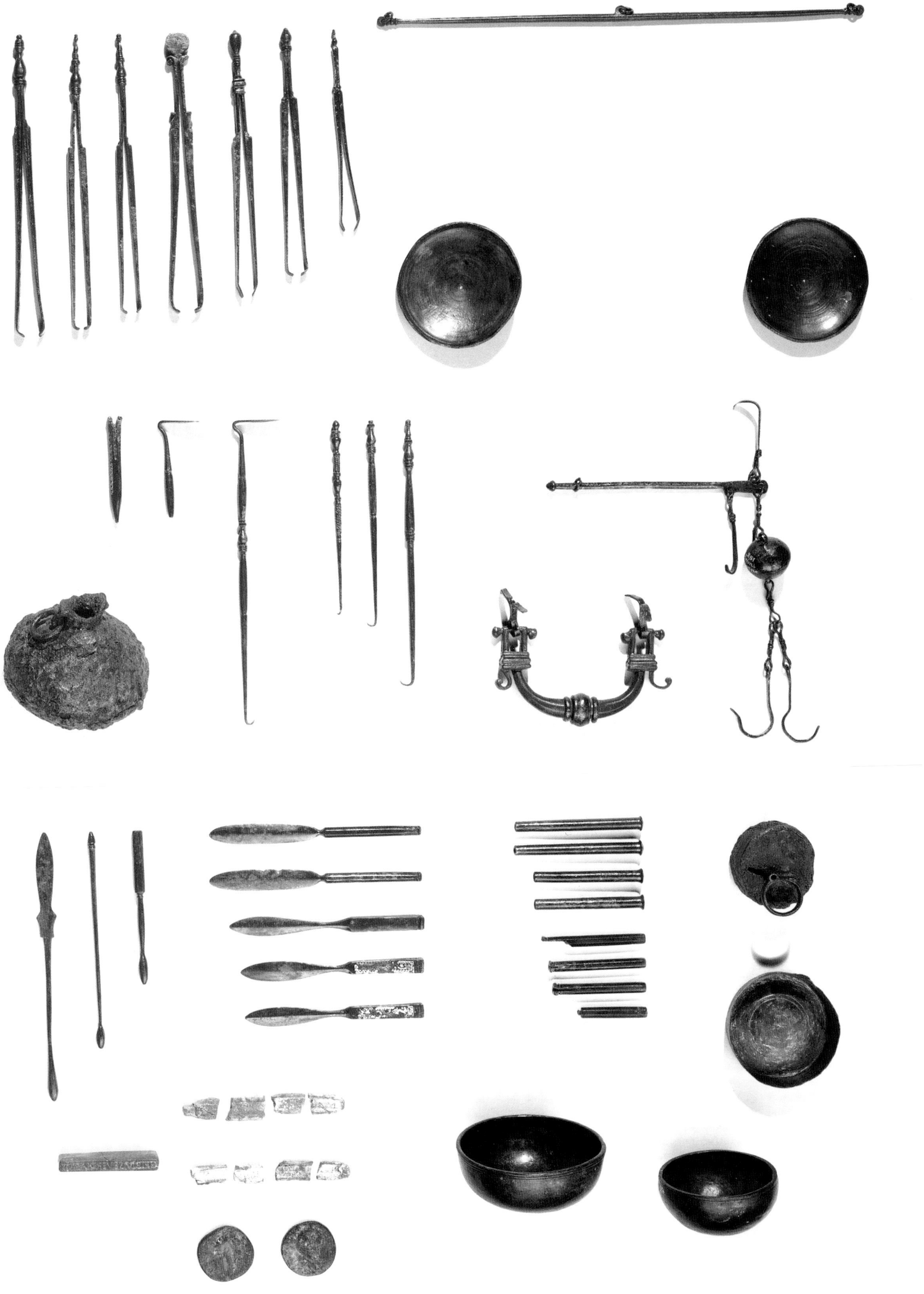

La haute Antiquité et Byzance

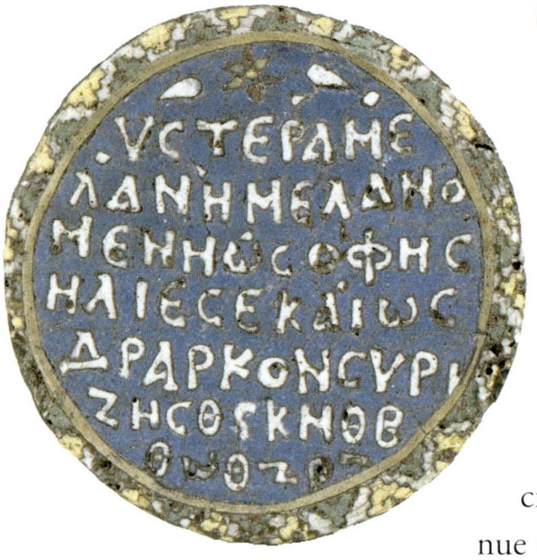

Médaillon comportant une inscription prophylactique, empire byzantin (324-1453).

Constantinople est inaugurée le 11 mai 330. Les invasions répétées de la partie occidentale de l'empire par les barbares, va faire de cette cité l'héritière de Rome. Le grec gagne sur le latin. Le christianisme va devenir religion unique de l'empire et la vigne, monastique puis épiscopale. Quatre médecins marquent cette époque de notre histoire vino-médicale.

Stéphane, à la suite de Galien, continue de croire à la transformation du vin en sang au niveau de l'estomac et le conseille en cas d'insomnie, desséchante et constipante, car le vin, humidifiant et laxatif, guérira le patient, selon le principe des contraires cher à la théorie des humeurs. Cette croyance perdurera puisqu'en écho, Poncet écrira dans sa dissertation* soutenue en l'an VIII : « le vin est à l'estomac, ce que le sang est au cœur ». Comme pour Galien et Hippocrate, le vin demeure contre-indiqué en matière de céphalées.

Alexandre de Tralles (526-605) développe la théorie de Galien et s'intéresse par la suite aux traumatismes crâniens et aux fièvres. Il préconise le vin en cas d'échec des autres méthodes chez les frénétiques : lors d'insomnie, d'asthénie*, d'habitudes bachiques, de démence. Car le vin sensé digérer les aliments aide à la circulation du sang chez ces malades « ce d'autant qu'ils n'ont pas les hypochondres envahis par l'inflammation ».

Dans la haute Antiquité, Antonio Gaiza a proposé un classement à mi-chemin entre le *Vidal** et le *Guide Hachette du vin**. En effet, les médecins ont analysé les vins avec des avis, des implications parfois différentes, mais l'homme de l'art se transforme ici en sommelier émérite. Ainsi ces produits à visées thérapeutiques sont classés selon la couleur (blanc, noir, rougeâtre, etc.), le goût (plus ou moins parfumé), la nature (léger, pur, sec, âpre, sucré, suave), le millésime, l'origine.

Page de droite : La médecine byzantine est la digne héritière d'Hippocrate. Illustation provenant d'un Falname (Livre de divination) composé par Kalender Pacha et représentant Hippocrate chevauchant un simürg (Constantinople, vers 1610).

Enfin Oribase, médecin grec né vers l'an 325, distingue dans son encyclopédie médicale les vins au goût d'eau, les vins sucrés, les vins âpres et sucrés (mauvais), les vins âpres (paillets, blancs ou noirs). Il conseille l'eau aux tempéraments chauds, précise en cas de prescription vinique, un nectar aqueux et léger, qui stimule la miction et apporte peu d'aliments.

En thérapeutique, de nombreux ajouts valorisent le vin : roses, aneth, anis, poires, laurier, fenouil, persil, sauge ramassée sous l'averse, coing, élébore, thym, absinthe, etc. Les produits dérivés du vin comme le vinaigre font aussi partie intégrante de la pharmacopée.

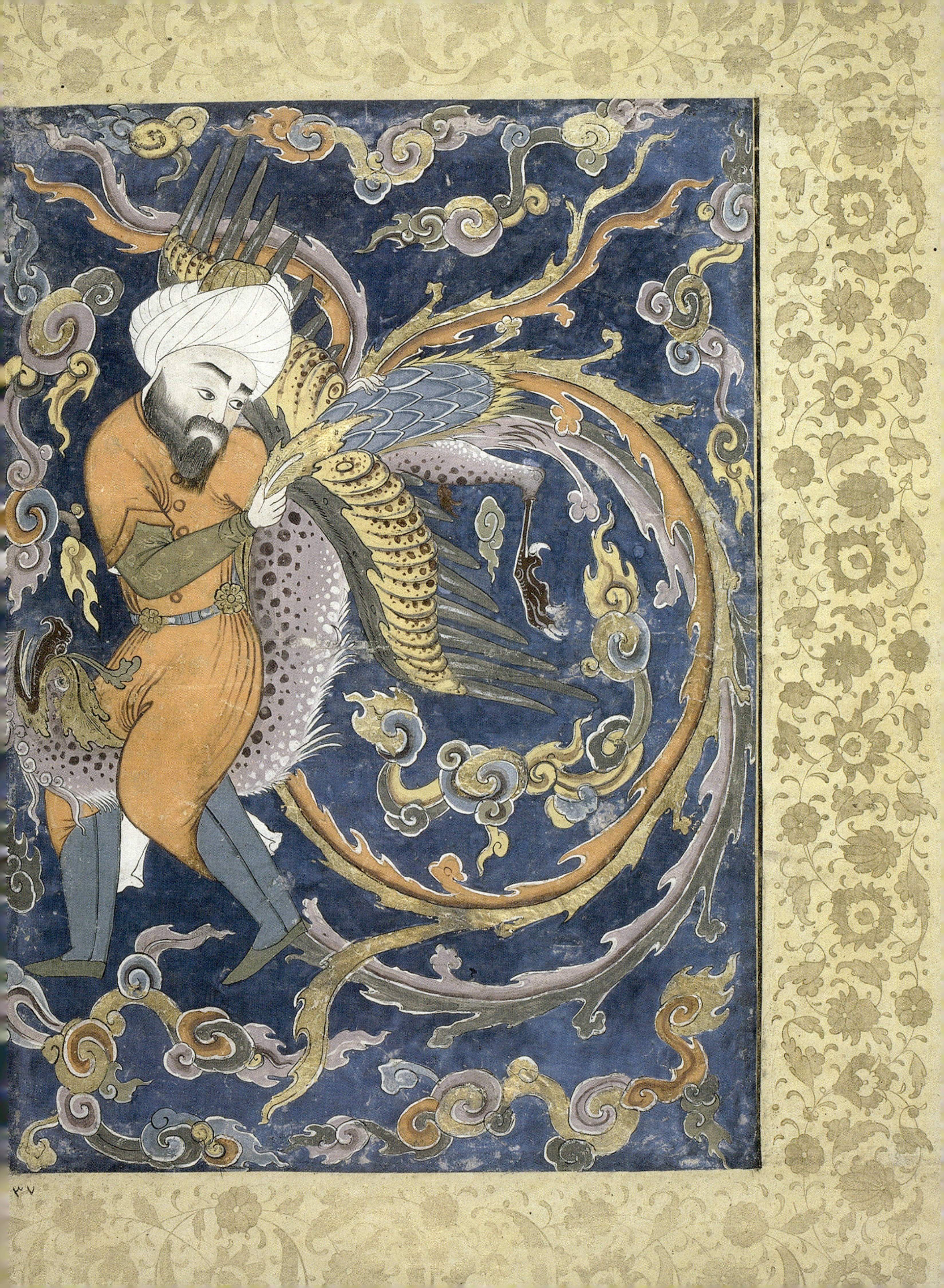
۳۷

Galénique du vin*

Les façons de prescrire le vin sont légion, parfois désopilantes, et prennent des formes surprenantes :
• boissons : classiques avec des contre-indications. Ainsi, le vin blanc devient interdit aux hypochondriaques ou à ceux qui ont une bile piteuse et amère.
• électuaire* : dans le catarrhe*, mélangé à des graines de lin ou de sésame ; pour la phtisie *, type vin de scille maritime.
• teinture : dans les catarrhes, avec de l'huile vieille, en instillation nasale.
• apéritif : comme dans les coliques, vin à l'anis ; pour la jaunisse, vin au serpolet.
• collutoire : vin à la racine d'euphorbe en stomatologie.
• collyre : le fameux collyre au vin « d'un jour » avec cuivre, calamine, suc de pavot, safran, myrrhe, gomme et vin de Mendésie !
• instillation : vin à base d'élébore pour la parasitose comme les vers dans les oreilles.
• gargarisme : dans le catarrhe, vin chaud.
• pastille ou pilule : dans la dysenterie, vin et opium, chaux, fleurs de ballaster, ou grenadier sauvage, jus de cistinelle, cendre de papyrus avec du vin d'Aminée ; dans la goutte, les ventres serrés, vin et aloès ou roses.
• solution : pour le bain pour la cosmétique faciale, vin et céréales.
• clystère : pour la phtiriasis * sans fièvre, vin à la verveine.
• onguent : dans la dysenterie, vin de myrte aux olives vertes ; dans la goutte, vin d'Ascalon et huile vieille, guimauve fraîche.
L'ivresse est prise en compte et combattue avec des artifices :
• préventifs en mangeant des amandes ;
• curatifs en absorbant du vinaigre, des gâteaux au miel…

Comme chez Hippocrate, les maladies sont prétextes à proposer du vin dont la prescription repose sur la théorie des humeurs, du tempérament. Quelques situations anecdotiques qui induisent des prescriptions de vin :
• dyseulalie* : odeur fétide de la bouche. On soigne le mal par le mal : choix délicat entre haleine millésimée et haleine fécaloïde ;
• faim canine (faim impossible à rassasier) ;
• dyspepsie* : éructations ;
• hépatopathie* : comme l'hydropisie, étonnante thérapeutique sur cette complication de l'alcoolisme chronique, ici méconnu, et qui sera individualisé au XIXe siècle ;
• psychiatrie : hystérie des femmes ;
• métabolisme : podagre* ;
• toxicologie : antidote contre les piqûres de serpents, on le verra de tout temps avec la thériaque ;
• suites de couches : stimulation de la fonction lactifère.

Page de droite : Couvercle de boîte à médecines : le Christ bénissant, VIe siècle (Méditerranée orientale)

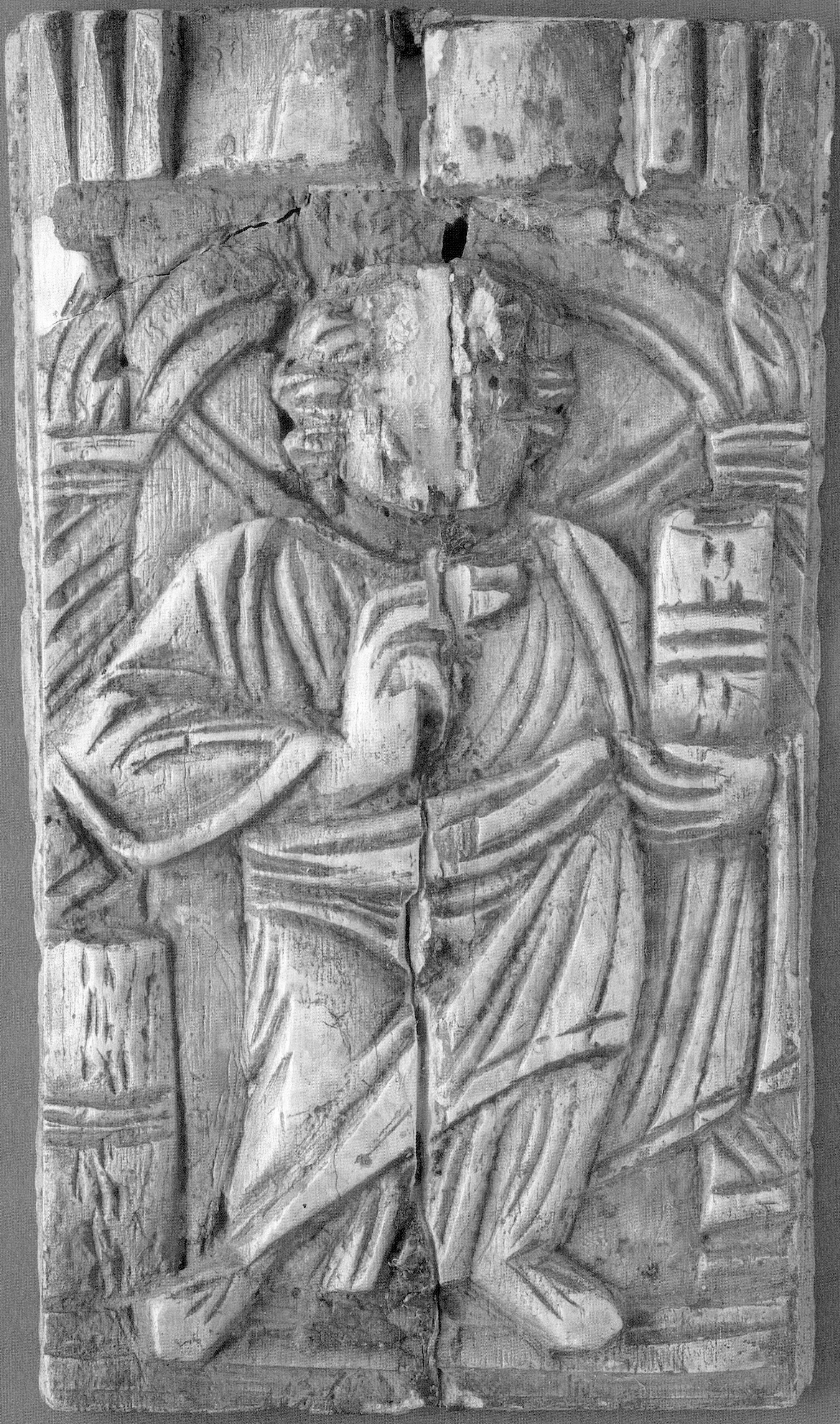

In hac ultima fi
gura ostenditur
sicut debet tangi
pulsus. quia me
dicus primo de
bet scire qualita
tem corporis an
tequam tangat pul
sum.

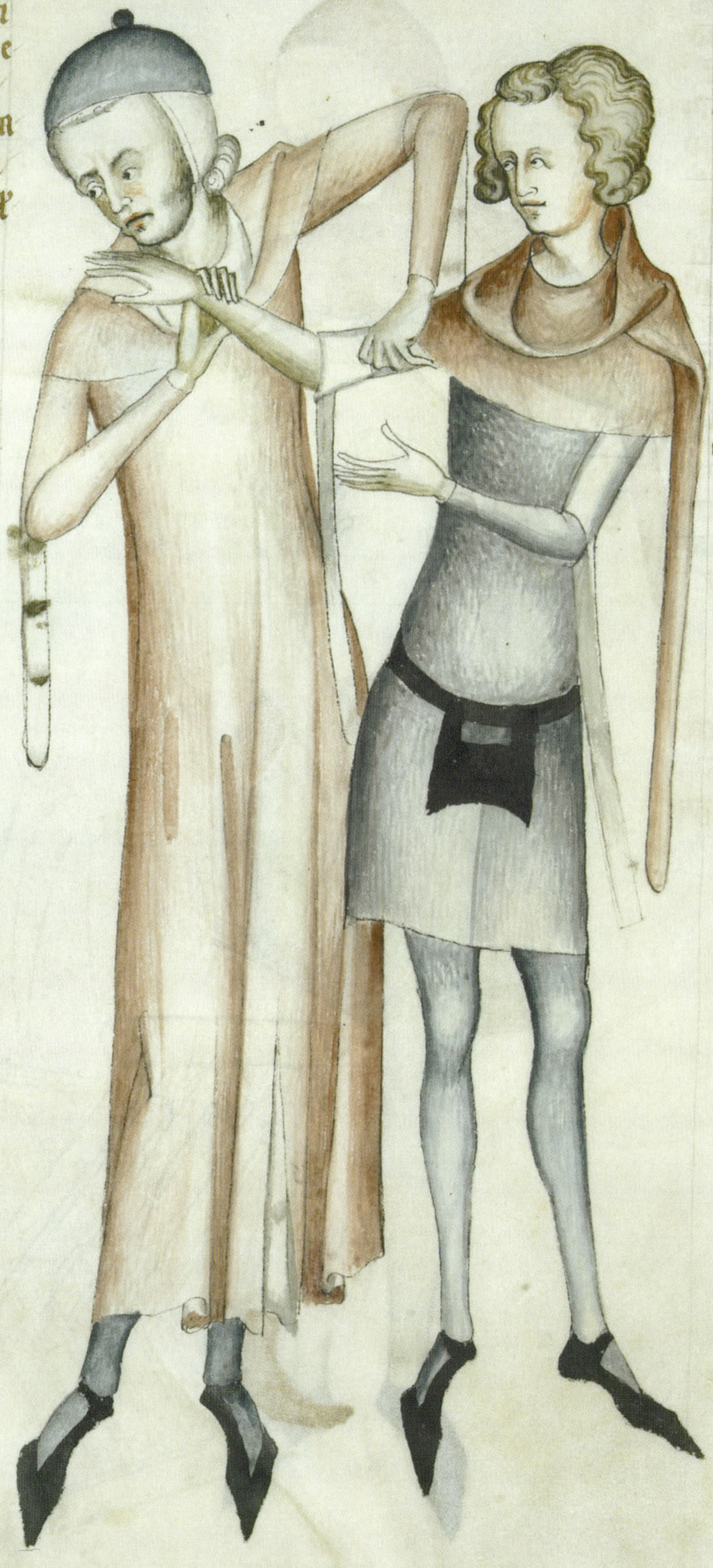

Et sic finita est
anothomia om
nium membro
rum totius cor
poris.
Unde recurrendum
est. ad sex figu
ras capitis ano
thomie uuule
et catarri descen
dentis ad uuu
lam et palatum
et quomodo fi
et eius cura.

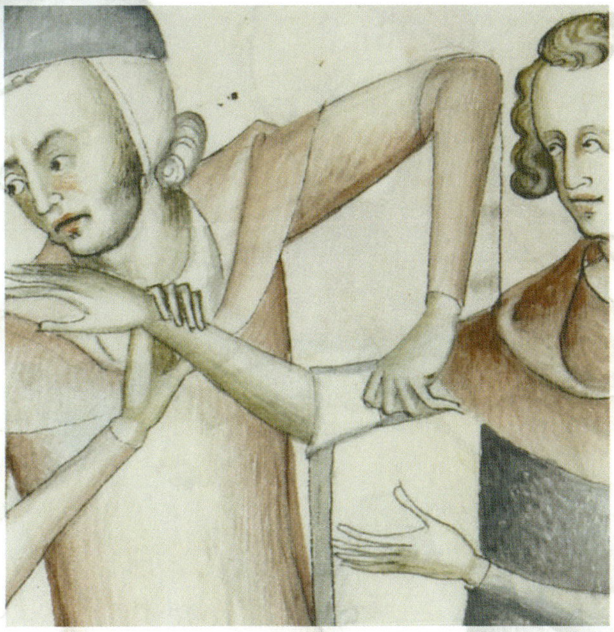

Chapitre 2

Le Moyen Âge

La viticulture connaît à cette période une grande prospérité. Le vignoble rhénan et les autres vignobles du Nord se développent même plus vite que ceux du Sud. Le vignoble de Beaune renaît avec l'apparition du Pinot de Bourgogne. Accompagnant la progression des vignobles méditerranéens et rhodaniens, l'on assiste à l'apparition du vignoble médiéval de La Rochelle, et enfin un peu plus tard à l'ascension du commerce bordelais. En Orient, la médecine progresse sans cesse, et ce même après la prise de Byzance au XIIIe siècle. Dans le même temps, l'Occident prend conscience de son retard et de la nécessité de développer ses connaissances. L'apparition des premières grandes universités marque enfin le début de la vraie rupture entre médecins et charlatans.

L'École de Salerne

Double page précédente : Médecin prenant le poul d'un malade, extrait d'un manuscrit de 1345.

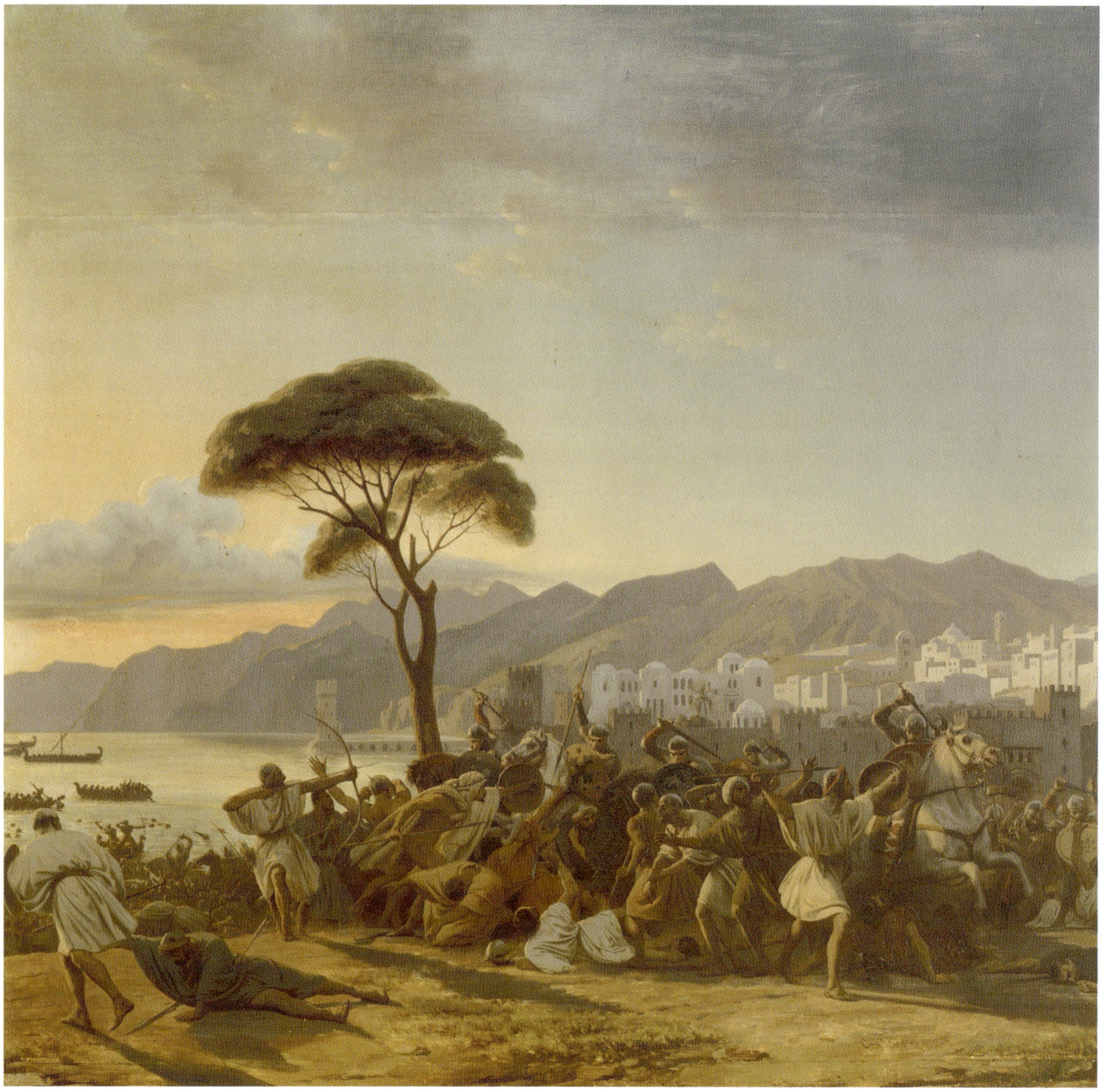

Salerne sera après les batailles la première grande Université de médecine. Levée du siège de Salerne assiégée par les Sarrasins, par 40 chevaliers normands revenant de pèlerinage en Terre-Sainte, vers 1016, par Roger Eugène (1807-1840).

Très réputée du XIe au XIVe siècle, Salerne demeure la première école de médecine en Europe, carrefour des cultures arabes et latines. Les médecins y enseignent leur discipline en italien, latin, grec et arabe. Les étudiants, les savants sont de toutes les religions et la médecine est leur seule préoccupation.

L'École de Salerne publie en particulier, vers 1066, le *Régime de santé*. Celui-ci se répand très vite dans le monde mettant l'accent sur les vertus curatives d'un très grand nombre de plantes, en particulier la sauge.

Le régime, chanté même par le poète, constitue la base de la santé :

« Du vice et de la table évite les excès
Air, repos, et sommeil, plaisir et nourriture
Tiennent l'homme en santé, goûtés avec mesure
De ces biens innocents l'abus fait un poison
Qui ravage le corps et trouble la raison. »

Au IXe siècle, la conviction des vertus thérapeutiques du vin apparaît encore. Pour témoin, cette phrase gravée sur la porte de cette première faculté de médecine qui adoube ainsi le vin : « bois un peu de vin ».

Le vin est-il bon ou mauvais ? À cette question sans âge pour le corps médical, Arnaud de Villeneuve, élève de Salerne et médecin catalan de Clément V, répond en 1320 (*Régimen sanitatis*) : « buvez en peu, mais qu'il soit bon. Le bon vin sert de médecin. Le mauvais vin est un poison ».

Villeneuve écrira un *De Vinis*, vers 1309-1311, art de vivre longtemps en bonne santé grâce aux médications à base de plantes médicinales et de vin, à boire avec modération. Il propose des recettes médicales comme le vin à la langue de bœuf censé guérir de la folie, ou encore le vin au romarin supposé combattre l'inappétence, vivifier l'âme, redresser les tendons, embellir le visage et faire pousser les cheveux. Il préconise de l'*aqua vitae*, ou esprit de vin, quête alchimique d'un élixir de longévité.

Le vin « destouppe (débouche) les conduits, soulage le foie et la rate engorgés de mauvaises graisses ».

Par mauvais vin, ajoutons qu'il faut entendre une notion, non seulement qualitative mais aussi quantitative. Le mauvais vin, selon Adam de Crémone en 1250, bu en trop grande quantité, « nuit au foie, au cerveau et aux nerfs, il engendre la paralysie, le tremblement, les convulsions, l'apoplexie et la mort subite ». Ne faut-il pas voir ici l'esquisse d'une séméiologie de l'alcoolisme chronique ?

Le mauvais vin avait la réputation délétère, il « gâtait la poitrine ». On sait depuis, combien le patient, éthylique et dénutri, demeure sensible aux agressions infectieuses (virales, bactériennes, parasitaires) dont la tuberculose, allusion probable, car elle faisait alors des ravages. Le raisonnement, peu scientifique, confond cependant cause et conséquence.

Étape importante, l'Édit du roi Jean II le Bon, en 1352, oblige tous les apothicaires à se munir d'un ouvrage de référence, l'*Antidotaire* de Nicolas de Salerne (1150). Il rassemble en matière

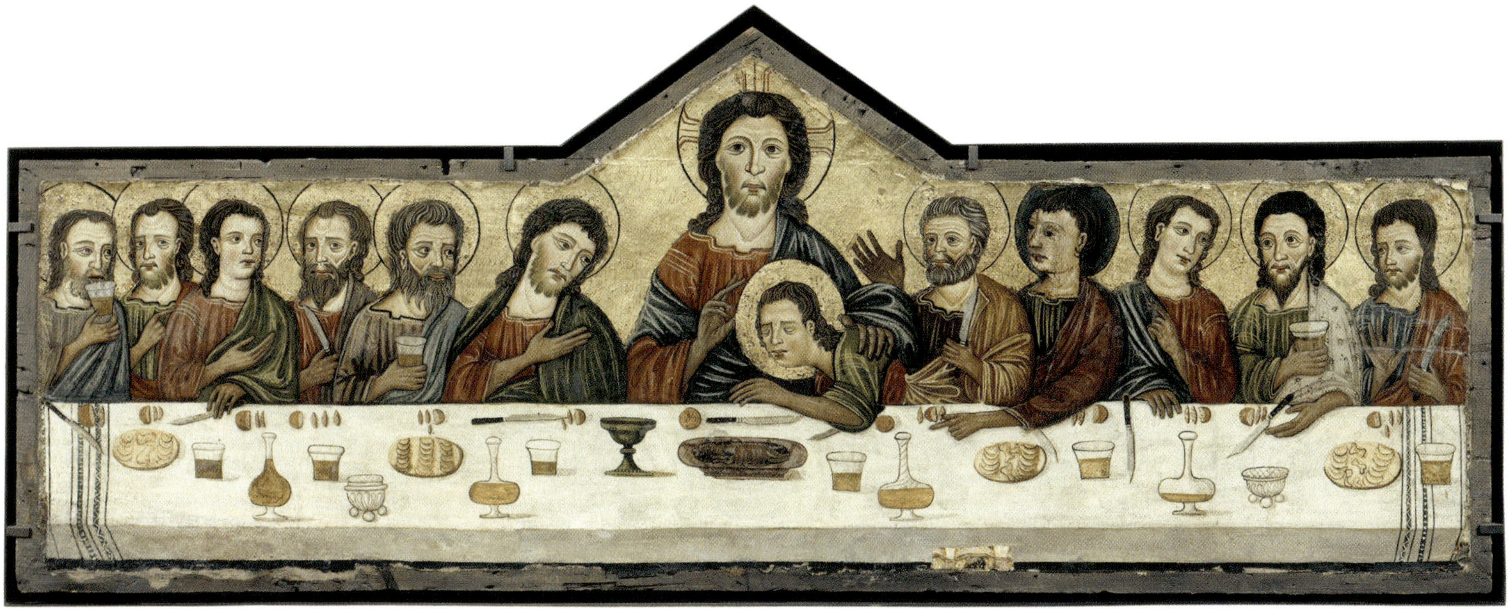

La Cène, atelier du Maître de la Madeleine XIIIe siècle.

de pharmacopée, l'héritage de la plus célèbre école de médecine du Moyen Âge qui régule les grades des praticiens. Le vin entre dans 31 des 85 recettes présentées. On boit le vin rouge l'hiver (plutôt chaud) et le blanc, l'été coupé d'eau. Les livres de cette école recèlent de certitudes.

« Le bon vin donne aux vieux un regain de jeunesse. Le vin pur a de multiples bienfaits, il tonifie le cerveau met l'estomac en liesse, chasse les humeurs mauvaises. Il rend l'esprit vif, les yeux brillants, l'oreille fine, dispense l'embonpoint et donne à la vie une santé robuste. »

Le vin, philtre de rajeunissement constitue un thème récurrent dans cette aventure «conjugale » du vin et du médecin. Si les maîtres érudits de cette école le confirment, « buvez en peu, mais qu'il soit bon », par contre ils condamnent le vin en application externe sur les plaies.

Arnau de Vilanova, ou Arnaldus de Villanova dit Arnaud de Villeneuve

Le premier livre jamais publié entièrement consacré au vin est le *Liber de vinis* d'Arnaldus de Villanova, médecin, qui enseigna son art à la célèbre université de Montpellier. Première œuvre originale depuis Galien, ce livre demeure le fruit d'expériences médicales de l'auteur et dénote une bonne connaissance de la dégustation : « notez que certains négociants fraudent [...] ils font apparaître doux des vins amers et surets et persuadent ceux qui les dégustent d'absorber d'abord de la réglisse, des noix et du vieux fromage salé. Les dégustateurs de vin peuvent se protéger de cela en goûtant le vin le matin après s'être rincé la bouche et avoir mangé trois ou quatre bouchées de pain trempées dans de l'eau, car quiconque essaie un vin sur un estomac vide ou entièrement plein trouvera sa bouche ou sa dégustation altérée ».

Le monde arabo-musulman médiéval

Les médecins arabes furent désemparés devant l'interdiction du vin, principal remède de l'époque évoqué dans *Le livre qui contient tout* par al Râzi. Si deux grands poètes persans, Omar Khayam et Abu Nawas, ont, en réaction, chanté magnifiquement le vin, les praticiens musulmans ont, quant à eux, risqué le courroux d'Allah, plutôt que de se priver de la seule médecine efficace dont ils disposaient. Avicenne Abu Ali al-Husaynibn-Abdullah Ibn-Sina (980-1037) reconnaît la règle 860 *du Canon de la Médecine* : « le vin est mieux supporté en pays froids qu'en pays chauds ».

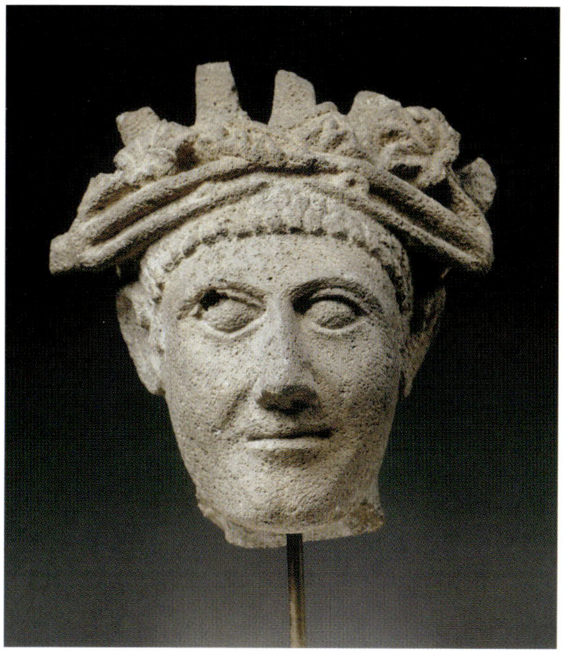

Tête imberbe au front ceint de pampre de vigne provenant du temple de Baalshamin, Ier siècle av. J.-C.

Pourtant une des sourates évoque le vin avec prudence, avec mise en garde des avantages et des inconvénients : « ne priez pas lorsque vous êtes ivres. Attendez que vous puissiez comprendre les paroles que vous entendez ». L'avènement de l'Islam a interdit, dans l'alimentation et la consommation, les produits euphorisants comme le haschisch, le kif ou le vin, que le corps médical s'est cependant autorisé à prescrire pour des patients, à l'article de la mort.

Le livre saint des Musulmans récuse sévèrement la consommation de vin, excessive dans l'Arabie antéislamique, tout comme les jeux de hasard, afin d'éviter des déviances sociales (banditisme, troubles divers, etc.) et toute mainmise de l'ange tentateur et déchu : « Le vin [...] abomination inventée par Satan ».

Les médecins ont ainsi légitimé l'usage du vin à des fins médicales, comme les éponges d'Abdul Al Qasim Khalaf Ibn Abbas Al-Zahrawi (916-1013), mélange de ciguë, opium, haschich et... de vin qui permettaient une anesthésie générale. Le praticien appliquait ces éponges sous le nez du candidat à la chirurgie (J.-P. Neidhart). Le vin servait alors de support volatile. Ce grand médecin a même encouragé la constitution d'un corps spécialisé en anesthésie (avant le mot), en raison de l'habitude acquise par l'expérience des praticiens rompus à cette activité sensible, évitant des erreurs toujours possibles de dosage.

Les Arabes inventent le mot alcool ou *Al kohol*, substance subtile et découvrent l'alambic, qui permet la préparation des médicaments alcooliques : alcoolats, essences, eaux aromatiques.

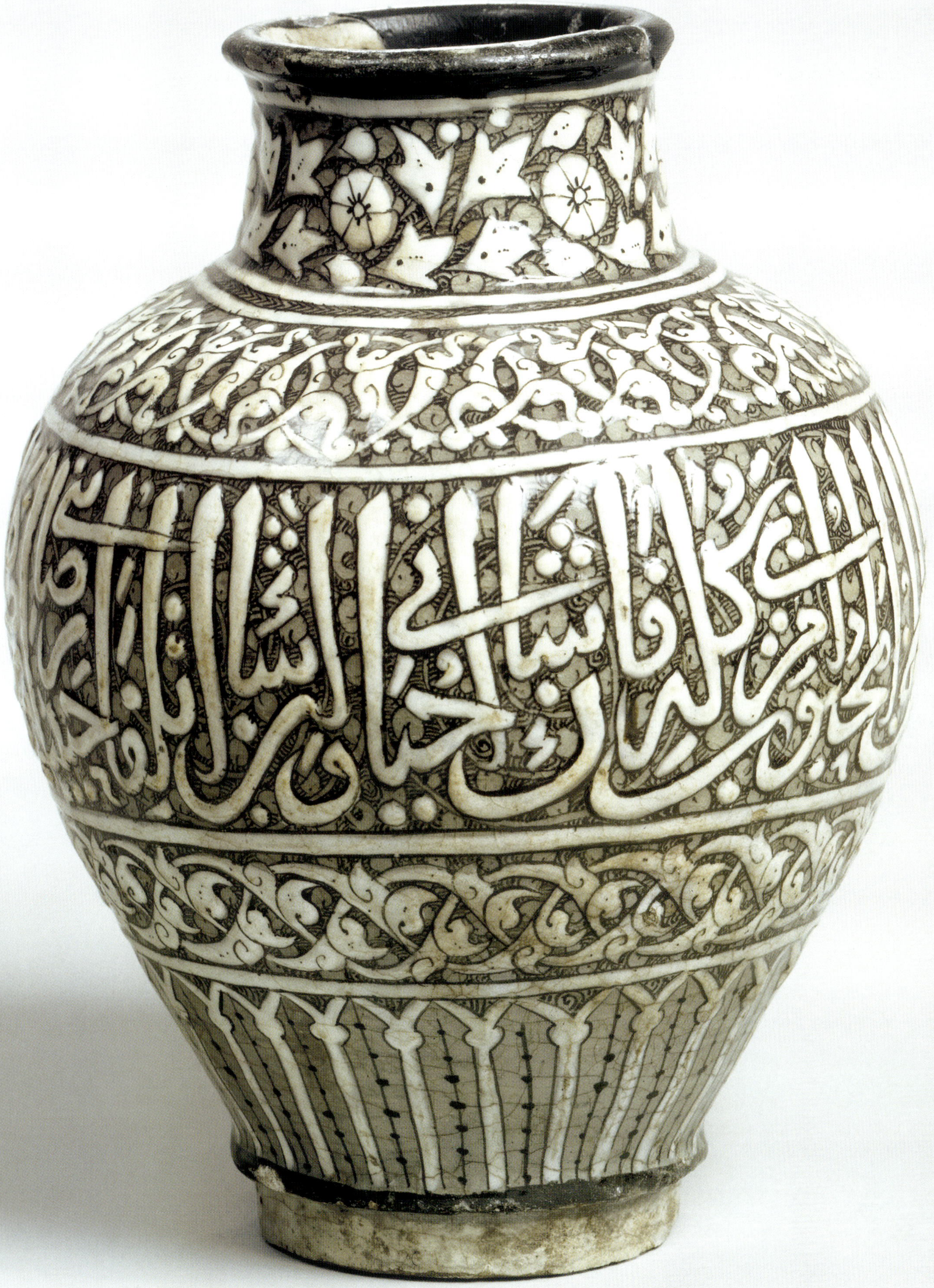

Rhazès Abu-Bakr-Mohammed-ibn-Zakariya al-Razi (865-932) serait ainsi le découvreur de la distillation.

À l'image de beaucoup de médecins, Avicenne préconisait, pour lutter contre l'ivresse, une soupe de chou blanc, un sirop de jus de chou blanc, mélangé à part égale avec du jus de grenade verte auxquels on ajoutait le double de volume de vinaigre.

Moïse Ibn Maïmoun, le Rambam, dit Maïmonide (1135-1204), talmudiste, philosophe et médecin, un des plus célèbres herboristes et phytothérapeutes de son temps, a écrit *Lettres sur la diététique* et un *Régime de santé.* Médecin juif, élève d'Averroès Ibn Rushd Abu al-Walid Mohammed ibn Ahmad Mohammed (1126-1198), il recommandera au XIIe siècle le vin en saison froide et dit avec sagesse, comme Avicenne : « la meilleure des nourritures est une que la religion musulmane interdit : le vin. Il [...] aide la digestion des autres nourritures [...]. Les bienfaits du vin sont nombreux si on absorbe en quantité adéquate, car il garde le corps en bonne santé et guérit de nombreuses maladies [...]. L'ivresse peut causer du mal ».

Le vin est promis pour améliorer la mort, pas la vie ! « Au Paradis, on leur montrera du vin parfumé et scellé. Le cachet sera de musc et le vin mêlé à l'eau de Tasmin. C'est une fontaine où boivent ceux qui s'approchent d'Allah ». Dans le Jardin promis, couleront « des fleuves de vin, délices pour ceux qui en boivent » (XVIII, 15), le vin est la boisson des immortels, qui par essence, bénéficient d'une bonne santé.

Peut-être est-ce pour cela que, malgré l'interdiction du prophète, les grands vignobles du Moyen-Orient existant depuis les temps les plus anciens ont survécu à quelques exceptions près. Seul l'Empire ottoman parviendra à chasser le vin de certains lieux historiques.

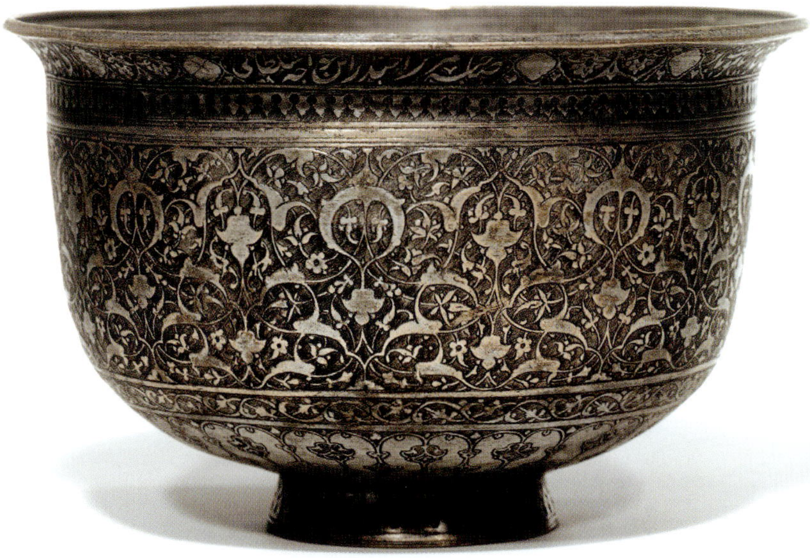

Page de gauche : Vase d'apothicaire ; décor engobé peint sous glaçure, début XIVe siècle.

Bol pour le vin, fin XVIe siècle - début XVIIe siècle.

Rhazès

On ne peut évoquer Avicenne sans souligner l'importance de Rhazés (865-932), Abu-Bar-Mohammed-ibn-Zakariya al-Razi, médecin arabo-musulman de la période médiévale, considéré par certains comme le père de la médecine expérimentale, avec 184 écrits. Sa biographie en fait un sage. Il dira : « quant à ma façon de manger de boire et de m'amuser, tous ceux qui me fréquentent à ces occasions peuvent témoigner que je ne me laisse jamais emporter à l'exagération ».
Il demeure le plus grand clinicien de son temps.

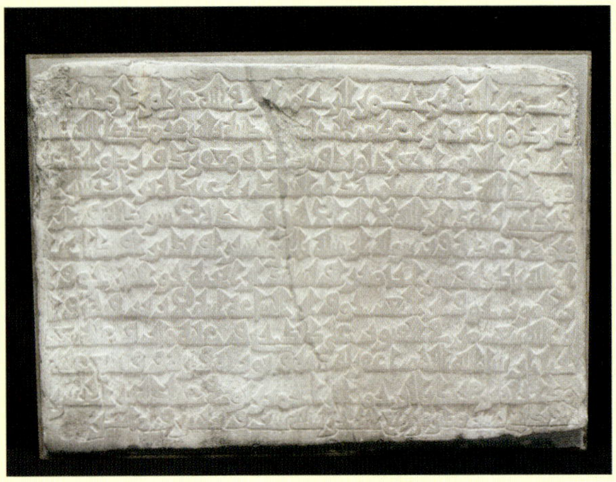

Stèle au nom de Ubayda ibn al-Hasan al-Andalusi (850) : le Coran condamne au grand regret des médecins la consommation d'alcool. Cependant le vin demeure. Il est promis pour améliorer la mort…

Avicenne, la médecine, la vie et le vin

Avicenne, avec ses titres honorifiques (Al-Shaykh Al-Rais, le Chef Principal ou Al-Muallim Al-Thani, le deuxième Professeur) est connu dans le monde occidental sous le qualificatif de « poète de la médecine » ou « prince des savants ».
Il naît en 980 près de Boukhara, dans l'actuelle Ouzbékistan, où brille encore le mausolée de Ismaïl Samani. Avicenne, extraordinairement laborieux, occupé par les services de l'Émir, consacrait une grande partie de la nuit à lire et à écrire ses livres.
En 996, l'émir Nuh ibn Mansur, gravement malade, le fait venir auprès de lui. Jeune médecin – il n'a que 16 ans – il le guérit et obtient en échange le droit de fréquenter la bibliothèque. Il rédigera nombre de traités médicaux, notamment lorsqu'il aura pour mécène l'émir Ma'moun.
Ce génie aime les femmes jusque dans la vieillesse et raffole de bon vin. Car Avicenne, gourmand de la vie, convie le soir ses élèves musiciens et chanteurs. Depuis l'adolescence, le vin le revigore et le stimule. Il a toujours une cruche à portée de main et la remplit souvent ; Avicenne étonne et choque un peu par son amour de l'amour.

« Dieu a été généreux avec moi, constate-t-il. J'utilise donc tous mes dons comme il convient. »
Il préfère goûter sur terre ces délices sans attendre l'au-delà, que le Coran promet enchanteur. Même vieux et malade, Avicenne ne renoncera pas aux joies de l'alcôve. Il écrira un *Traité de l'amour*.
Après de nombreuses vicissitudes, éreinté par un travail acharné et une vie dure, Avicenne meurt et est enterré à Hamadan, en Perse, en 1037.
Ce praticien, aux 100 traités, dont 16 consacrés à la médecine, la considère comme « une science facile ». Il a écrit, pendant 7 ans, un ouvrage sur la philosophie et la médecine, nommé *Al-Qanon fi Al-Tibb* (Canon de la Médecine), synthèse du passé de la médecine et fondement de son futur, ouvrage de référence traduit par Gérard de Crémone, italien lettré. Avicenne demeure le plus brillant auteur médical de son époque.
Philosophe et poète de la médecine, infatigable quêteur de savoir qui préférait les idées au pouvoir, Avicenne, le plus grand génie de son temps, parle en persan, comme tous les Iraniens cultivés, mais écrit en arabe, langue véhiculaire des savants.

Des monastères à l'Université de Montpellier

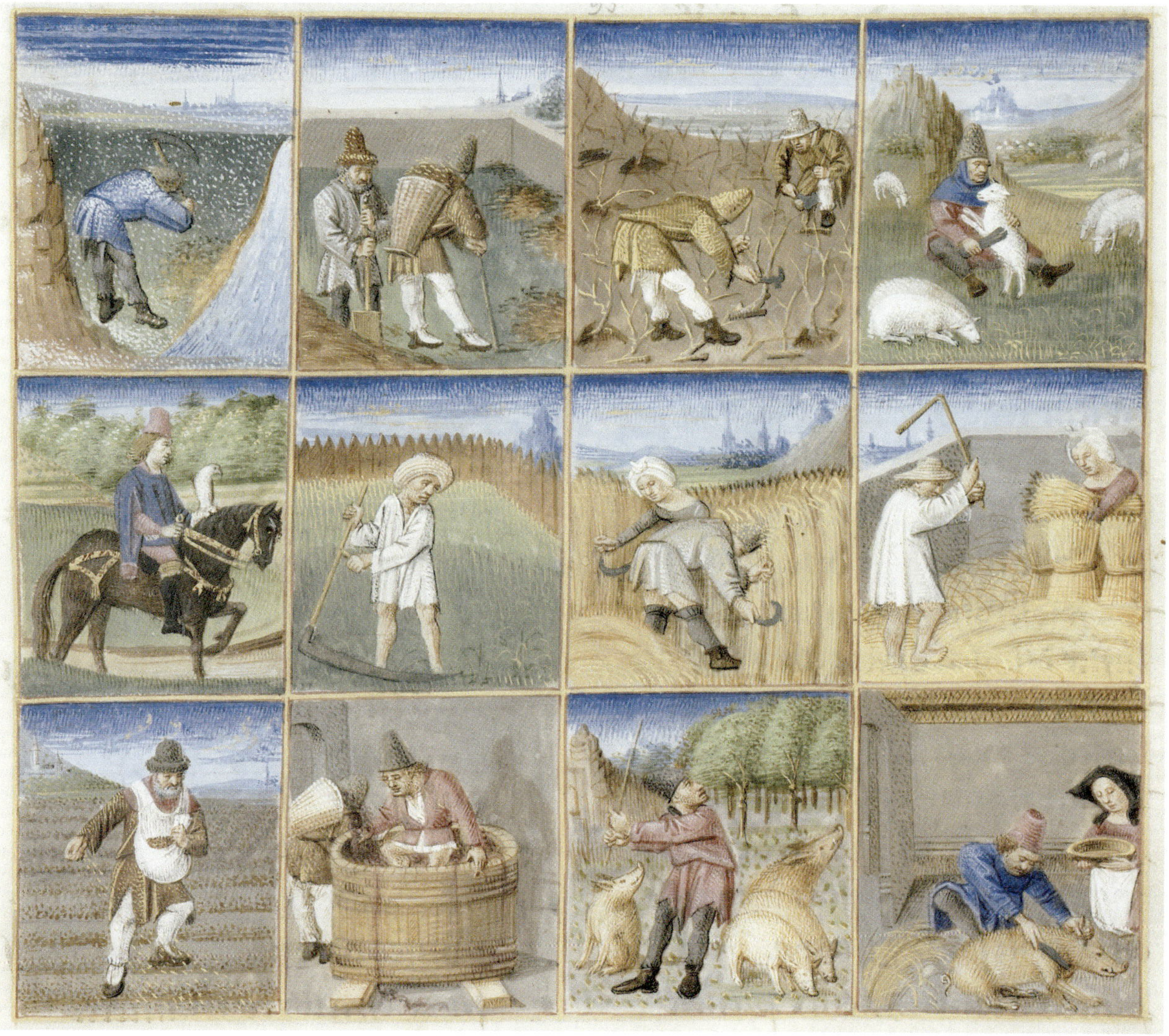

Enluminures du « Rustican » par Pietro de Crescenzi (XVe siècle), premier manuscrit dont le quatrième livre est entièrement consacré à la vigne et à l'élaboration du vin.

À la chute de l'Empire romain, en 476, les moines médiévaux, aussi viticulteurs, continuent à soigner avec le vin, comme base médicinale, qui reçoit ainsi une consécration spirituelle. Le développement de la société chrétienne a eu un effet bénéfique pour le nombre de patients. Au fur et à mesure, tous les couvents des grandes villes ou des campagnes les plus reculées ont créé leur auberge et leur hôpital. Jusqu'au XIXe siècle en Europe, l'hôpital est le fait de la charité chrétienne. Dans la première partie du Moyen Âge troublée par les invasions intermittentes des barbares, les vignes prospèrent, surtout dans le pourtour des monastères, dont les plus célèbres en France sont Cluny (début Xe siècle) et Cîteaux (fin XIe siècle).

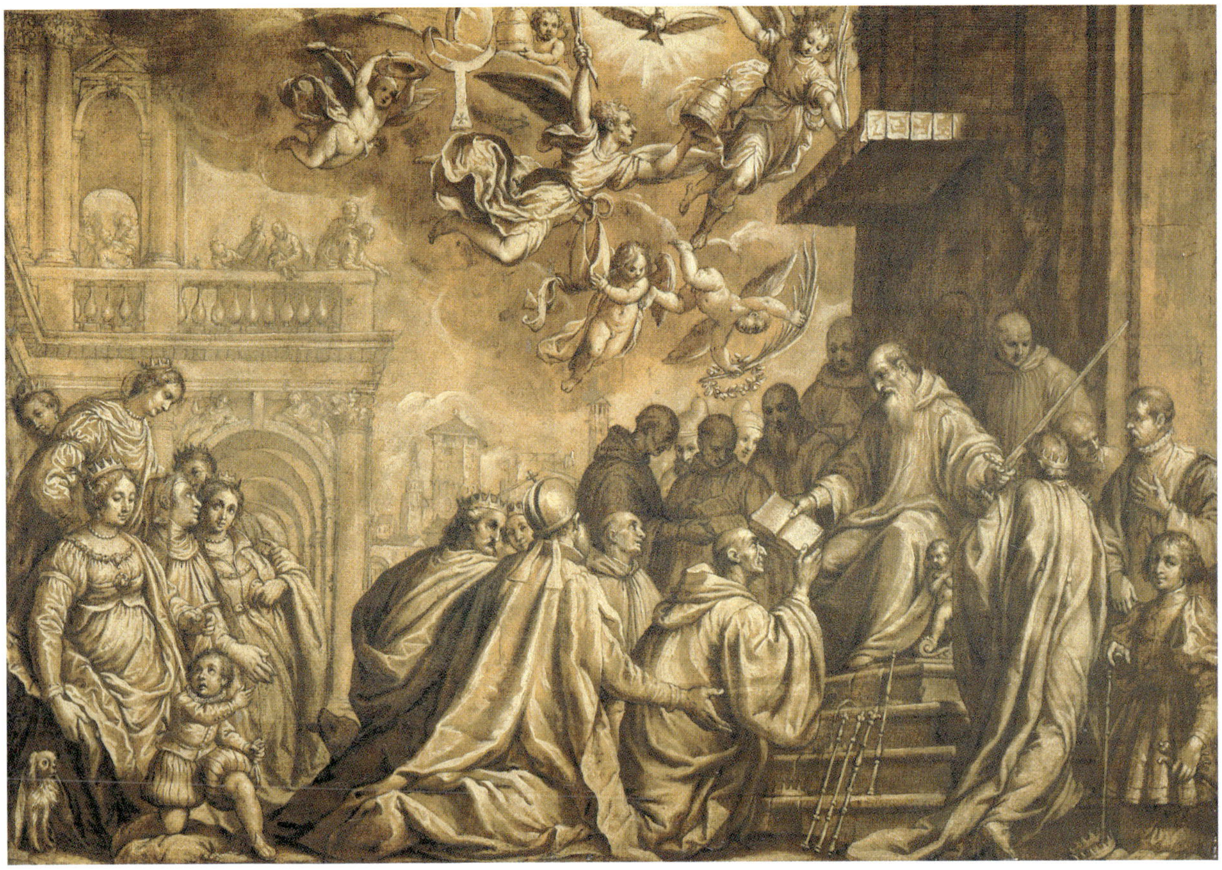

Saint Benoit remettant les règles de l'ordre aux ordres monastiques et de chevalerie par Ridolfi Claudio (1570-1644). Ces règles n'omettent pas une « hémine » (27cl) de vin par repas.

La vigne possède une grande valeur symbolique dans la chrétienté car le cep est l'expression de la résurrection et de la vie éternelle, le vin est assimilé au sang du Christ, le pressoir au martyre de la croix. Quatre raisons rendent ainsi nécessaire la présence du vin dans ces lieux de prières : la célébration de l'eucharistie, les malades hospitalisés, les très nombreux pèlerins hébergés, la consommation des moines.

Les monastères détiennent également les précieuses pharmacopées. La laïcisation de la médecine et de l'apothicairerie (après dissociation de l'épicerie et de la droguerie) ne sera définitive qu'à la fin du XVIIIe siècle.
Les médecins de l'époque continuent les prescriptions hippocratiques, dont le vin reste un principe thérapeutique. Les cépages de l'envahisseur romain cèdent la place à des cépages, autochtones, plus adaptés. À la tête de cette évolution se trouvent les ordres spirituels certes, mais néanmoins maîtres-penseurs de la viticulture médiévale : bénédictins, cisterciens, chartreux.

Saint Benoît, conscient des vertus du « breuvage sacré », recommandait à ses frères en religion d'en consommer avec raison, au cours des repas monastiques (73e règle, capitulaire du VIe siècle). Il préconisait la valeur d'une « hémine » (soit 0,27 litre environ) afin qu'ils restent toujours au mieux de leur forme, « digestes et alacres », au prétexte que « Mieux vaut prendre un peu de vin par nécessité que beaucoup d'eau par avidité ».

Principales utilisations médicinales du vin

Les prescriptions évoluent fortement en fonction des maladies traitées et des découvertes.

Médecine générale

Tonique et stimulante, la cannelle est prescrite en décoction dans du vin. Préconisée dès le XIIe siècle par la mystique allemande sainte Hildegarde, elle soigne la paralysie, la goutte et la fièvre.

On distribuait également « l'hippocras », vin médicinal aux épices, servi pour requinquer les guerriers épuisés par les combats ou convalescents.

Diététique

Partie des bases définies durant l'Antiquité et précisées par les savants arabes, la médecine médiévale assigne à l'alimentation une place considérable. La nourriture et la boisson font partie des éléments non naturels, car ce sont les facteurs extérieurs du corps lui seul composé d'éléments naturels. Ces choses extra-naturelles peuvent combattre les « choses contre-nature », c'est-à-dire les maladies, qui n'échappent pas à une normalisation alimentaire. Ainsi, au cours de la peste, il faut s'abstenir de « vin fort » car « il meut le sang et le rend subtil ».

Le melon, par exemple, est un mets froid dont les effets délétères peuvent être compensés par le vin, boisson « chaude » au sens hippocratique du terme, ou le sel.

Pédiatrie

Le miel demeure le premier aliment proposé par les pédiatres de l'époque au nouveau-né « pour lui frotter le palais afin de lui donner appétit par la douceur ».

Plus tard dans la bouillie semi-liquide, qui se substitue au lait maternel, on mélange lait, farine, miel et même vin, car il conforte les natures encore faibles (sic). Le médecin Despars s'occupe du régime des jeunes princes et conseille du « verjus* » au repas de 10 heures, le dîner.

Obstétrique

Après l'accouchement, la collation donnée à la mère comprend essentiellement du vin, de la volaille et du bouillon, tout aliment en fait consacré surtout aux malades. On a même retrouvé dans les inventaires des églises, des petites coupes vinaires destinées aux accouchées.

Ophtalmologie

Pierre d'Espagne, médecin du pape Grégoire X, très féru des maladies des yeux, conseillait en thérapeutique, des plantes rentrant dans la composition d'onguent et de potions dont le verjus extrait de raisins cueillis verts (à côté du fenouil, cassis, citrouille, etc.) et l'urine de jeune fille vierge. Certaines substances d'origine animale, sang de colombe, crête de coq, dissoutes

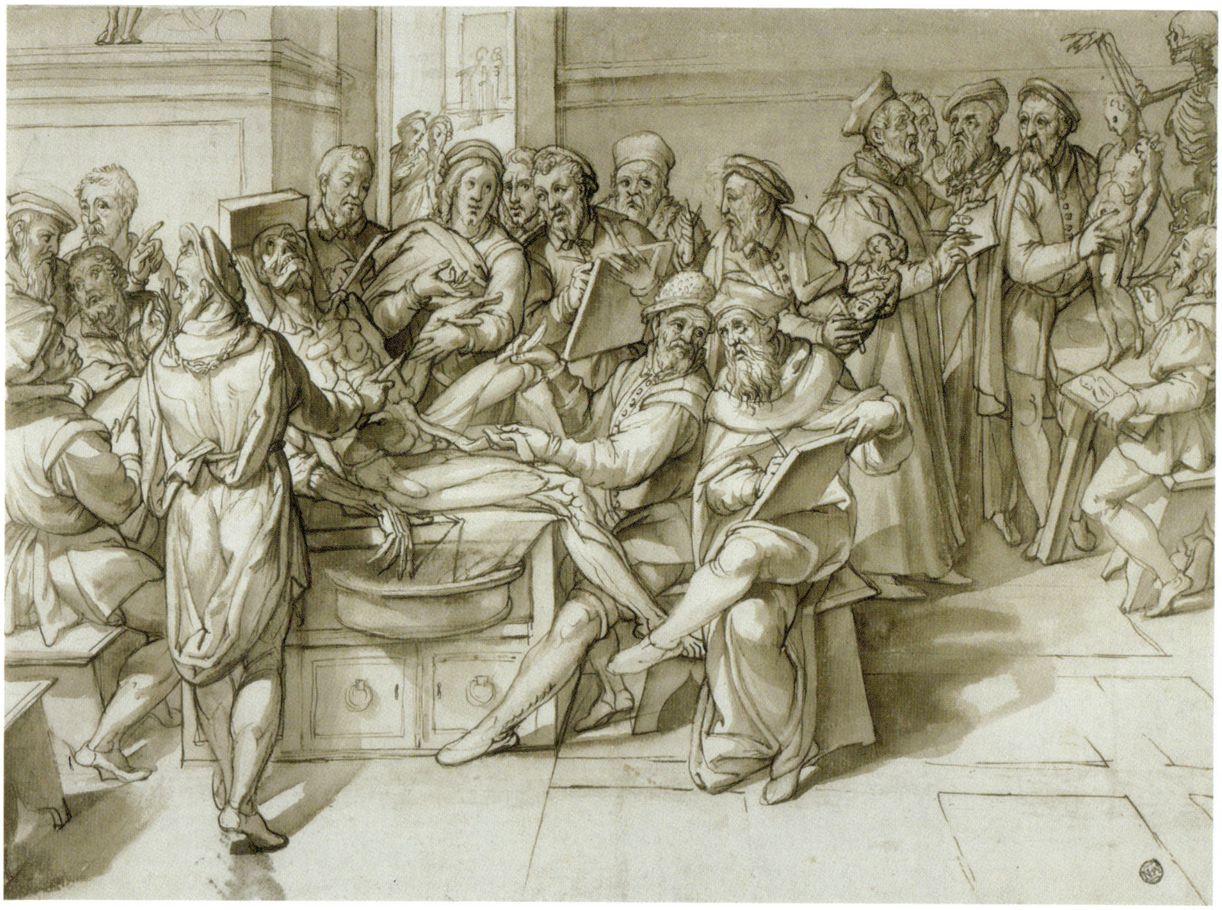

Leçon d'anatomie donnée par Michel-Ange à des artistes de Passarotti Bartolomeo (1529-1592).

dans du vin blanc servaient à la préparation des collyres. Michel-Ange en usera pour traiter l'affection oculaire contractée lors des travaux de la Chapelle Sixtine.

Un manuscrit anonyme, signalé par la Société d'Histoire d'ophtalmologie, évoque la lie de vin parée de vertus thérapeutiques et les collyres à base de vin.

Jean XXI

Ou Pierre d'Espagne, 1213 ou 1223-1277, théologien et médecin ophtalmologiste. Il séjourne à Montpellier où il étudie à la faculté de médecine, avant de rejoindre Salerne de 1250 à 1261. Il devient le médecin particulier du pape Grégoire X en 1270, tout en rédigeant le *Thésaurus pauperum*, ou *Trésor des pauvres* dont le célèbre chapitre 8 consacré aux maladies des yeux. Le conclave l'élit pape sous le nom de Jean XXI en 1276, après Innocent V et Adrien V.

Chirurgie

Henri de Mondeville (1260-1320), chirurgien militaire (qui préconise la suture immédiate des plaies), encourage la consommation de vin dès le lendemain d'une opération (contrairement à Hippocrate), au cours de laquelle il aura utilisé le vin comme désinfectant et cicatrisant. « Mais le vin, dit-il, devra être le meilleur que l'on pourra trouver ».

Le même praticien recommande localement pour les blessures simples du vin, agent réputé desséchant, alors que les disciples de Théodoric, faculté de Bologne, préconisent le vin, mais chaud pour nettoyer les blessures couvertes par des compresses imprégnées de... vin ! Guy de Chauliac, applique des étoupes* imbibées de vin et conseille le « merveilleux » Muscat de Frontignan comme fortifiant.

Les sœurs dites « hospitalières» tiennent les hôpitaux, aidées de laïques sous la responsabilité de leur hiérarchie, des médecins, barbiers et chirurgiens. Elles gèrent les soins et la diététique. *Le livre de vie active de l'Hôtel Dieu de Paris* (rédigé en 1483 par le proviseur de la maison Jean Henry, chanoine de Notre Dame) propose d'offrir au malade des remèdes doux agréables au goût. Le vin fait partie de ceux-là. On proposait aux patients « un demi-sétier », soit 23 centilitres par repas.

Dans les infirmeries des monastères, on servait un vin clair, dans lequel on délayait des plantes aromatiques afin de rendre le breuvage plus buvable.

Ergotisme

Le petit village de La Motte au Bois, Dauphiné, abritait les reliques d'Antoine l'Égyptien (251-356), père de tous les moines, depuis 1070 au sein de l'abbaye devenue abbaye Saint Antoine-en-Viennois.

L'ordre des Antonins, créé en 1083 à Montmajour-en-Provence, fonda cette abbaye pour soigner les pèlerins, venus demander au saint sa bienveillance, suite à quelques guérisons miraculeuses de *l'ignis sacer* qui va devenir « le feu de saint Antoine ». En effet, peu de temps après leur installation, une épidémie avait ravagé la province.

La disette favorisait cette affection, due à une toxine sécrétée par un champignon parasite, « l'ergot de seigle » contaminant le grain de la céréale. Il faudra attendre 500 ans pour découvrir la cause de cette affection. Cette épidémie (« feu sacré », « peste de feu », « mal des ardents » ou « feu de saint Antoine) se répand sur les campagnes dès le IXe siècle. Les malades avaient l'impression d'être brûlés vifs et leurs membres se gangrénaient, précédant ainsi la mort, avec des hallucinations attribuées au Malin en rapport avec certains alcaloïdes de l'ergot de seigle. Hoffman synthétise en 1938 le L.S.D. (drogue hallucinogène) directement issu des recherches sur le noyau acide lysergique, caractéristique des alcaloïdes de l'ergot. Le moine

Enluminure d'un calendrier d'un Livre d'Heures, XVe siècle ; le mois de Mars, « le paysan sarcle la vigne ».

Sigebert décrit la maladie : les membres rongés des nombreux sujets que le feu sacré dévorait, pourrissaient et devenaient noirs comme du charbon. Le traitement consistait en un saint-vinage (vin passé au contact des reliques et réputé guérisseur), potion prescrite en absorption et en application locale sur les plaies. Les Bénédictins en deviennent les spécialistes au point de l'essayer d'abord sur eux-mêmes. On répandait le jour de l'Ascension sur les reliques, du vin recueilli après imbibition, assurément pourvu des meilleures qualités sanctifiantes et thérapeutiques ! Les dernières manifestations de cette maladie remontent à 1816 (Lorraine), 1926 (Russie) et 1951 (Pont Saint Esprit).

Lèpre
On préconise le vin avec quelques variantes qualitatives, avec de la vipère macérée selon la prescription des médecins arabes, ou quantitative, comme fortifiant. Ainsi dans les léproseries, on allait jusqu'à donner 2 à 4 litres de vin par jour à chaque malade !

Gynécologie
Des médecins, tel Guy de Chauliac, proposent le vin comme traitement préventif de la stérilité. Il confie les couples à une matrone qui « leur donnait épices et clérets, les échauffait, savait les oindre d'huiles tièdes [...], les commander de s'embrasser et deviser ».

Pharmacopée
Le moine Wandalbert, bénédictin du IXe siècle, utilise l'aspérule* pour composer le « vin de mai », contre les angoisses, les migraines, les faiblesses du rein et du foie. Le vin des moines, variante d'hypocras, pouvait être naturel, additionné d'herbes, d'absinthe, d'anis, de romarin comme apéritif, ou cuit, aromatisé aux amandes douces, à la cannelle, à la girofle, avec alors un peu d'ambre et de musc.

Enfin, de tout temps, le vin a été utilisé dans les embaumements. Les Égyptiens avaient déjà entraperçu la valeur sanitaire et hygiénique des fins nectars. Le corps de saint Louis, mort de la peste, au retour de la VIIIe croisade, en 1270, a bouilli dans du vin, trois jours durant, avant le rapatriement des reliques en France (*ben sunt lavez de piment et de vin*).

Selon B. Laurioux, historien moderne, aux XIVe et XVe siècles, les médecins consacrent des parts de plus en plus substantielles de leurs œuvres pour parler de nourriture comme de vin et possèdent des livres de cuisine par vocation professionnelle et diététique ; ainsi Jacques Despars, sensible à la gastronomie – on dirait aujourd'hui, critique gastronomique – et médecin, s'insurge de voir les « Zélandais » manger le beurre dans leur vin ! Ce dernier rapporte les différences de goût entre Européens et leurs incidences en matière médicinale :
« Le verjus et les vinaigres sont recherchés en cuisine par les « queux français » pour obtenir des saveurs aiguës, alors que les Italiens préfèrent les saveurs aigres-douces.

KL Mars a xxxi iour.

Et la lune xxx

	d		Saint aubin.
xiii	c	N.	Saint priuc.
ii	f	N.	Saint marin.
	g	A.	Saint saturin.
x.	A	A.	Saint audrien.
	b	N.	Sainte felice.
xviii	c	N.	Sainte perpetue.
vii.	d	Id.	Saint poncien.
	e	Id.	Saint boutoul.
xv	f	Id.	Saint alixandre.
iiii	g	Id.	Saint blanchart.
	A	Id.	Saint gringoire.
xii	b	Id.	Saint macedens.
i.	c	Kl.	Saint innocent.
	d	Kl.	Saint longin.

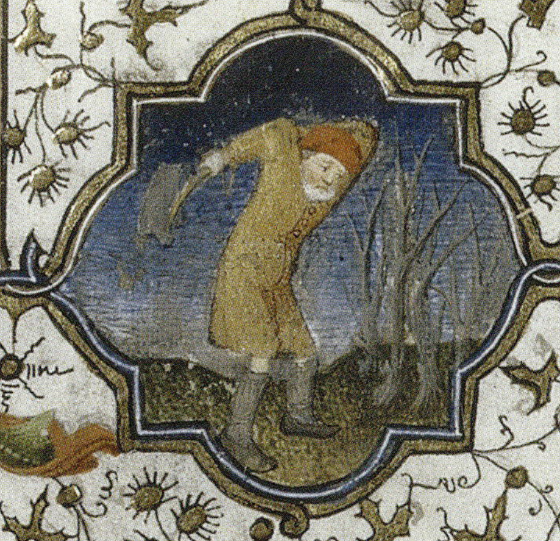

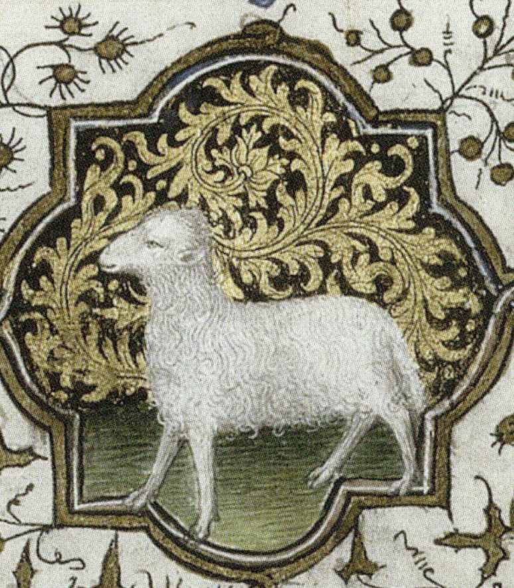

Hildegarde de Bingen

Hildegarde de Bingen, abbesse, poétesse et musicienne, considérée comme la première vraie phytothérapeute moderne, naît en 1098 en Hesse rhénane, et fonde son premier monastère où les vignes poussaient, dit-on, jusqu'aux murs en 1136. Elle y assura la maîtrise des bénédictines avant de mourir en 1179.

Nombre de ses préparations sont à base de vin, utilisées pour combattre quelques affections, parmi lesquelles :

• Hydropisie : celui qui en souffre arrachera l'écorce du fusain et fera brûler la partie intérieure pour en recueillir les cendres. Il mélangera ces cendres dans du vin pur, depuis le matin jusqu'au midi. Il en boira à jeun et cela brûlera en lui sa maladie.

• Toux : vin mêlé de foie de loup séché, réduit en fine poudre, ou vin coupé de fiel de loup !

• Maux d'estomac : vin, saphir et salive pour assainir l'estomac.

• Gangrènes « à l'intérieur du corps » : vin et topaze. Il existe toute une tradition médiévale, sur le pouvoir miraculeux des pierres fines entre les mains des religieuses.

Hildegarde de Bingen a laissé plusieurs ouvrages, dont l'un traite de biologie végétale (*Le livre des subtilités des créatures divines*), et l'autre des remèdes (*Des causes et des remèdes*).

Les usages médicinaux sont influencés par ces habitudes ancrées dans les mœurs locales. Les Italiens proscrivent le verjus dans les fièvres putrides car il a un effet obstructeur, et ils assaisonnent les plats des fiévreux de jus d'orange pour les rendre acides et plus savoureux.

Mais nous, Français, nous n'avons pas beaucoup d'oranges, nous donnons au fiévreux du verjus, le mêlant dans les sauces et en condiments aux viandes et poissons, et nous ne trouvons pas quand il est préparé, qu'il ne nuise ni ne provoque d'obstruction. En Angleterre comme en Italie, c'est donc la douceur qui impose sa loi ! ».

À l'image du vin au XVe siècle le sucre, comme le chocolat un peu plus tard, passe de l'état de médicament à celui d'aliment ; il envahit la France et chasse les saveurs acides évoquées.

Les médecins continuent d'être les premiers dégustateurs, et leurs techniques s'affirment, pour des raisons professionnelles bien entendu. Ainsi Michel Savonarole (1385-1466), médecin des ducs de Ferrare, fait publier un traité de diététique. Il commente la phase olfactive d'une dégustation : « les Padouans secouent d'abord le vin dans le verre, puis le portent à leur nez et en jugent ainsi de sorte que si le vin ne dégage pas d'odeur, ils le raillent en déclarant très petit vin ».

On retrouvera toujours, au fil du temps, des médecins impliqués dans le monde « professionnel » du vin, dont les concours de dégustation, qui sélectionnent les meilleurs nectars, dans les confréries vineuses, dans les instances législatives, les clubs d'œnologie, etc.

La médecine médiévale considère donc le vin comme source de santé et à ce titre, en fait un des principaux breuvages curatifs. L'approbation du médecin semble incontournable à quiconque voulait donner notoriété au produit de ses vignes. On avance des arguments médicaux pour démontrer la supériorité de tel ou tel vin sur l'autre. Ainsi, le vin de La Rochelle a le mérite de faire « bonne délivrance de ventre... por quoi dient li fisecien que on le doit boire à l'aller dormir ». Celui de Châlons, provoque « l'enflure du ventre », celui d'Etampes donne « la goutte », celui de « France (Ile-de-France) est meilleur que celui d'Auxerre. Autant de brevets d'excommunication, teintés de géopolitique.

À la fin de la période médiévale, on assiste à l'inauguration de nombreuses universités (Italie et France) dont la Faculté de médecine de Montpellier. Elle sera créée le 26 octobre 1289 par le pape Nicolas IV. Elle réunit l'École de médecine fondée en 1220, l'École de droit et des arts. Son rayonnement, en particulier à partir de l'enseignement de la médecine et du droit, ne fit que s'amplifier jusqu'à la Révolution en 1793 qui fit disparaître les facultés. Elle possède des écrits médicaux anciens qui attestent que la moitié des recettes médicinales contenaient du vin, tel le vin au romarin déjà évoqué. On servait plus d'un tiers des vins médicinaux, chauds.

Le temps s'égrène, la collusion entre le vin et la santé, se retrouve dans la sémantique. Ainsi, au moment de boire, les toasts se nomment carrément « santés » ou « saluts ». On ne peut guère être plus clair dans la destinée salvatrice et les vertus bénéfiques, prévues d'un verre de vin, complicité organique établie à l'orée de la réflexion médicale. Théophile Gauthier définissait le Moyen Âge, avec la crainte de l'empoisonnement présente à chaque instant, comme « un exotisme dans le temps ». Il est vrai que *L'Histoire de France* de Grégoire de Tours, évoque sans cesse les empoisonnements et les siestes fatales sous l'emprise du breuvage frelaté, le vin masquant le goût du poison.

Le fait de trinquer induit le mélange des liquides, preuve de leur non-toxicité, de leur innocuité et ainsi des bonnes intentions du partenaire !

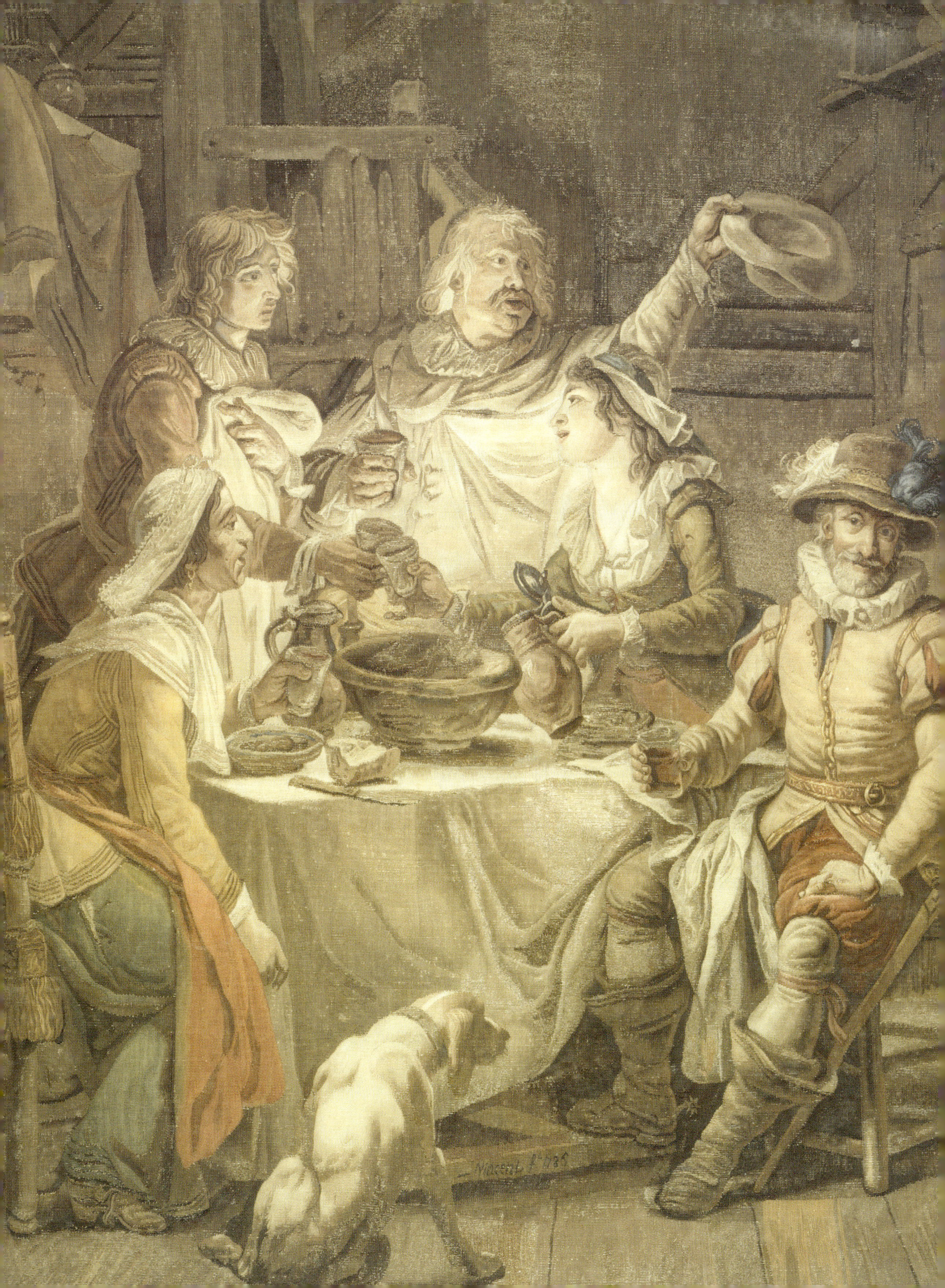

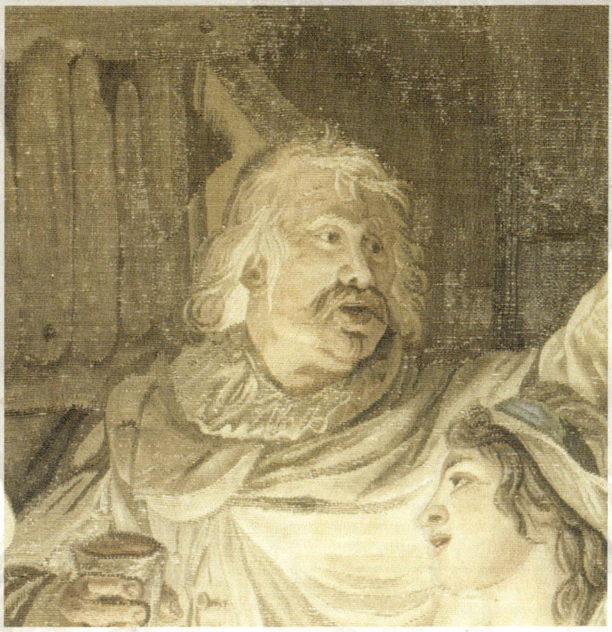

Chapitre 3

L'Époque moderne

L'ouverture au monde qui caractérise cette époque et ses larges références à l'Antiquité maintiennent la croyance dans les vertus médicinales du vin, dont le principal propagandiste de la Renaissance se nomme François Rabelais, respectable docteur en médecine. Il proclame haut et fort les vertus euphorisantes du vin qui permettent de prendre les choses en riant : « le jus de la vigne clarifie l'esprit et l'entendement, chasse tristesse, donne joie ».

Double page précédente : Henri IV soupant chez le meunier Michaud d'après Vincent François André (1746-1816), le vin et la poule au pot.

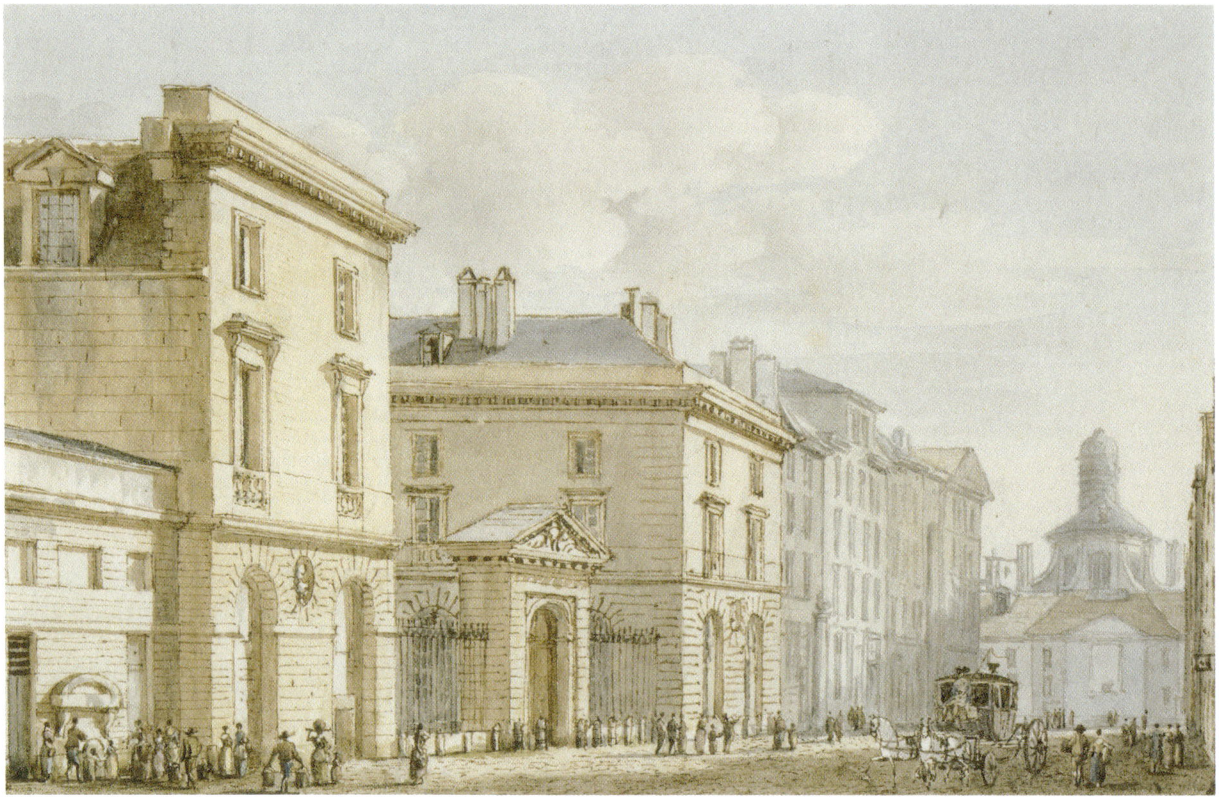

Collège impérial de France, institué par François Ier en 1530, pour l'enseignement des langues grecque, latine et hébraïque, la philosophie, l'art oratoire, la médecine, etc.

Le médecin, homme de lettre, se passionne pour les choses du vin et de la vigne. L'histoire de l'ampélographie *De naturale vinorum* écrite par Andréas Bacchi, médecin du pape Sixte-Quinte (1524-1590) le prouve s'il en était besoin.

Montaigne, notable bordelais, homme de lettres, moraliste et vigneron, se soigne au vin blanc du canton de Vaux, en Suisse, où il allait en voyage et dont il faisait une cure contre la « pierre »*. Le philosophe adhérait aux principes de l'École de Salerne. Mais éclectique, il prend les eaux en Italie, où il se régale de Chianti, et interdit le vin aux enfants et aux adolescents.

Le vin-aliment donne de la force, de l'énergie car selon l'adage populaire : « un verre de vin tire souvent mieux que deux bœufs ». Au XVIe siècle, on affirme que « le vin noir une fois digéré par la force de l'estomac et du travail donne plus ferme et copieux aliment et rend l'homme plus vigoureux à la besogne ».

Ambroise Paré, quant à lui, applique des cataplasmes de vin rouge sur les blessures reçues par ses patients au long de leurs campagnes guerrières. Il recommande l'usage local du vin, du vinaigre, avec de l'eau d'orge sur les brûlures occasionnées par les coups d'arquebuse ou autres bâtons à feu. Fameux chirurgien des quatre rois de France (Henri II, François II, Charles IX et Henri III), il a, dit-on, inventé le nœud en chirurgie. En fait, il le codifie et lui donne ses lettres de noblesse (en délaissant charpie au vin et cautérisation). Gastronome à ses heures, il a évoqué les relations mets et vins en ces termes : « nos médecins qui mangent le melon et boivent le vin frez, cependant qu'ils tiennent le patient obligé à la panade* ».

Laurent Joubert, médecin d'Henri III (1529-1583) écrit, en 1580, à propos du vin qu'il est bon « aux vieillards comme le laict aux enfants. Il les fait rajeunir, oublier les ennuis, soucis, soupçons et chagrins, les rendant plus maniables et ramollissant leur rude condition tout ainsi que le feu attendrit et rend maniable le fer ». Pour un état dentaire de qualité, il préconise plutôt que l'urine, le vin additionné d'eau. Guy de Chauillac, médecin d'Urbain V, propose la composition suivante tirée d'une formule de Galien : miel, sel calciné et vinaigre.

Languedocien d'origine, Joubert tolère le vin en petite quantité jusqu'au quarantième anniversaire, le prescrit ensuite comme remède contre « l'âpreté de la vieillesse » et y voit un aliment indispensable à tous les travailleurs de force.

L'âge modifie l'équilibre des humeurs. Le vieillard souffre de froid et de sécheresse, le vin humide et chaud convient alors parfaitement comme rééquilibrant. Joubert réserve son usage

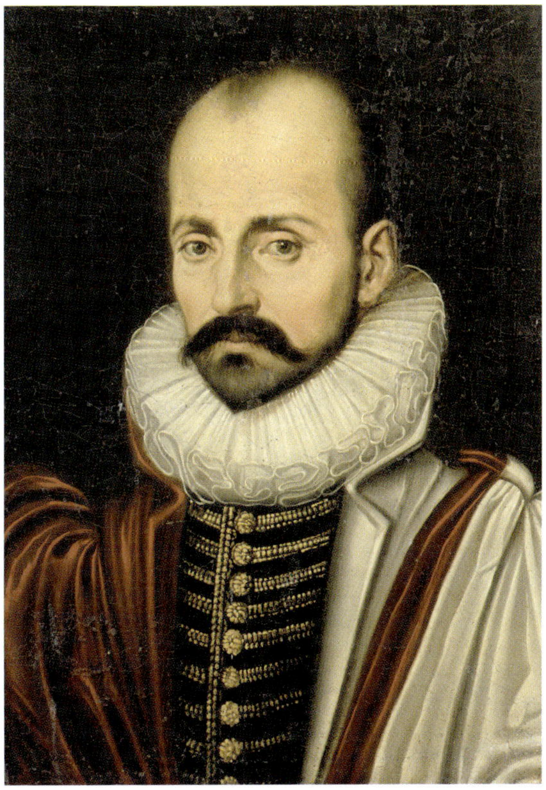

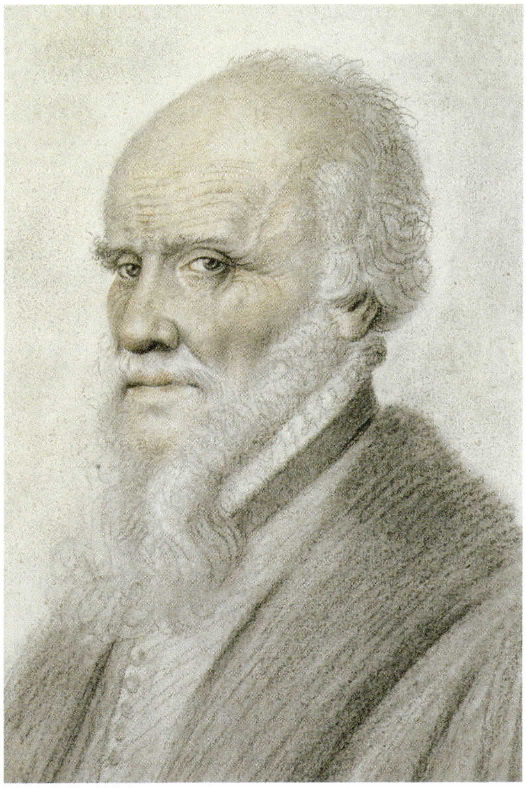

De gauche à droite : Michel Eyquem, seigneur de Montaigne (1533-1572), moraliste et vigneron.

Ambroise Paré, chirurgien (1509-1590), prescripteur de la dive boisson.

Sous François 1er apparaît la lutte contre l'ivresse ainsi qu'en témoigne cette allégorie contre l'abus du vin de Botticelli Sandro (1445-1510).

pour les enfants, qui doivent s'en abstenir car « ils ont naturellement une si grande chaleur et humidité qu'on ne leur peut augmenter ces qualités sans évidents préjudices, pour leur santé. Outre que le vin remplit fort bien le test de vapeur, dont, eschauffant leurs cervelles bouillantes, il endommage leur esprit. Passés les dix-huit ans, le vin est permis en petite quantité, et aux filles plus qu'aux garçons contre l'opinion vulgaire ».

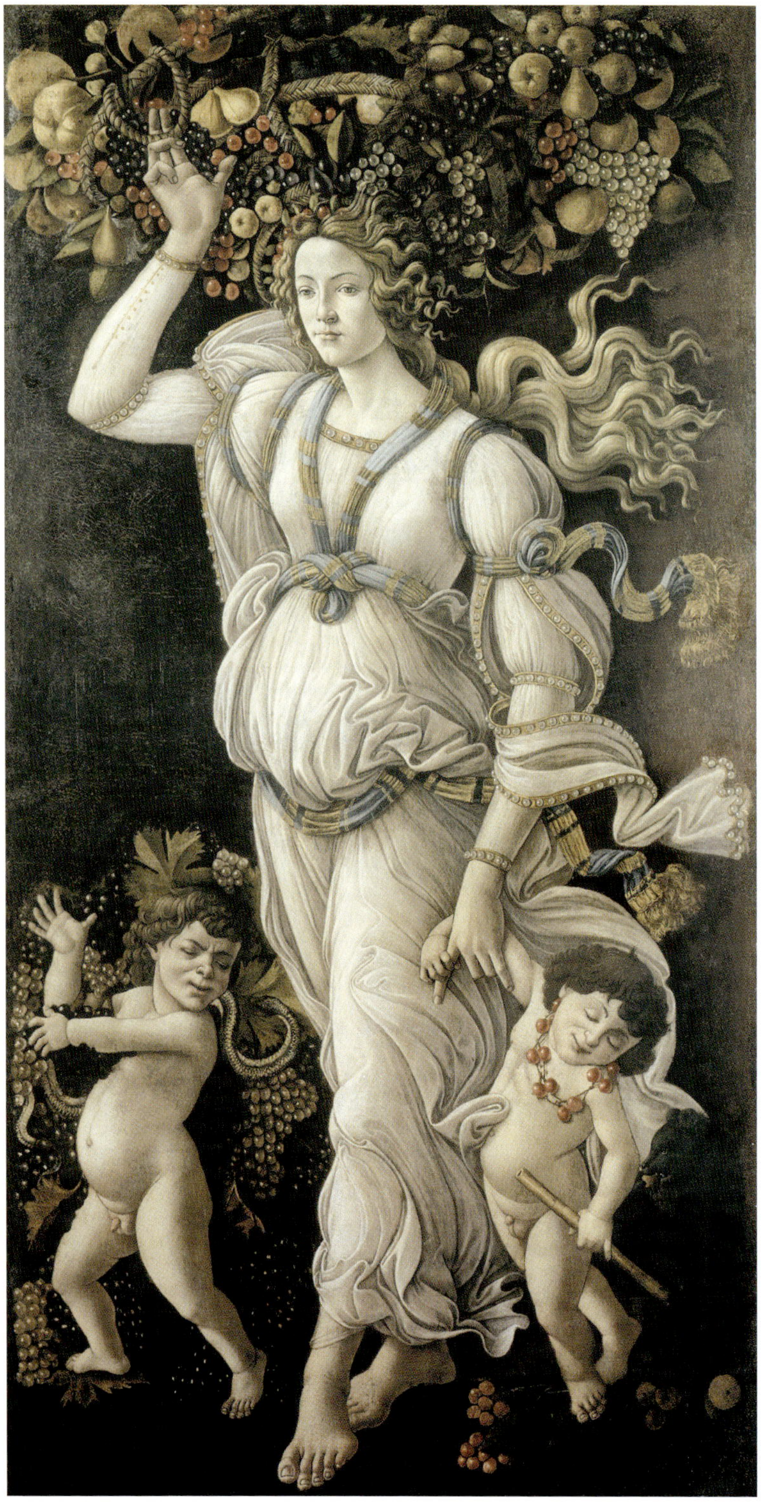

La pharmacopée fera un bond en avant, grâce aux apports botaniques des voyages de Christophe Colomb, à la fin du siècle précédent (1492), dont elle bénéficie. Les jardins « des simples*» des facultés – médecine ou pharmacie – se trouvent enrichis de nouvelles plantes médicinales, d'approvisionnement régulier, contrairement à la cueillette.

Agrémenté de ses plantes médicinales, ce jardin des simples, retrouvé désormais aussi à l'université, est situé près de l'infirmerie et jouxte le local des saignées et la maison du médecin.

Pour la première fois dans l'histoire, le politique s'érige contre les excès éthyliques, souhait pérenne de la part des institutions politiques ou sanitaires. François Ier lutte ainsi contre l'ivresse, en décrétant « Tout homme convaincu de s'être enivré est condamné : la première fois à subir la prison du pain et du vin, la seconde, il sera fouetté, en cas de récidive il sera banni après amputation des oreilles ».

Guillaume Buchet (1513-1593) suggère alors une méthode contre celle-ci « pour bien supporter le vin, il est bon le matin de manger quelques noyaux de pêches et autant d'amandes amères, ou encore, de boire le jus de leurs feuilles, qui par l'urine évacue les humeurs aqueuses, et par ce moyen, s'en vont ailleurs qu'au cerveau, et le vin est empêché d'entrer dans les veines, l'amertume desséchant humidité ». Il conseille également ce vieux remède venu de l'Antiquité : « les choux, cuits ou en poudre, assaisonnés de myrrhe sont bons contre l'ébriété ».

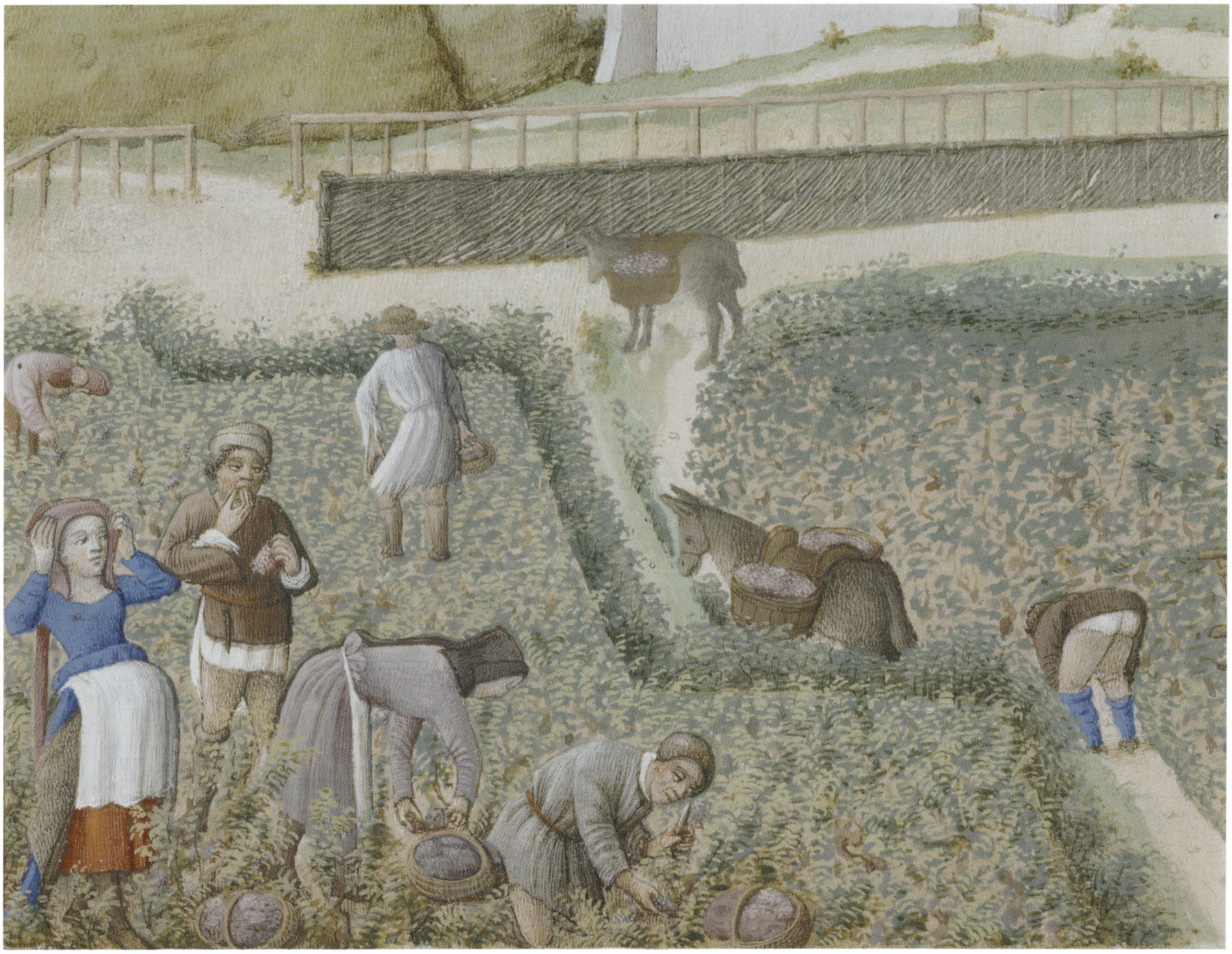

Les vendanges, enluminure extraite des Très Riches Heures du Duc de Berry (XVe siècle).

Quand tous les moyens ont été utilisés sans succès, « il faut mouiller à un homme les génitoires, j'entends s'il en a, et à la femme les mamelles et envelopper l'un et l'autre avec du linge mouillé en belle eau froide, leur baillant à boire un peu de vinaigre ». Collusion freudienne du vin et de l'érotisme ?

Si l'ivresse devient condamnable, la prise de conscience de l'alcoolisme, des « yvrongneries qui ruinent mesnages et les familles », de l'abus du vin, avec ses conséquences physiques et morales, commenceront beaucoup plus tard. Dans l'Allemagne du XVe siècle, la consommation annuelle et individuelle de vin était de 120 litres par an. La ration quotidienne d'un malade soigné à l'hôpital équivalait celle de son médecin, soit sept litres par jour !

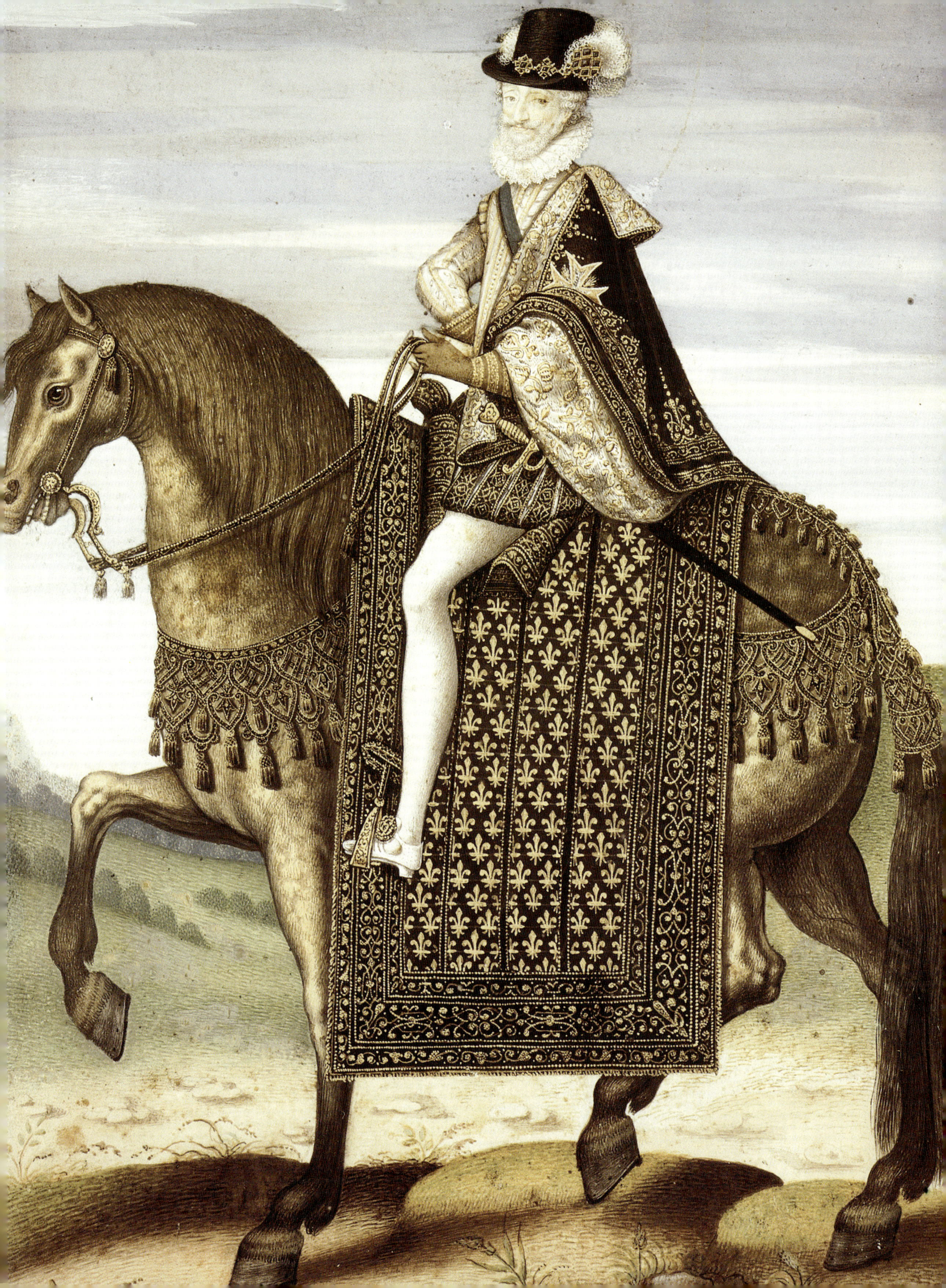

La toxicité de l'eau demeure un problème médico-social et le bienfait du vin, diversement reconnu, trouve un avocat en Andrew Boorde, qui dans sa *Diététique* (1550) met en garde contre l'absorption d'eau : « l'eau n'est pas salubre seule sans mélange pour un Anglais ». On reste encore éloigné de l'eau potable pour tous et partout. L'étude du vin à cette époque est pour sa consommation une discipline médicale à part entière.

La fortune des régions viticoles dépend souvent de la bonne volonté du prince. Henri IV, roi de France, finira sous l'influence de ces médecins par donner sa préférence à ceux de l'Ile de France.

Par ailleurs, on attribue à Erasme, 1530, cette docte pensée, dans *Du gouvernement de la bonne santé* : « Le vin et les autres alcools font la plus profitable des médecines et les plus agréables des repas ».

On croit toujours à la transformation, pour deux siècles encore, du vin en sang. Ainsi cet adage méditerranéen « Herbe fait merde, viande fait viande, vin fait sang » auquel répond l'écho germanique « Bier macht Blut » (la bière fait le sang).

Le Paulmier, médecin parisien, écrit en 1588 en parfait économiste : « le vin d'Orléans emporte le prix par-dessus tous les vins françois ». Il faut dire que la présence de la Cour entre Orléans et Blois, avait influencé favorablement les prix de ceux-ci.

Les médecins de la cour d'Henri IV, en 1596, ont vanté les mérites des vins de Paris contre ceux d'Orléans. En 1600, Nicolas de la Framboisière, autorité médicale reconnue du Royaume, dédie au roi un traité d'hygiène : « les vins françois, creus és environs de Paris et par toute Ile de France [...] ne remplissent pas la tête de vapeurs âcres comme font les vins d'Orléans ».

Prosper Alpin (1553-1617) : médecin philosophe

Nous avons la chance de bénéficier des comptes rendus de voyage Prosper Alpin entre 1581 et 1584. Vénitien, à la fois médecin, botaniste et philosophe, il vécut trois ans et six mois en Égypte. Il en rapporta des notes publiées à l'attention des étudiants en médecine de Padoue qui évoquent l'usage du vin à plusieurs reprises. Le but de cette expédition demeurait avant tout l'étude des simples, publiée en 4 livres, sous forme de dialogue avec son maître Wieland.

Alpin reproche aux gens des pays froids (les Européens) d'abuser de produits, qui leur brûlent complètement le foie et le sang, comme les aromates, les vins très généreux et les médicaments chauds.

Il constate, *a contrario*, que la plupart des Égyptiens se font admirateurs inconditionnels de l'eau du Nil, aidés par leur loi qui interdit le vin. Les habitants des bords du Nil pensaient que l'eau, une fois introduite dans leur corps [...] n'engendrait nulle autre humeur que le sang,

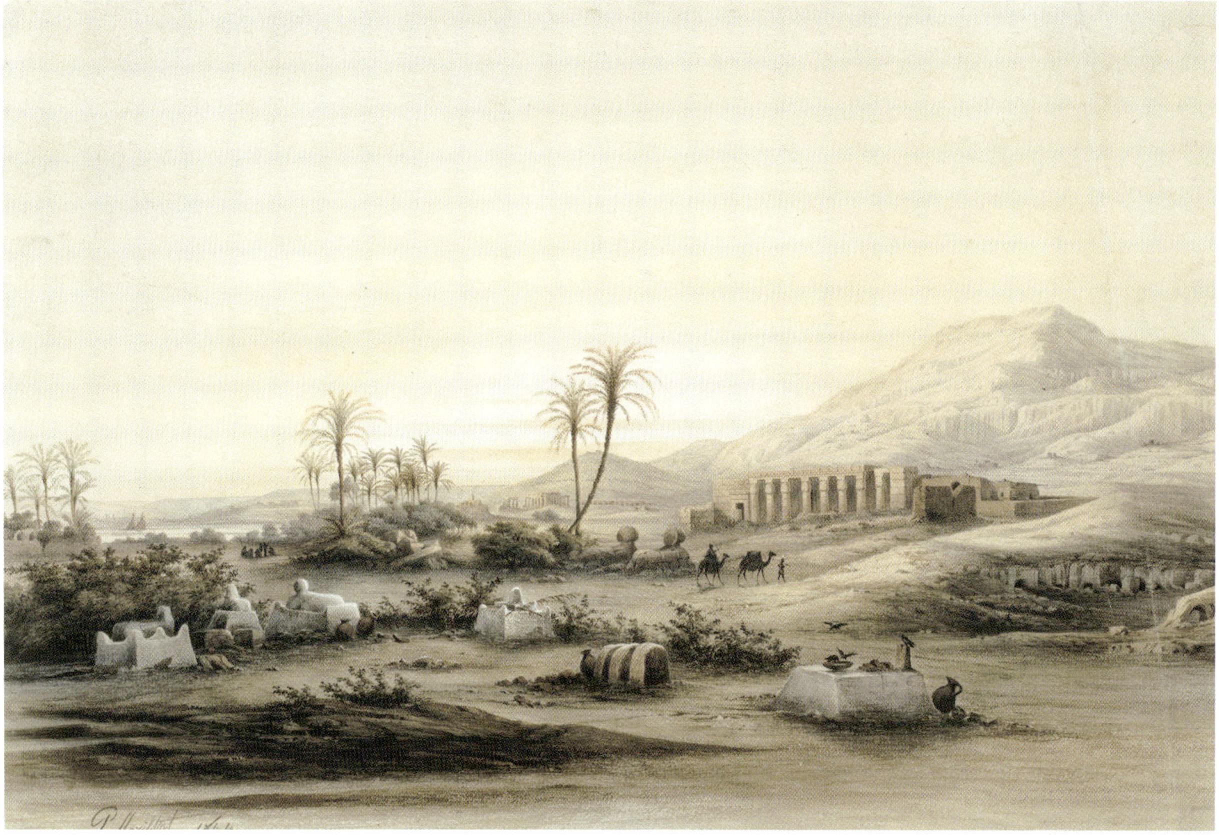

La Vallée du Nil avec les ruines du Temple de Sethi Ier (Thèbes, Gournah) de Prosper Marilhat (1811-1847).

cause d'une certaine longévité puisque les Égyptiens au XVIe siècle vivent jusque 100 ans (sic), alors que les Européens familiers des beuveries et des excès de vin, vivent moins longtemps. Alpin reconnaît la dureté du climat et explique par la surabondance des ingestions de cette eau, l'excès de sang qui mène avec facilité à la saignée.

Mais l'éloge du vin ne tarde pas sous la plume de ce bon médecin européen : « l'usage d'excellentes viandes et de bon vin augmente la chaleur naturelle et fortifie un organisme qui a perdu son état normal et se trouve débilité est rapidement rétabli [...]. On ramène à la santé par la viande et le vin : quel médecin en doute ? [...] Le vin nourrit immédiatement, il restitue la chaleur perdue, l'augmente et l'entretient. Aucun médecin ne l'ignore ».

Il fait référence à Galien : « quoique le vin bu avec modération augmente la chaleur naturelle puisqu'il est tout à fait adapté à la nutrition, cependant lorsqu'on en boit immodérément, il produit la stupeur maladive, l'épilepsie, des troubles moteurs et sensoriels ».

Ou dans *Les Epidémies* « le vin est supérieur à l'eau [...] pour répartir les aliments digérés, pour produire du sang, pour nourrir, pour mettre l'urine en mouvement, pour débarrasser le corps chez les biens portants ».

Quelques cas de figure illustrent le rôle du vin dans cette Égypte du XVIe siècle, sans aucune allusion aux temps pharaoniques.

Alpin évoque les malades italiens éthyliques et amorce une description de symptômes, nouvelle esquisse séméiologique de l'alcoolisme, non encore individualisé :

« Qui souffrent presque toute leur vie, des douleurs de la goutte, ou de convulsions, de tremblement, de vertiges, ou de quelque autre maladie ayant pour cause la faiblesse ou la diminution de la chaleur naturelle. »

Dans la médecine curative, selon Alpin, il y a trois parties, la chirurgie, la pharmacie et la diététique dont un régime pour faire grossir des femmes qui se compose ainsi : « Huile formée avec diverses plantes. Avec le résidu elles mettent en poudre très fine et en boivent avec du vin, avant d'aller se coucher. »

On utilise le vin comme antidote de l'opiomanie, comme plus tard, paradoxalement de l'alcoolisme, et notamment de la cruelle fée verte, au XIXe, et autres alcools distillés. Alpin écrit en effet : « J'ai vu des gens se libérer de cet esclavage en buvant abondamment du vin de Crète avec du poivre ou d'autres épices ». Contre les poisons, les venins et l'outrage irréparable du temps, on trouve une thériaque à base de vin. Elle augmentait la chaleur naturelle, véritable élixir de jeunesse « 59 ingrédients dilués avec du vin de Grenade en quantité ou du vin vieux avec pastille de scille et de vipère » ! Contre les scorpions, plus électivement on utilise de la « Poudre d'aristoloche* ronde et d'écorce de racines de câpriers avec du vin aromatique ». Contre les fièvres pestilentielles, du vin de grenades acides, du suc de citron ou de limon, du lait de graines d'abdellavi allongé d'eau de rose, ou encore du baume (suc de baumier*) avec du vin blanc.

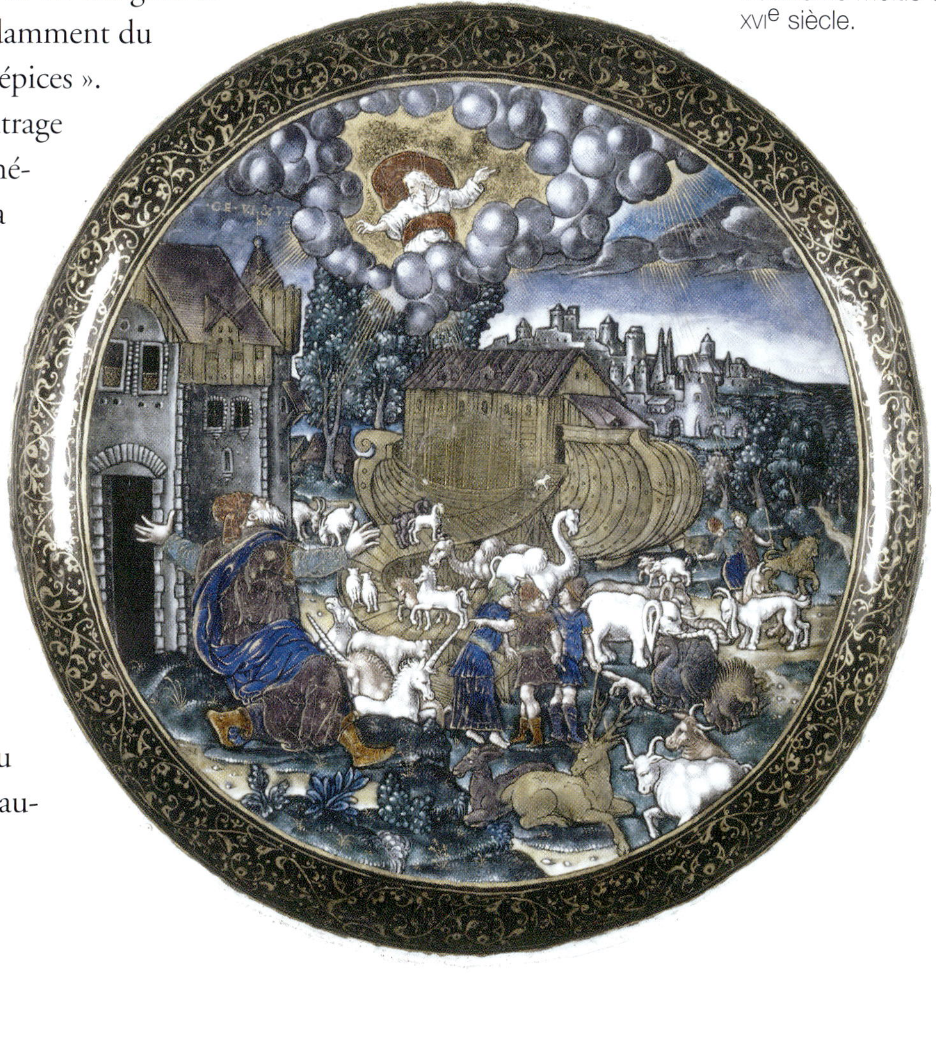

Coupe ronde représentant l'entrée dans l'Arche de Noé, deuxième moitié du XVIe siècle.

Paracelse (1493-1541) : médecin ivrogne

Le premier, et seul médecin ivrogne historique demeure Paracelse, mage illuminé, tourmenté d'occultisme, de théosophie, réformateur génial, pour certains le Danton de la Renaissance.

Émasculé dans l'enfance par un militaire, laid, instable, avec de forts penchants alcooliques, Paracelse (pseudonyme en admiration de Celse) fut initié par son père aux déboires et aux joies du médecin praticien. Clochard ou vagabond, mégalomane, il parvient à devenir chirurgien militaire à Venise.

Médecin chef de l'hôpital de Bâle en Suisse, vers 1527, Théophrastus Bombastus von Hohenheim, ivrogne invétéré, brûle publiquement, « au feu purificateur », les œuvres d'Hippocrate, Galien, Aristote et Avicenne. Il rejette la théorie des humeurs en évoquant des facteurs extérieurs, causes des maladies, et devient ainsi génial précurseur ou visionnaire des agents infectieux (virus, parasites, et autres bactéries). Il ébranle définitivement et plus particulièrement l'édifice de Galien.

Il quitte la Suisse à la mort de son protégé Forben, erre à travers l'Europe, écume les tavernes et autres estaminets au décours de joutes alcooliques.

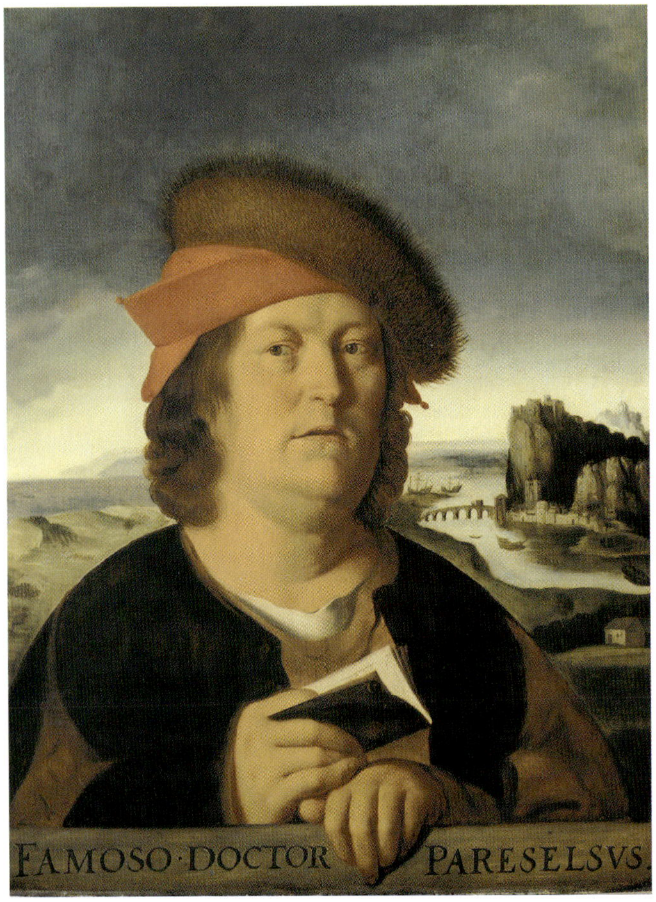

Portrait présumé du médecin Paracelse (1493-1541) d'après Quentin Metsys (1466-1530).

Paracelse propose la théorie des signatures, étymologiquement « signes de la nature ». La médecine des signatures, ou médecine par analogie, constitue une curiosité archéologique. Robert Turner, botaniste anglais du XVIIe siècle et Crollius, alchimiste allemand (1580-1609) compléteront les travaux de Paracelse. Un raccourci des adeptes de cette théorie affirme que Dieu a imprimé sur les plantes, herbe et fleurs, des hiéroglyphes, qui sont en quelque sorte la signature même de leur vertu, sous le voile du silence de la nature.

Exemples :

- la noix guérit le cerveau,
- la plante lactée traite la lactation,
- les excroissances des arbres sont bonnes pour celles du corps humain,
- les glands excitent à la luxure,
- l'anémone hépatique évacue les maladies du foie,
- la chélidoine, au suc jaune, soigne les affections de la vésicule biliaire.

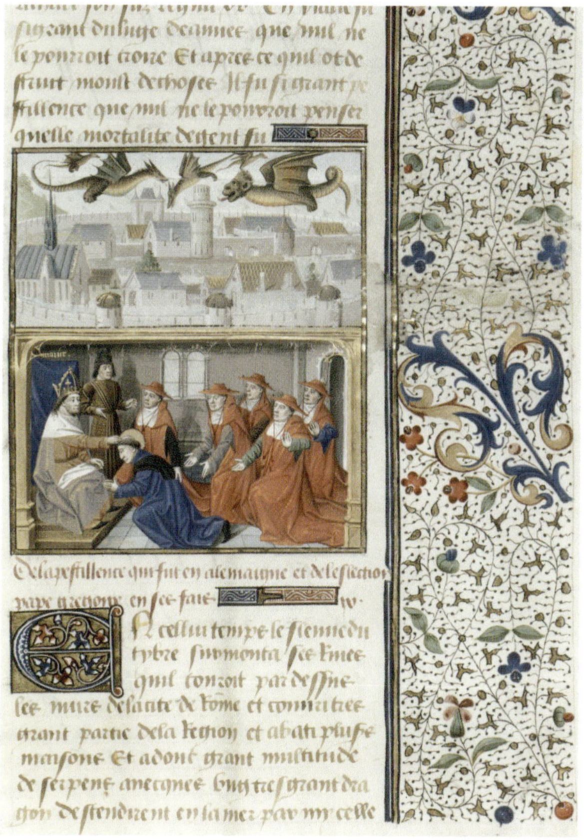

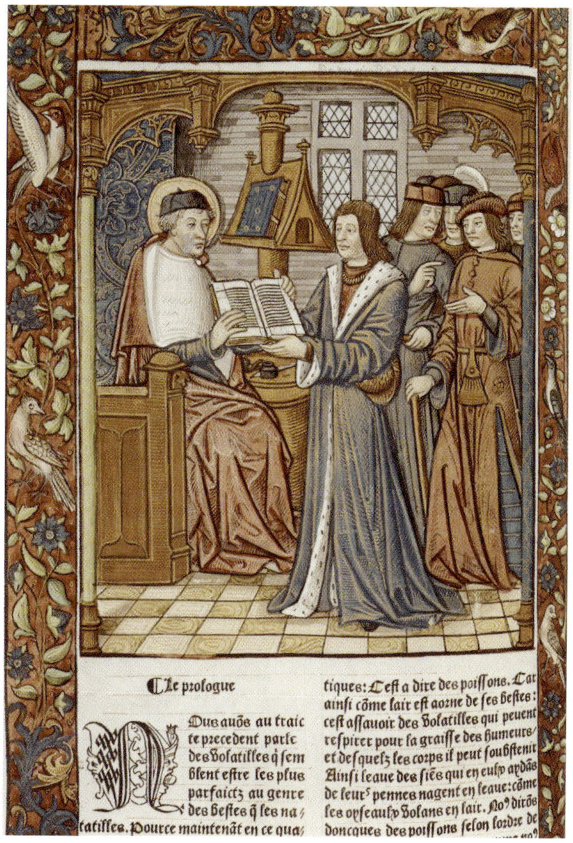

Les manuscrits de la Renaissance sont riches de représentations : à gauche La Peste en Allemagne au VIe siècle Maître François (XVe siècle), à droite extrait du traité des bêtes, poissons, pierres précieuses et urines, second volume du *Jardin de Santé*, du médecin allemand Jean de Cuba (XVIe siècle).

D'une façon générale, les fleurs et les boutons dispensent leurs bienfaits pour la partie supérieure du corps et les racines pour les membres inférieurs !

On doit à Paracelse le diagnostic à la vapeur d'urine ! Suivant la place que prenaient les vapeurs dans un alambic conçu à cet effet, on portait le diagnostic de tel ou tel organe défectueux.

Père de la pharmacie, il a l'idée des principes actifs et introduit l'utilisation de composés chimiques. Pour certains, Paracelse demeure le grand-père des médicaments modernes, de l'homéopathie et envisage les effets iatrogènes* des médications.

« Tout remède est un poison, aucun n'en est exempt. Tout est question de dosage ».

Paracelse introduit le cinquième élément, la « quinte essence » en chimie quand on distille les alcools fermentés. On récupère alors l'alcool quatre fois plus concentré.

Il entrevoit l'utilité médicale des cures thermales et meurt à Salzbourg en 1541 après une vie romanesque cousue d'extravagances, colorée de beuveries. Paracelse illustre les invraisemblances assorties des illuminations géniales de la Renaissance. Né à la même époque que Rabelais, il oscille, avec le recul, entre charlatan ou érudit profond.

François Rabelais (1483-1553) : médecin épicurien

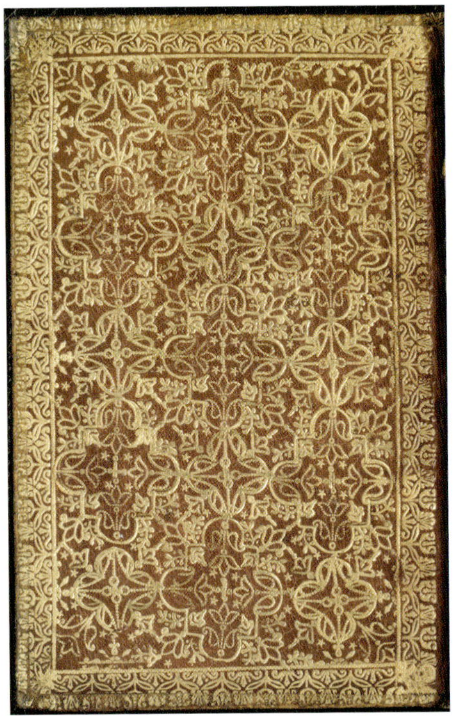

Les Œuvres de François Rabelais, docteur en médecine, conservées au musée Condé.

De véritables célébrités historiques ont ponctué la vie conjugale du vin et des médecins.

Quand on évoque, en un même moment, le corps médical, et les plaisirs épicuriens, le premier nom qui vient à l'esprit demeure notre bon maître François Rabelais. Mis à toutes les sauces, viatique du gai manger, permis pour l'hédonisme, bon docteur et moine, connu par ses aphorismes célèbres, comme « Buvez avant que la soif advienne » !

Rabelais naît (en 1483 pour les uns ou 1494, pour les autres) à la métairie de La Devinière, d'un père avocat à Chinon. En 1519, après 7 ans de noviciat près d'Angers, il entre au couvent des Franciscains du Puy-Saint-Martin à Fontenay le Comte. Brûlé d'une soif inextinguible de savoir, il poursuit là-bas ses études, notamment le droit et le grec, à travers la Bible originale. Il communique avec des humanistes, ce qui attirera une interdiction de la Sorbonne, qui lui confisque ses livres. Il passe alors dans l'ordre moins strict des Bénédictins et profite de ses nombreux déplacements pour circuler d'université en université.

En 1530, il devient prêtre séculier et s'inscrit à la Faculté de médecine de Montpellier, le 17 septembre. Il y apprend l'anatomie, la physiologie, la physique et l'histoire naturelle. Reçu bachelier la même année, on le charge alors d'un cours pendant 2 ans ; il découvre Hippocrate, commente ses *Aphorismes*, et *l'Ars Parva*, de Galien dans le texte.

Nommé médecin de l'Hôtel-Dieu de Lyon, il publie, en 1532, les aventures de Pantagruel, chronique truculente de la vie d'un géant aux appétits joyeux. Le livre est signé sous le pseudonyme de Alcofribas Nasier, anagramme de François Rabelais. L'œuvre est condamnée par la Sorbonne en 1533. Il n'est heureusement pas inquiété grâce à la protection de l'évêque de Paris, Jean Du Bellay, dont il devient le médecin personnel. En 1536, après 2 voyages à Rome, il passe sa licence, son doctorat (1537) avant de devenir un des meilleurs médecins du royaume et professeur réputé.

Toute sa vie, cette réputation le protégera des attaques de la Sorbonne. Malgré les condamnations, il réussira toujours à publier ses livres, notamment grâce à des privilèges royaux octroyés par François Ier, puis par Henri II.

François Rabelais (1483-1553), écrivain et médecin, École française (XVIe siècle).

En 1552, il publie le *Quart Livre*, condamné par le parlement. Il meurt à Paris l'année suivante. La littérature française perd son premier grand auteur. Quelques aphorismes marquent

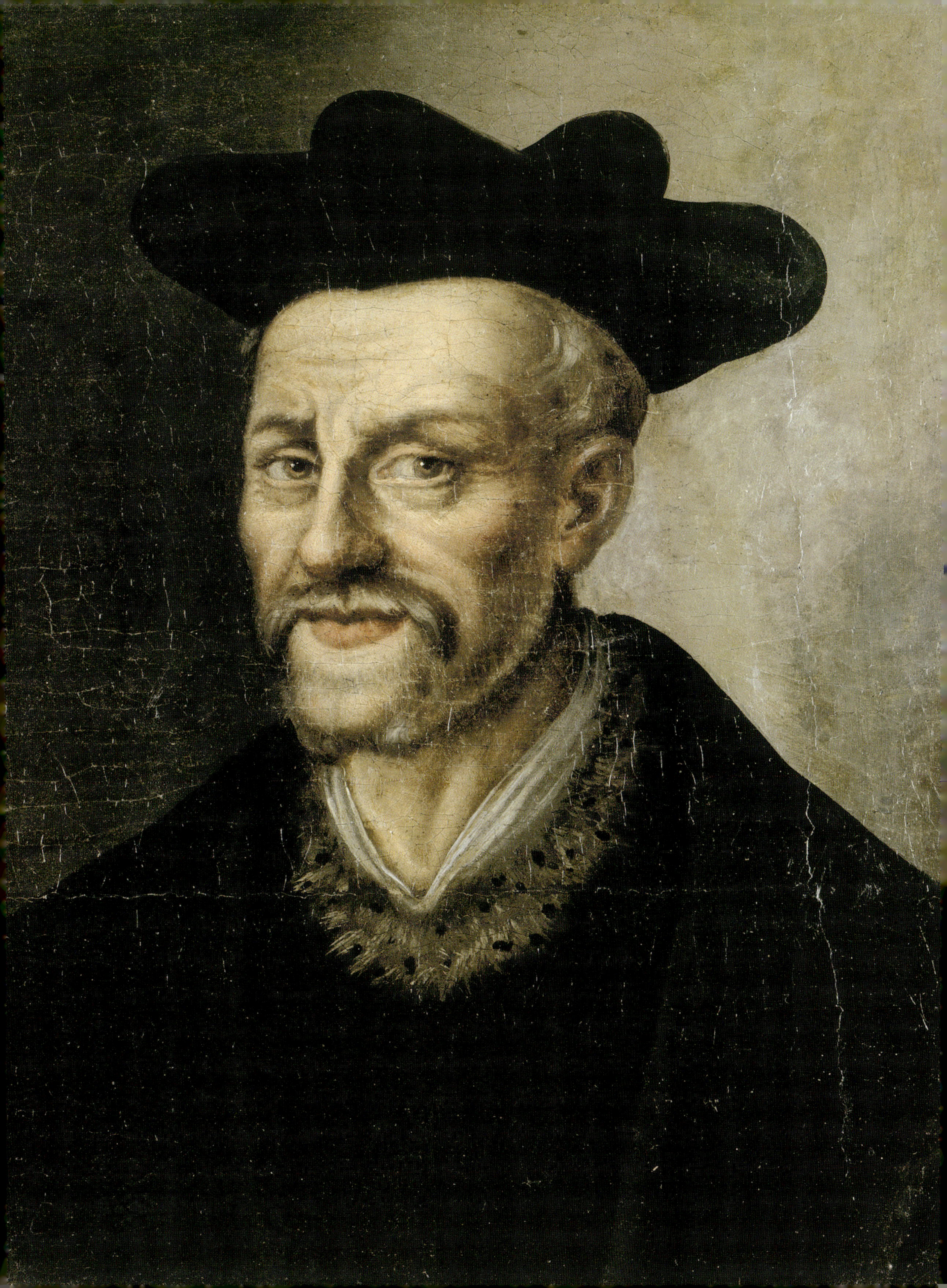

le vin au sceau de la matière médicale dont l'aspect analeptique et euphorisant précisé ici : « L'odeur du vin, ô combien plus est friant, riant, priant, plus céleste et délicieux que d'huile. »

Rabelais évoque les effets diurétiques plus loin :
« Ce pendent quatre de ses gens luy gettoient en la bouche, l'un après l'aultre, continuement, moustarde à pleines palerées. Puis beuvoit un horrificque traict de vin blanc pour luy soulaiger les roignons. Après, mangeoit, selon la saison, viandes à son appetit, et lors cessoit de manger quand le ventre luy tiroit. »

Il égalera en savoir les plus savants hommes de son siècle, en opposition avec Montaigne, autre amoureux du vin, qui préférait la qualité à la quantité « Mieux vaut une tête bien faite qu'une tête bien pleine ».

Mais tous les deux préféraient un flacon bien plein de bon vin ! Voltaire verra en lui « un philosophe ivre », en fait simplement animé par l'ivresse de la découverte.

Rabelais découvre la formule de l'antique saumure, ses connaissances encyclopédiques s'étendent à la gastronomie latine, il refaisait les dîners de Lucullus. Il appréciait les tavernes de Chinon, de Paris ou d'ailleurs, goûtait avec émotion le bon vin, où il trinquait à l'ami « De Languedoc qui croît à Mirevault, Carteperdix et Frontignant ».

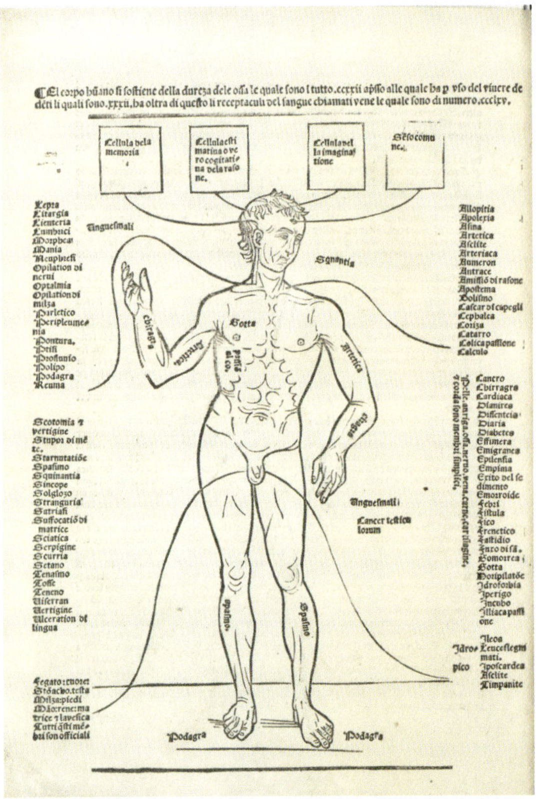

Homme nu avec liste des maladies des os et du sang, extrait du Fasciculo de medicina de Johannes de Ketham, Milan 1509.

La date et le lieu de sa mort restent inconnus, mais Ronsard consacre à Rabelais une ode imitée des poèmes de l'anthologie grecque, un honneur au défunt qu'il célèbre surtout comme buveur :
« Jamais le soleil ne l'a vu,
Tant fût-il matin, qu'il n'eut bu.
Et jamais au soir la nuit noire,
Tant fût tard, ne l'a vu sans boire.
Il chantait la grande massue
Et la jument de Gargantue,
Le grand Panurge et le pays
Des papimanes ébahis,
Leurs lois, leurs façons, leurs demeures,
Et frère Jean des Entommeures
Et d'Epistémon les combats,
O toi, quiconque sois, qui passes,
Sur sa fosse répands des tasses,
Répands [...] des flacons,
Des cervelas et des jambons. »

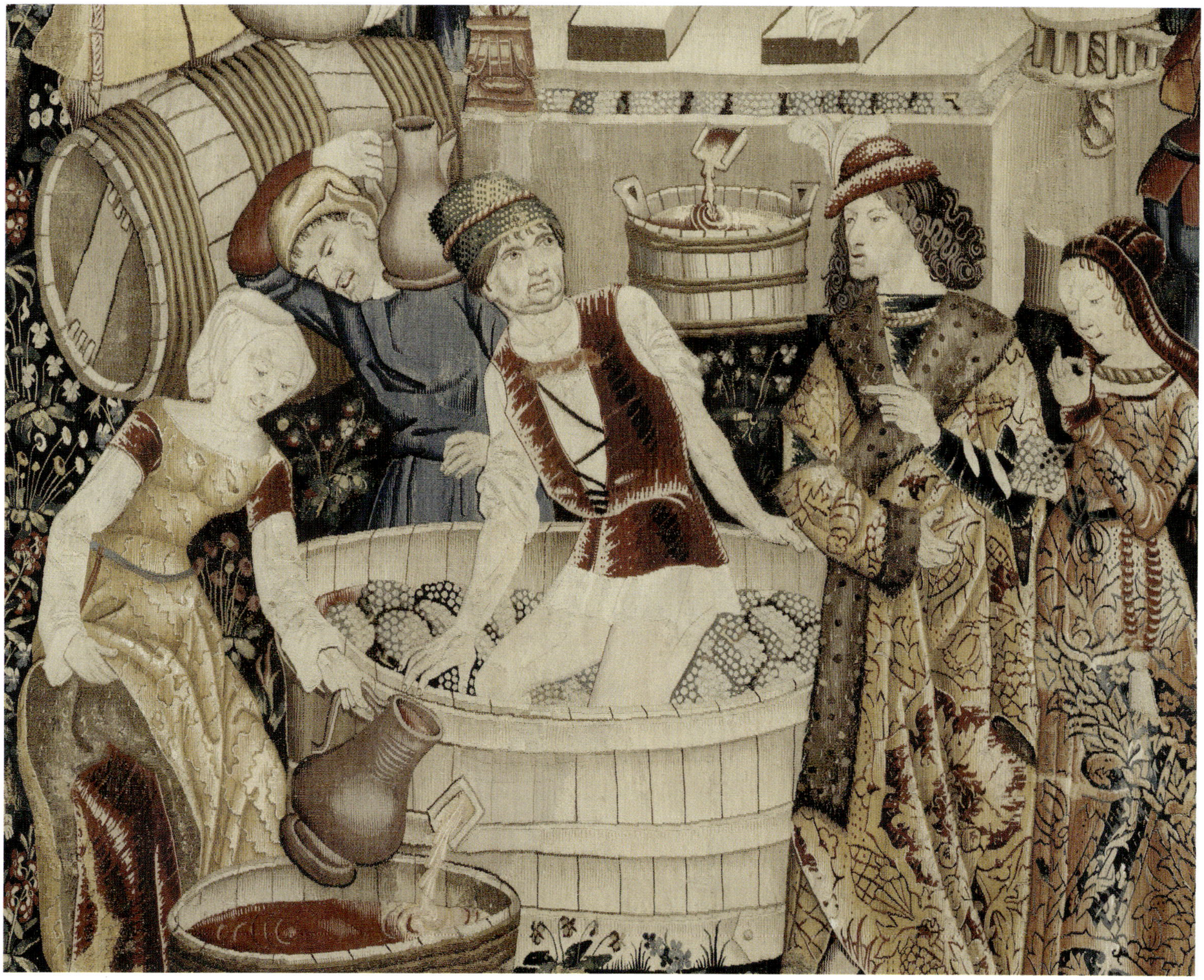

Les Vendanges
vers 1500.

Pierre Boulanger, médecin, encensait l'auteur en ces termes :

« Sous cette pierre est couché le plus excellent des rieurs. [...] bouffon, farceur qui attrapait les bons plats à force de bons mots [...] avec un génie exquis. ».

Rabelais, moine et médecin (à ce titre doublement utile à sa paroisse) n'aura eu de cesse de louanger pour le plus grand de nos plaisirs, la Dive Bouteille, avec culture et gaieté, bonne humeur et truculence.

LE XVIIe SIÈCLE

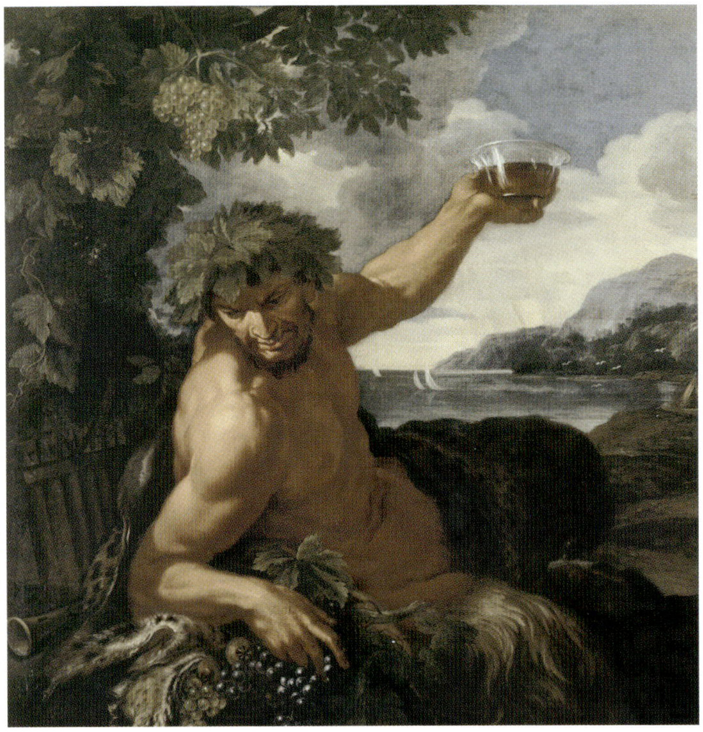

Faune au verre de vin, École italienne (XVIIe siècle).

Dans l'univers viticole, ce siècle demeure celui de la découverte du Champagne, de la renaissance de Bordeaux, de la naissance des dénominations d'origine avec le « claret » de Pontac sous le nom de Haut-Brion et pour les Anglais, la découverte du Porto quelque peu forcée par la guerre.

En médecine, la découverte de la circulation sanguine par Harvey en 1628, événement fondamental, lève alors les inhibitions et laisse envisager l'administration de substances par voie invasive avec effraction de tissu. Les injections datent du XVIIe siècle dans le but de calmer (opiacés) ou au pire de ressusciter ! Le vin fit partie des premiers produits injectables, au même titre que le lait ou le sang.

Les maisons sont désinfectées par des vapeurs de vinaigre, produit dérivé du vin alors que des épidémies de peste ravagent le pays. On combat le bacille, ou plus exactement pour l'époque la maladie, sensible à la chaleur, par des feux, des fumées. Ainsi sauve-t-on le pape Clément VI qui trône à Avignon entre deux braseros, sensés le protéger du fléau.

Guy Patin (1601-1672), doyen de la Faculté de médecine de Paris, membre de la République des lettres, eut de son vivant une notoriété incontestable. Il louait le « vin mouillé » en laissant l'eau pour les bêtes, alors que le vin cuit lui semblait propre à « augmenter les forces de tous les instruments, à faire dormir et à corroborer merveilleusement l'estomac, enfin le vin remonte les affaissés, fort amy des vieux qui mandent le vin trempé d'eau ».

En 1606, médecin et conseiller du roi Henri IV, du Chesne bannit totalement le vin d'Orléans à la table royale. Sanction sans appel, comme si de nos jours, un maître médiatique de la Faculté de médecine dénonçait publiquement les risques cancérigènes de telle appellation. Le vin d'Orléans est mort, car Henri IV, pour des raisons plus politiques que bachiques ou sanitaires, autorise son médecin à déclarer les vins de Paris aptes à donner la santé alors que ceux d'Orléans « remplissent la tête de vapeurs âcres ».

Du Chesne soutiendra que par effet des influences naturelles, les vins ont des propriétés différentes selon les lieux où ils croissent, avec une prime en faveur des vins de France, de Paris à Aÿ, hypothèse validée par Pierre Gontier, médecin en 1668.

Ce même du Chesne, médecin « sommelier », affuble les vins de France « d'un arôme des plus suaves ». En 1600, Nicolas de la Framboisière, médecin et sommelier également, évoque les vins d'Ay : « Comme ils ne sont pas des plus forts, aussi ne portent-ils guère d'eau et se doivent boire en dedans de la Sainct-Jehan, car de là en avant leur bonté diminue ».

Son confrère Le Paulmier confortera cet avis : « Le vin d'Aÿ [...] est de déliée et subtile manière, plaisant à boire, de facile digestion et de prompte distribution, qui fait que les roys et princes en font souvent leur breuvage ordinaire ».

Pierre Chirac, médecin de Louis XV, conseillera, au siècle suivant, le vin de Bourgogne dans la journée et le vin de Champagne le soir.

Au XVIIe siècle, l'utilisation de l'écorce de quinquina est une étape fondamentale. Les jésuites observent que les Indiens péruviens utilisent l'écorce de quinquina pour traiter les fièvres. Par leur entremise, le produit est rapporté en Europe. Le quinquina devient alors le remède universel contre les fièvres aux origines encore méconnues.

Acharné contre toute innovation thérapeutique, Guy Patin, doyen de la faculté de médecine, exulte contre le quinquina, récemment importé du nouveau monde, comme il a fait déjà contre l'opium, le laudanum, etc.

À défaut de passer par la grande porte de la « Faculté », pour soigner les fièvres, c'est dilué dans le vin (et non plus dans l'eau) par l'Anglais Robert Talbor, sorte de guérisseur génial, que le quinquina fait son entrée en thérapeutique. Il guérit Charles II d'Angleterre, puis le Dauphin de France, victime de l'endémie palustre, liée à la présence de marécages.

Le quinquina, comme le tabac ou le chocolat, vivront de beaux jours à la double faveur de l'exotisme ambiant et de l'efficacité. Car la nouveauté, en ces temps, apporte sa dose de sacré. Le chocolat, apporté d'Espagne par Marie-Thérèse, à l'image du vin, est apprécié initialement comme un médicament et non comme un aliment. Il en sera de même pour le thé (1636) et le café (1669).

Page de droite : *La Mauvaise compagnie* de Steen Jan Havicksz (1626-1679).

Le vin est utile dans des cas parfois surprenants. En 1636, il est par exemple conseillé à l'homme de la terre qui a avalé malencontreusement un serpent, de boire une « décoction de verveine dans du vin blanc, ajouté à la fumée du parfum d'une vieille savate ».

Dans le même esprit, pour la purgation (un des éléments de la sainte trinité médicale avec le lavement et la saignée) qui est effectuée à base de verjus : « Prenez un demi-sétier de verjus, dans lequel vous ferez infuser une demi-once de séné* sur les cendres chaudes, dans un pot neuf, et lorsque le verjus sera chaud, mettez gros comme une noix de beurre frais et autant de sel qu'il en faut pour saler un bœuf ; faites-lui prendre un petit bouillon, tirez-le du feu, et laissez-le infuser toute la nuit. Le matin vous passerez le tout dans un linge net, et vous prendrez une prise chaque matin dans un bouillon gras ou maigre ».

La Marquise de Sévigné (1626-1696), École française (XVIIe siècle) dénonce l'ivresse des Bretons et s'amuse de l'ivresse de ses congénères.

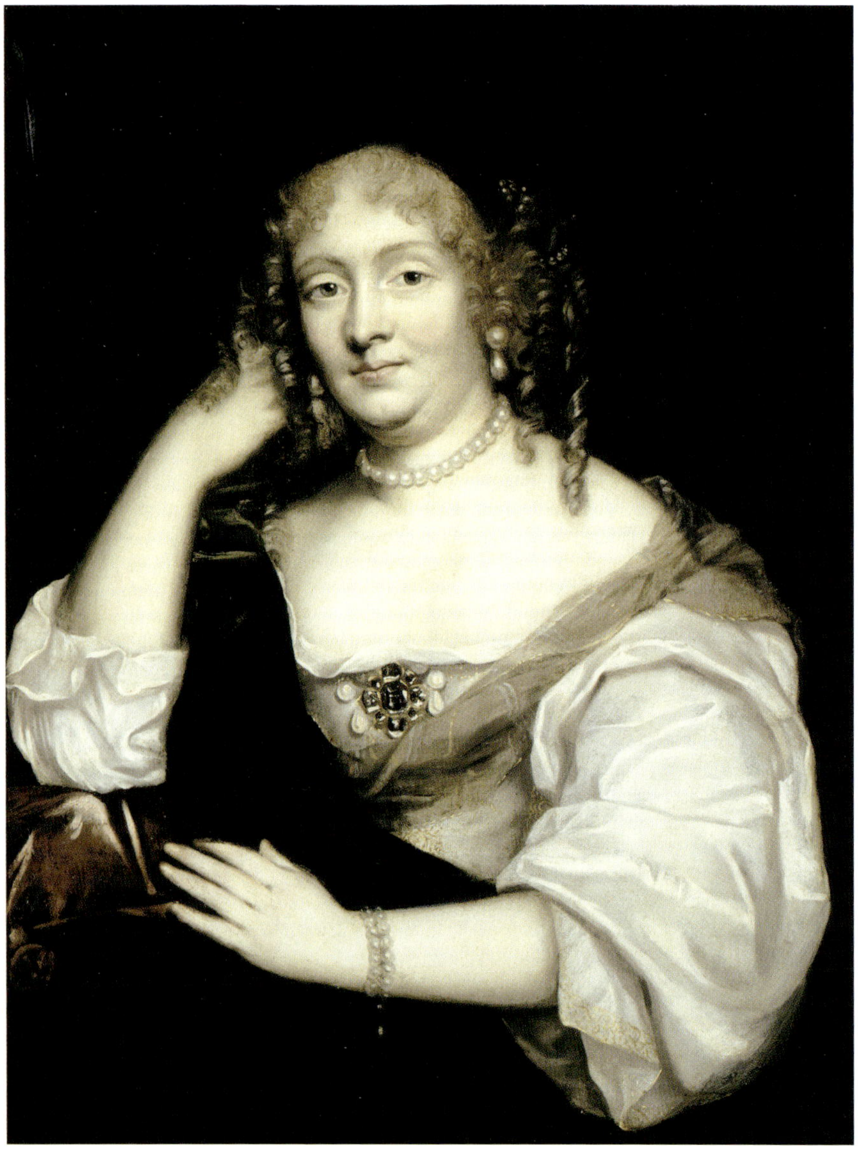

Le vin est déjà un marqueur social. Mme de Sévigné, qui qualifie le vin de boisson cordiale, dénonce également l'ivrognerie des Bretons : « Un vice auquel la race bretonne est adonnée depuis des siècles ». Elle évoque avec humour le cas de Madame de la Voisin, qui condamnée à être brûlée vive pour empoisonnement, quelques heures avant sa mort « but beaucoup de vin et chanta vingt chansons à boire » (lettre à Mme de Grignan, 23 février 1680).

Le médecin véhicule une image favorable : « Homme cultivé, de rapport agréable et brillant homme de lettre ». Image que l'artiste romancier, poète ou plus tard cinéaste, aura du mal à transgresser. Les qualités (probité, rigueur, dévouement) du médecin prédomineront. Tout au plus, Molière se moquera-t-il des praticiens de son temps et de leur ignorance, qui auraient laissé mourir sa mère, à force de saignées.

Les achats de vins sont aussi sous la « coupe » des médecins, qui affectent un rythme saisonnier selon des canons médicaux : ainsi les vins doux ne se boivent qu'en hiver.

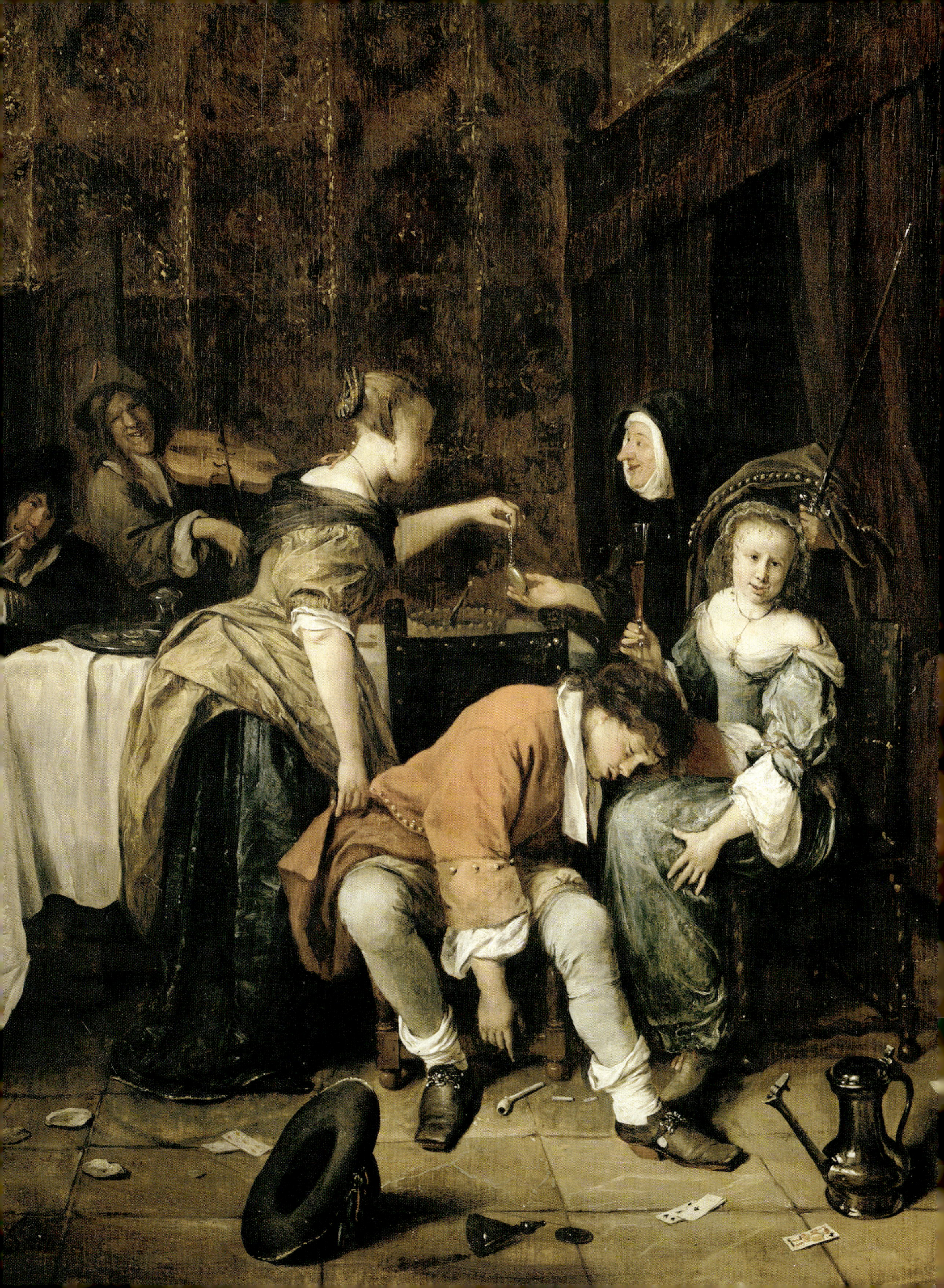

Comme la France est passée maître dans l'art d'utiliser les plantes, on en consomme force quantité sous forme de tisane. Ainsi, lorsque le duc de Richelieu, au XVIIe siècle, introduit le vin de Bordeaux à la Cour, il est alors appelé la « tisane de Richelieu » avec ironie afin de coller à l'actualité.

Dans les pages de la *Pharmacopée universelle* parue en 1677, on trouve consignée la recette du Baume du Samaritain. Cette préparation, mélange à parties égales d'huile et de vin rouge, préconisée pour le nettoyage des plaies, améliorait leur cicatrisation. Elle aidait à fortifier les nerfs, appliquée en usage interne.

Ces types de produits médicinaux sont suivis de toute une série d'autres, toujours composés à base de vin, dans lequel macéraient des plantes.

Le goust de Nicolas Arnoult est précurseur au XVIIe siècle des débats qui animeront les salons du XVIIIe.

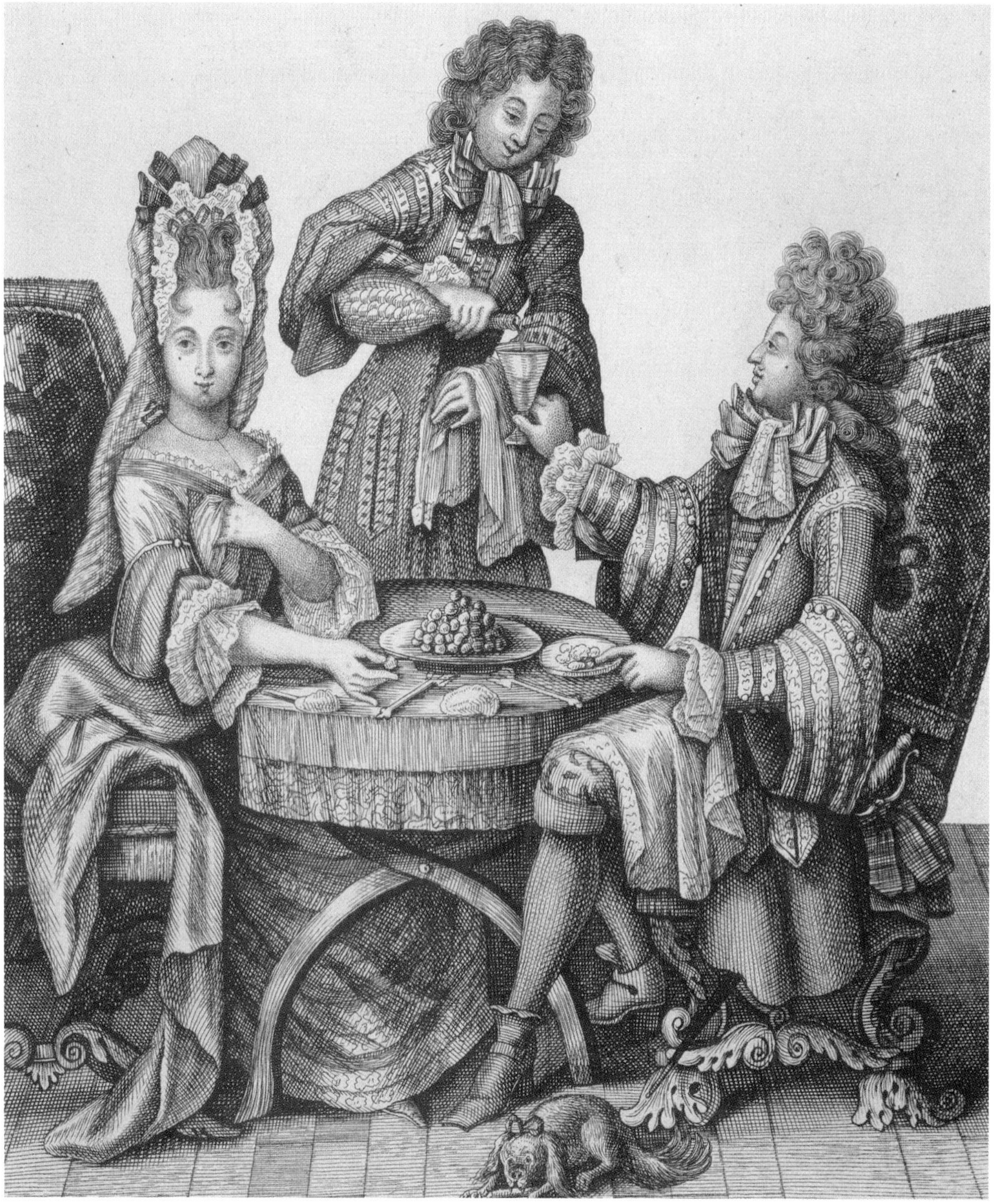

Au Siècle des lumières

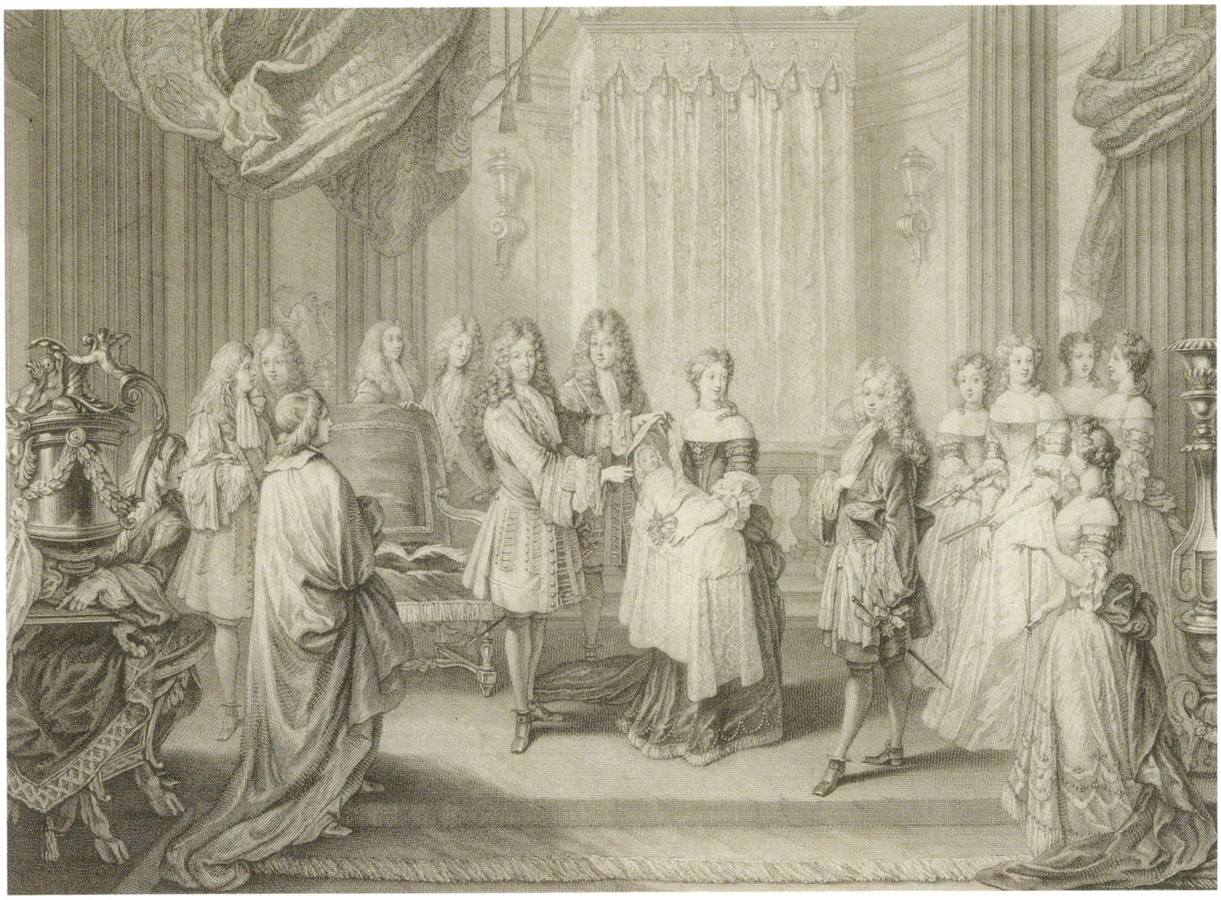

Sous Louis XIV, la Bourgogne est bénie par ses médecins, mais la Champagne gardera sa préférence.

Hugh Johnson définit le XVIIIe siècle viticole comme étant celui des connaisseurs. La boisson est un sujet à la mode depuis l'arrivée des breuvages exotiques (chocolat, café…) et la vie que mènent les grands personnages y contribue La bouteille associée enfin au bouchon permet d'envisager une conservation différente du vin. La médecine quant à elle est dans le prolongement de celle du siècle passé, mais elle se libère progressivement de son carcan religieux. Le duo, notre sujet, n'en reste pas moins prolifique.

Au XVIIIe siècle, la société est avant tout libertine. Le vin prend d'autres dimensions : après le vin-médicament et le vin-aliment, voici venu le vin-plaisir. Ainsi en va-t-il pour le Champagne, aux vertus supposées aphrodisiaques dont Casanova fera grand usage, comme Louis XV dans les soirées du Parc aux cerfs. Si Voltaire dans son *Essai sur les mœurs*, rapporte qu'au début du XVIIIe siècle en Angleterre « on ne trouvait, il n'y a pas si longtemps, le vin que chez les apothicaires », tout cela change rapidement et bientôt les caves anglaises sont les mieux garnies.

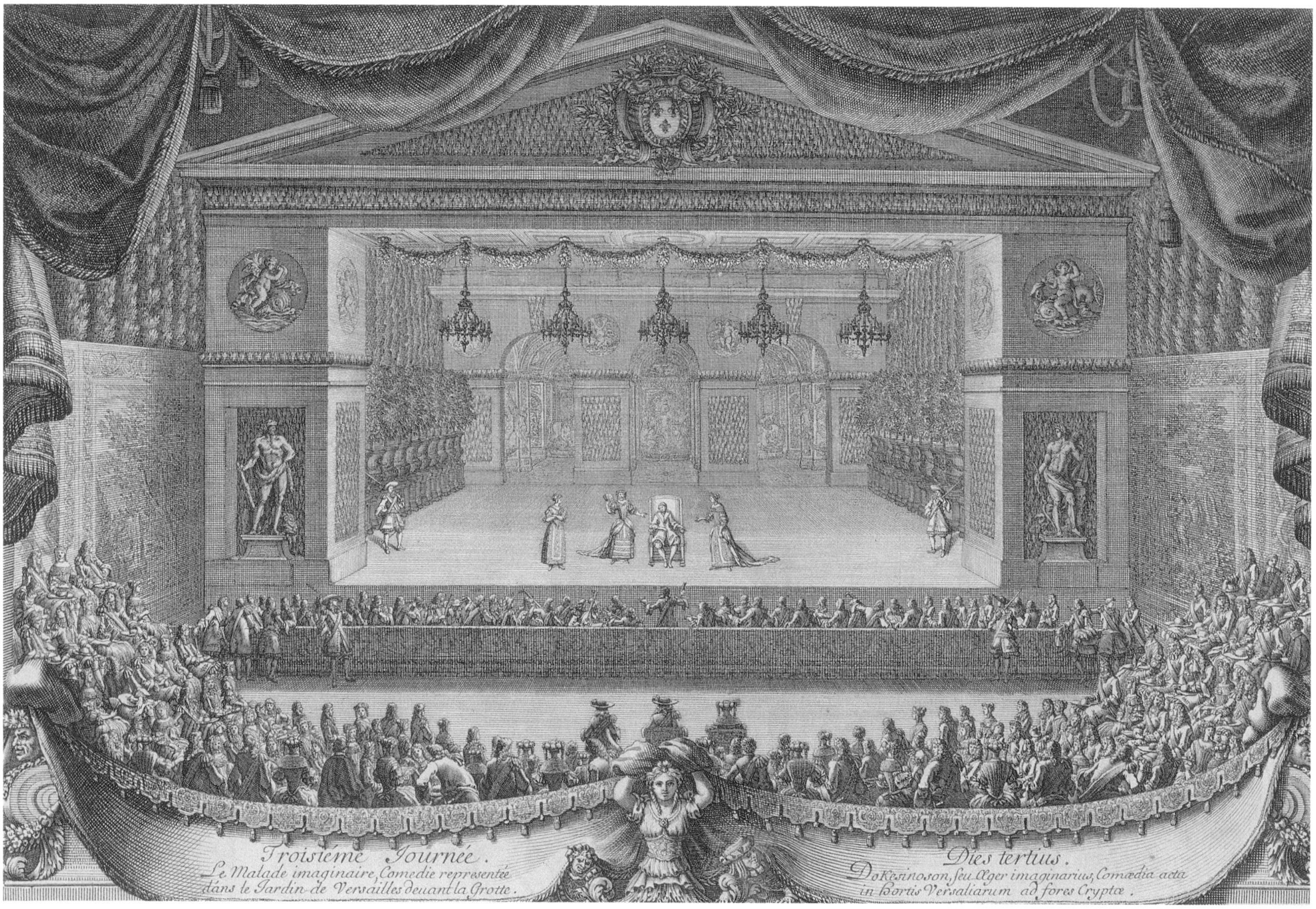

Le Malade Imaginaire, comédie représentée dans les jardins de Versailles devant la grotte de Thétys (Le Pautre Jean, 1618-1682)

Louis XIV, conseillé par son entourage médical, passe du vin blanc « qui faisait aigrir son sang » au Bourgogne, sous prétexte, de lutter contre la goutte ! Bourgogne dans lequel, on ajoutait du quinquina. Aussi, Guy Crescent Fagon (1638-1718), célèbre et premier médecin du roi, préconisa, en 1680, au Roi Soleil de boire du vieux Nuys (Nuits-saint-Georges). Cette recommandation fit beaucoup pour la renommée et l'image du Bourgogne. On parle aussi de Romanée saint Vivant, pas moins, et de vin de Bourgogne usé, coupé à moitié d'eau !

Page de droite : Le médecin prend parfois des airs inquiétants, tel cet « homme à la seringue ».

Hugues de Salins, médecin beaunois, a soigné la fistule royale, après l'opération fameuse tentée, puis réussie par Félix, premier chirurgien du roi… par de larges prescriptions de ce vin de Bourgogne salvateur et cicatrisant! En se référant à Michelet, cette guérison fut primordiale puisque selon lui, l'aventure de l'Europe se scinde en deux périodes avant et après la guérison de la fistule. Le roi, qui mourut la même année que Dom Pérignon, raffolait et abusait de Champagne, pourtant suspecté d'être à la source de la royale fistule anale !

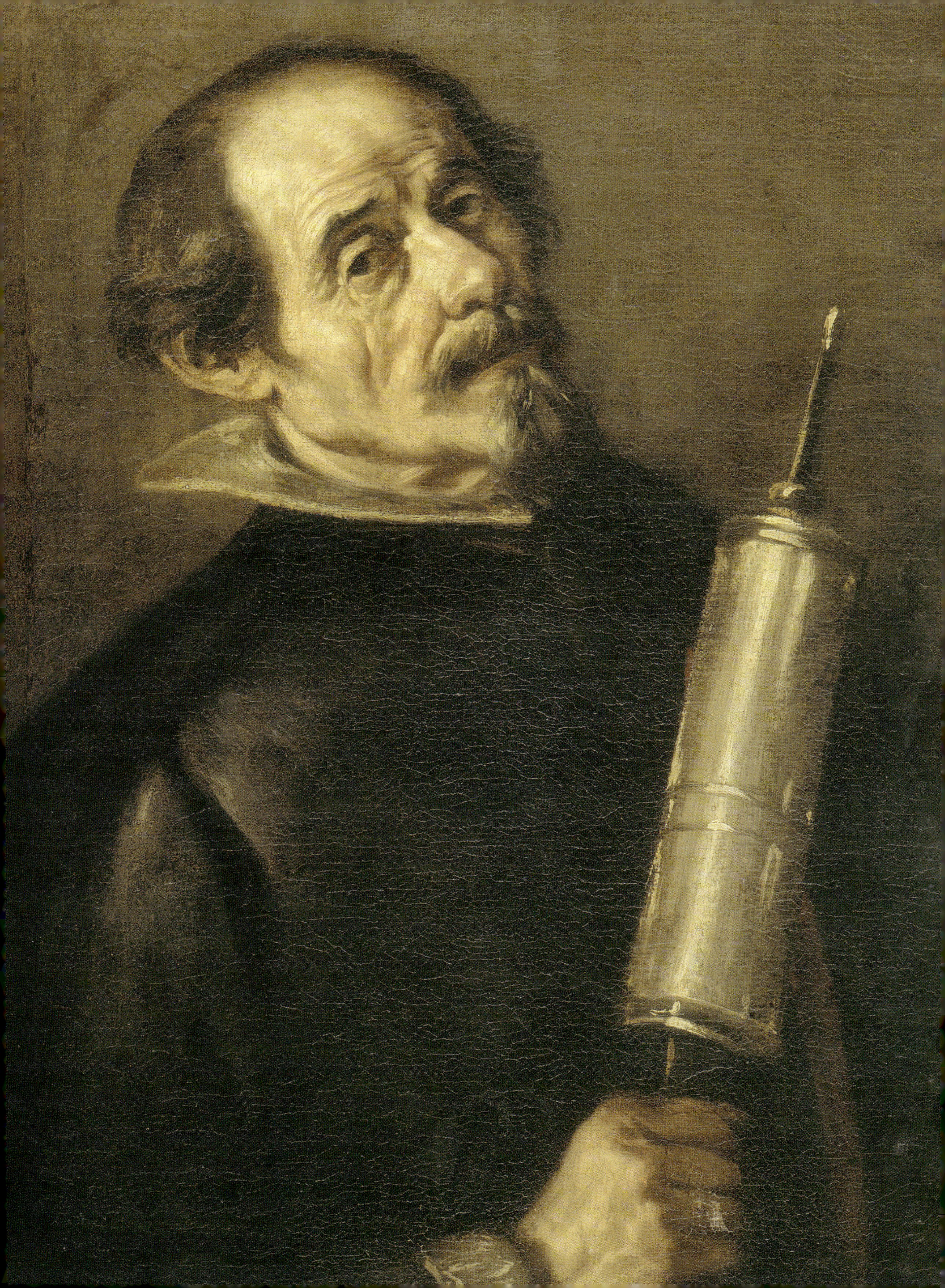

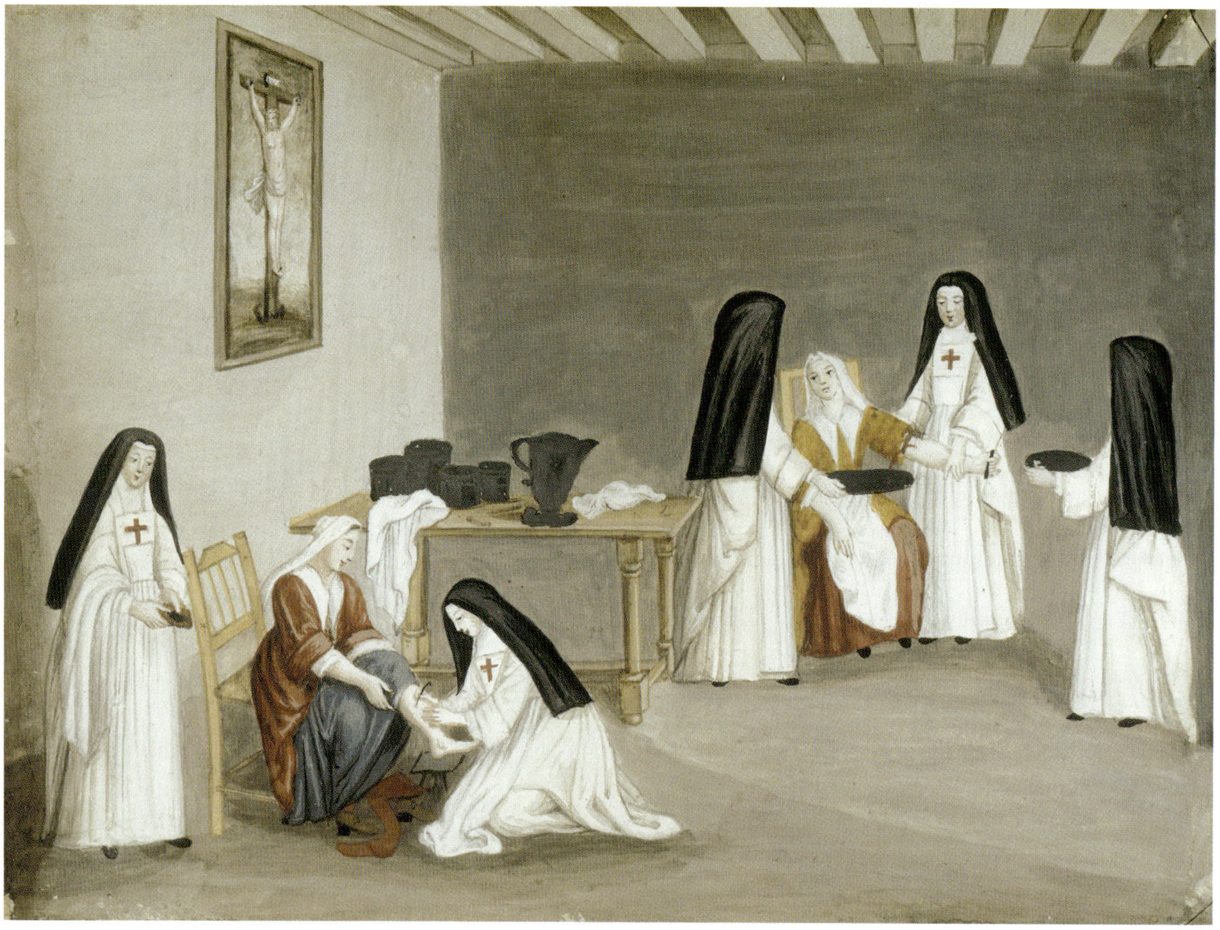

Le vin est toujours utilisé au XVIIIe pour effectuer les pansements. Le Pansement des malades par les religieuses de l'abbaye de Port-Royal-des-Champs, d'après Louise-Madeleine Cochin (1686-1767).

En effet, d'après le diagnostic de Fagon, l'affection royale relevait de l'humeur mélancolique et non bilieuse. Il s'étonnait que son prédécesseur, Antoine d'Aquin, n'ait pas exigé du roi qu'il cesse de boire du Champagne, dont on pensait qu'il contenait plus de tartre et moins d'alcool que le Bourgogne, qu'il s'aigrissait facilement et ainsi accentuait l'humeur mélancolique du roi. Querelle médicale et querelle bachique ! À chacun ses humeurs. Le Bourgogne cette fois-là l'emporta.

L'été 1715, le Roi Soleil disparaît après des tergiversations thérapeutiques auréolées de soins viniques, au milieu desquels officie Fagon.

Le roi bénéficiera du vin « traitement » au moment de la phase terminale de sa maladie. Atteint d'une artérite selon les descriptions, le royal collège de praticiens lui prescrit dans un premier temps du lait d'ânesse après la prise du pouls et l'analyse visuelle des urines, l'uroscopie. Les douleurs réapparaissant, l'extension du mal s'affirme.

L'aspect des urines (tradition séculaire) est consigné sur un registre en relation avec les vins bus la veille. D'où des déductions un peu hâtives et peu scientifiques ! Mais nous sommes au XVIIIe siècle ! Les médecins déconseillent également la bière : « Elle est mêlée d'épiceries les plus grossières, et elle échauffe le sang, cause des catarrhes, des fluxions, hydropisies, fièvres et autres maladies. »

Louis XIV, via Fagon, se trouve au milieu de la querelle qui oppose partisans du vin de Bourgogne (dont le doyen des médecins de Beaune) et défenseurs du vin de Champagne. Fagon a tranché pour son royal protégé, mais la Cour boit du vin de Champagne.

On baigne alors le membre royal dans une vasque d'argent qui contient du vin aromatique brûlant. Échec cuisant ! On réitère en associant absorption de lait et immersion de vin, mais toujours en vain !

Louis XIV mourra le 1er septembre à l'âge respectable de 77 ans, longévité à l'époque exceptionnelle, due sans doute au vertus du vin de Bourgogne que Fagon et collaborateurs lui auront fait déguster pendant son règne ! Le French Paradox en la royale personne avant le mot ?

À l'approche de l'ère contemporaine, le vin continue à occuper une place importante dans les prescriptions médicinales. Le médecin Helvétius qui prodiguait ses soins au Régent, avait sur un nombre total de 60 ordonnances destinées à son malade, consigné plus de vingt fois l'usage du vin et déclarait par ailleurs : « Il ne faut pas s'opposer à l'usage modéré du vin, car il est utile et même nécessaire pour faciliter la digestion et fortifier l'estomac du convalescent ».

À cette époque, nombre de sommités médicales attribuaient au vin des vertus thérapeutiques dépassant ainsi ses simples avantages sur la digestion. Situation paradoxale, mais flatteuse, les opinions favorables au vin provenaient souvent des pays anglo-saxons. John Brown, irlandais, dédaigne la prescription de whisky de son pays natal, mais recommande l'usage du vin rouge pour combattre les états de fatigue physique et la dépression (l'asthénie). Au centre de sa médecine, se trouve la théorie de l'excitabilité ou de l'irritabilité, très en vogue à la fin du XVIIe siècle qui classait les maladies en sthénie ou asthénie, avec comme incidences thérapeutiques :
• saignées, émétiques et purgatifs en cas d'excitation ;
• vin ou laudanum, pour les états asthéniques !

Outre-Rhin, le médecin allemand Friedrich Hoffmann (1660-1742) joue un rôle majeur dans le développement de la médecine du vin moderne. Il recommande les vins, et plus particulièrement le vin du Rhin, dans les affections chroniques, telle la goutte ou dans les fièvres putrides. Hoffmann range le vin au rang des principaux médicaments à disposition du médecin.

Les prescriptions sont toujours nombreuses et diverses et concernent toutes les régions viticoles :
• le bézoard*, concrétion solide retrouvée dans les estomacs de certains mammifères exotiques (chamois de Perse, gazelle du Pérou, singe du Siam), doté de vertus thérapeutiques

devait, au mieux, tremper dans du vin, auquel il apportait « une petite amertume qui n'est pas désagréable ! ».
Le bézoard était élaboré pour fortifier le cœur, exciter la sueur, guérir de la peste, de la petite vérole (Nicolas Lemery 1733).
• les saignées induisaient parfois de tels effets maléfiques qu'il devenait nécessaire de jeter du vin… à la face de l'étourdi. (S. Jacques-Marin)
• Louis XV guérit d'une « langueur d'entrailles » par l'absorption d'un verre de vin du Château Duplessis-Fabre (Bordeaux) sur le conseil de Louis-Armand du Plessis.
• le 14 mai 1777, Navier soutient sa thèse à Reims et évoque l'usage médicinal et bienfaisant du vin de Champagne : « On se garantira par son usage des maladies épidémiques dont on seroit menacé ».

L'ivrognerie, notamment en milieu rural, commence à sensibiliser les responsables. Un personnage apparaît chez La Fontaine (XVIIe siècle) dans *Le Singe*. Il bat sa femme à la tuer, et :
« Il a déjà d'autres amours
Que l'on croit qu'il battra toujours.
Il hante la taverne et souvent il s'enivre.
N'attendez rien de bon du peuple imitateur,
Qu'il soit singe ou qu'il fasse un livre :
La pire espèce, c'est l'auteur ».

Ceci permet d'évoquer directement les questions de Santé publique. Si la médecine et les vins fins restent l'apanage des classes aisées, le souci de protéger le bon peuple n'en est pas moins présent.

L'économiste Moheau affirme que « le vin, excellente boisson pour les pauvres », comparée sans doute à l'eau croupie des mares et des puits, à laquelle ils étaient, par force, accoutumés.

Un autre exemple nous est donné concernant la santé des équipages, extrait de l'œuvre de Henri Louis Duhamel du Monceau (1700–1782), homme de sciences, homme de lettres, grand commis de l'État. Il illustre ce qu'était un esprit ouvert aux Lumières. Encensé par Diderot qui voyait en lui le modèle du savant philanthrope, l'un des pères de la sylviculture et de l'agronomie modernes, il fut également inspecteur général de la Marine.

« On ferait bien encore d'embarquer quelques barriques de vin aromatique amer, où entreroit le quinquina, le genièvre, l'absinthe, la fleur de chausse-trape ; l'*Enula campana*, ou du vin antiscorbutique fait avec le cochléaria*, le cresson, le *raphanus rusticanus**, le pourpier d'eau, la fumeterre*, la graine de moutarde, le sel ammoniac, &c ; Outre que le chirurgien pourroit en donner à son malade, il feroit à propos d'en donner quelques verres à ceux qui sont mena-

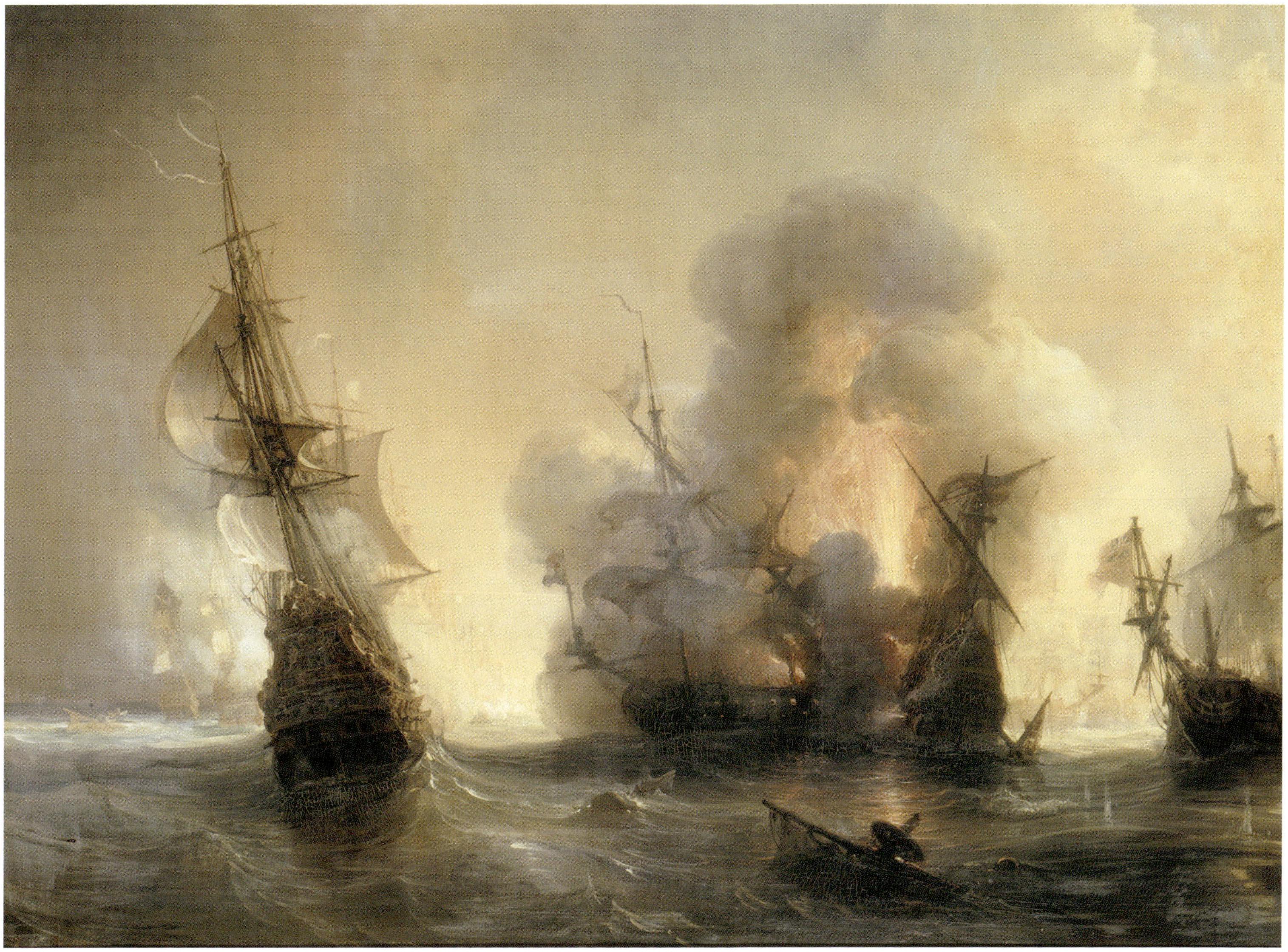

Le vin, médicament et aliment est indispensable pour les marins. Combat entre une corvette française et une frégate anglaise, Hue Jean-François (1751-1823).

cés de le devenir. On peut prévenir les fièvres automnales en prenant du quinquina dès qu'on sent un peu de dégoût ; il est presque toujours plus facile de prévenir les maladies, que de les guérir, quand elles sont une fois déclarées.

Que le verjus peut fournir des boissons acidulées : le verjus dépuré & un peu salé, et une liqueur qui se conserve assez bien, & qui pourroit encore fournir un bon assaisonnement ou des boissons acidules pour l'usage des malades. Il faudroit essayer si l'on ne pourroit pas parvenir à en faire un extrait, comme celui du citron ».

Pour clore cet aperçu du Siècle des lumières, étape importante pour la médecine, le dogme selon lequel le vin se transforme en sang disparaît vers 1750. Prélude à la séparation de la science médicale et du clergé qui aura lieu sous la Révolution…

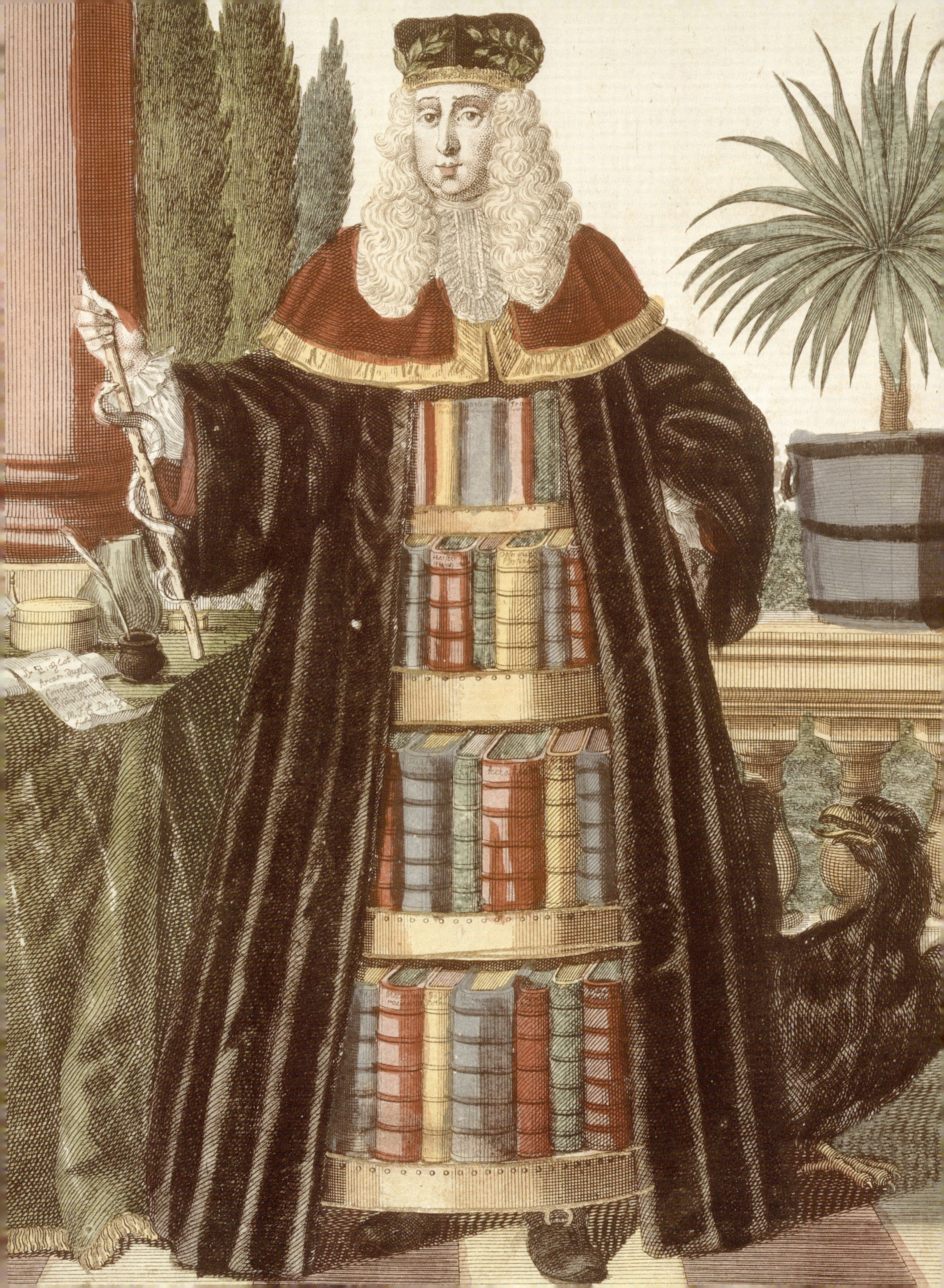

La Révolution française

Curieusement la Révolution et les vingt années de guerre qui s'ensuivent affectent peu la production viticole. Par contre, en France le monde de la viticulture se transforme. L'Église est dépossédée de ses biens et ce sont d'autres hommes qui arrivent à la tête des vignobles : des bourgeois, dont les médecins, et des paysans.

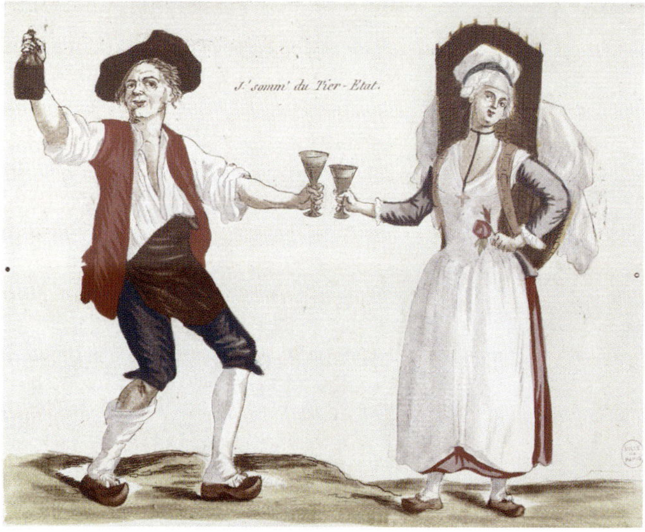

Page de gauche : *Le médecin* de Martin Engelbrecht (1684-1756).

Caricature, *J'sommes du Tiers Etat*, anonyme (XVIIIe siècle).

Un pas important sera franchi en matière de vinification dès le début du siècle suivant. Le symbole le plus marquant de cette évolution demeure le traité de la vigne de Jean-Antoine Chaptal, grand chimiste et ministre du consulat. En revanche, dans un premier temps, la suppression des facultés, des collèges de médecins, la sécularisation des biens du clergé, puis des hôpitaux vont accroître leur état de délabrement. Les réformes nécessaires vont être entreprises et peu à peu, une médecine plus sociale et peut-être moins charitable va naître. La médecine révolutionnaire, quant à elle, ne perd rien des habitudes de l'ancien régime au regard du vin.

En l'an VIII, J.-C.-A. Poncet, dans sa thèse de médecine, sur les effets hygiéniques du vin, a une vision médico-sociale élitiste. On parlerait aujourd'hui d'une médecine à deux vitesses. Les vins sont de première nécessité pour les gens de la classe aisée (en rapport avec sa gastronomie recherchée) et indispensable du fait de « (ses) mœurs efféminées et corrompues (sic), la longueur des repas, la variété des aliments et l'art des cuisiniers ». Ils ne sont que simplement nécessaires à la classe pauvre du fait des mauvais aliments, qui l'exposent à des causes débilitantes.

Ce médecin de Chaumont semble préférer les vins aromatiques de Bourgogne, plus convenants selon lui : atavisme régional de proximité ?

En avant-propos de sa dissertation (sémantique révolutionnaire du mot « thèse »), Poncet cite un législateur ancien, Zaleucus, législateur des Locriens, qui avait proposé la peine de mort, rien moins, à qui boirait du vin sans être malade et sans l'ordonnance d'un médecin ! Le jeune médecin avoue, non sans sagesse, qu'il y a moins de risque avec « une entière privation » qu'avec « l'abus de cette liqueur », et de citer Hippocrate qui conseillait la dilution, en rappelant : « si tu dilues le vin dans l'eau, tu perds le vin, si tu ne le dilues pas, tu te perds ».

Poncet considère le vin plutôt comme un aliment, eu égard à la fréquence de son usage, et Henri Otto Marzloph, plutôt comme un remède simple, efficace, doué des valeurs les plus « héroïques* ». Il écrit dans sa dissertation, à propos du bon lait d'automne cher à Rabelais : « l'art médical serait bien à plaindre si elle manquoit (sic) d'un moyen aussi simple et puissant ».

L'auteur reconnaît la difficulté à préciser le mécanisme d'action des médications vineuses alors en vigueur, mais les qualifie de purgatives, antispasmodiques voire diaphorétiques*. Il analyse les effets du vin selon la quantité absorbée, précise qu'une absorption aiguë massive (effet iatrogène*) voit disparaître les effets bénéfiques tels que l'accélération du pouls, l'accroissement des facultés intellectuelles, la baisse de la morosité. La folie est l'aboutissement naturel de l'excès. Le médecin insiste sur les effets relatifs d'un sujet à l'autre et cela, en fonction de son idiosyncrasie*.

La consommation chronique abusive demeure pathologique avec des effets négatifs entraperçus, mais pas toujours étudiés scientifiquement. La notion d'alcoolisme chronique apparaît en filigrane, mais ne sera individualisée que 50 ans plus tard : affaiblissement des intestins, obstruction du foie. En 1819, Laënnec décrira la cirrhose et ses symptômes : tremblement inhabituel, hydropisie (ascite), stupidité (sic) des facultés intellectuelles. Le principe des forces vitales (sic) peut être atteint et entraîner la mort, notamment dans la phase aiguë par apoplexie !

Classement des vins selon Poncet (Thèse de médecine an VIII)

- vins mucoso-sucrés : doux et aromatiques, ils plaisent aux femmes. Toniques et « nourrissans », ils conviennent aux personnes épuisées. Il cite les vins de la Rioja, d'Alicante et de Malaga.
- vins alcooliques : d'effet rapide, la plus grande prudence est conseillée quant à leur prescription. À utiliser dans les cas de fièvre ataxique et adynamique ou dans les cas de fatigue par manque d'exercice : vins de Provence, du Languedoc, du Roussillon.
- vins aromatiques : ils sont les plus convenants, utiles et agréables. Ils favorisent la digestion, les sécrétions. Parmi eux, les vins de Bourgogne qui nourrissent moins que les vins sucrés, mais excitent davantage.
- vins aqueux et acidulés : ils sont diurétiques et peu « nourrissans ». Ce sont des vins de soif, le vin de Champagne, vin mousseux (sic), le vin de Paris, le vin de Moselle.
- vins contenant beaucoup de matière extractive : de saveur désagréable, ils sont très indigestes, il est bon de laisser vieillir les vins de Bordeaux, les vins du Rhin, du Roussillon qui, avec l'âge, prennent les qualités de vins alcooliques.

Médecin breton, Théophile-René-Marie-Hyacinthe Laënnec (1781-1826) est considéré comme un maillon essentiel de l'évolution médicale. Il découvre l'auscultation par l'intermédiaire d'un instrument, le stéthoscope. Il met sur pied la méthode anatomo-clinique en distinguant sur le cadavre les lésions organiques, qu'il s'efforcera de débusquer sur le vivant, afin de mieux les traiter au vu de l'expérience acquise. Il est le premier médecin à donner son nom à un hôpital en 1879.

Selon le praticien révolutionnaire, c'est au génie du médecin éclairé (sic) de voir l'état des forces vitales de son patient, pour mieux dégager les indications… bachiques et les modalités de prescription.

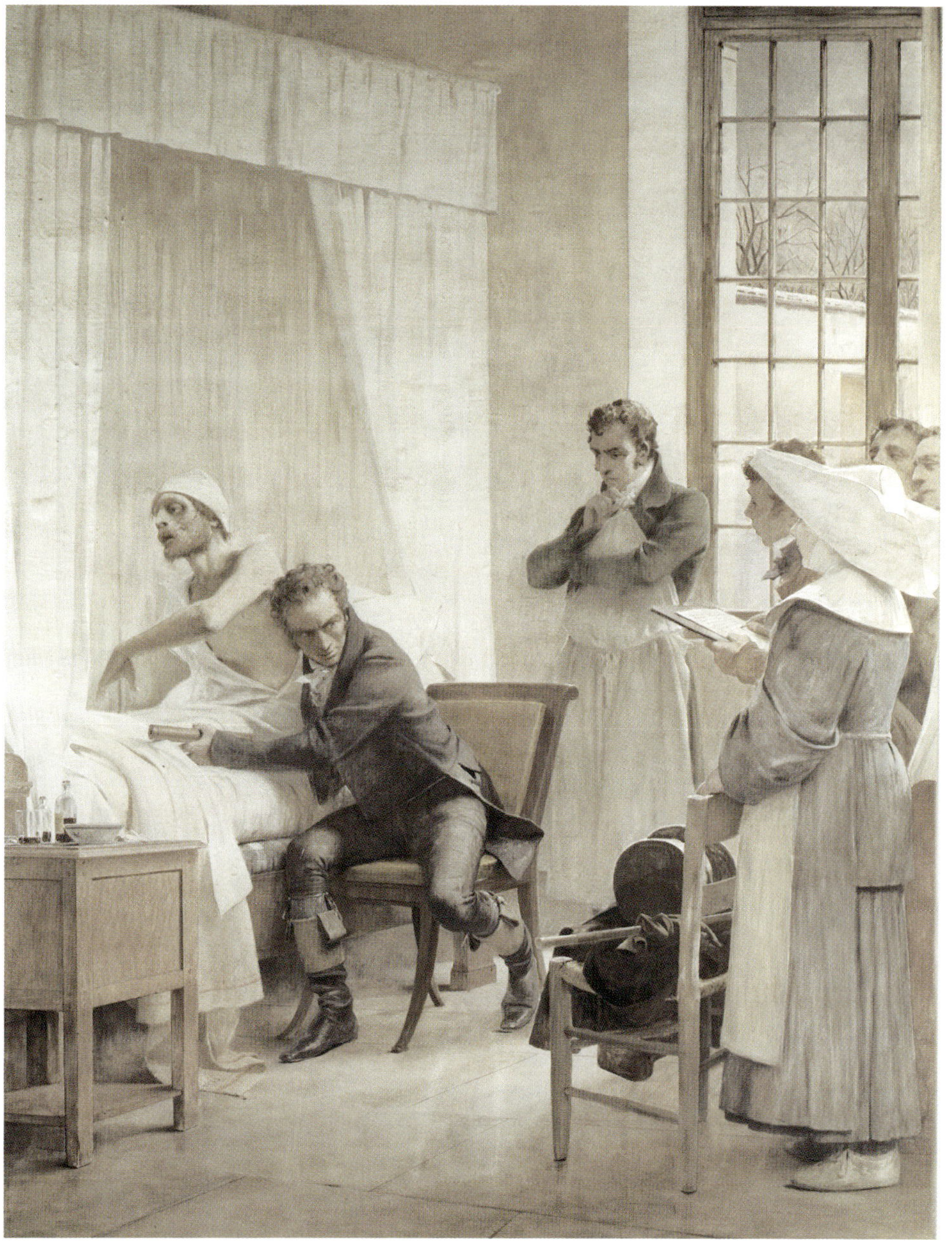

Laënnec à l'hôpital Necker ausculte un phtisique devant ses élèves, de Théobald Chartran (1849-1907).

Principales utilisations médicinales du vin

Fièvres inflammatoires

« Contre-indiqué au début, recommandé au moment de la convalescence, le vin relève les forces abattues, une fois la phase de « diathèse inflammatoire » disparue.

Fièvres nerveuses

Le « citoyen » Pinel avoue avoir été guéri par une absorption régulière de vin d'Arbois, vieux de 7 ans, alors que Huxham souhaite voir son malade prendre le vin avec avidité et avec plaisir, la meilleure des situations (sic) pour gagner la santé.

Marzloph, jeune médecin, propose si le doute s'instaure dans l'esprit du praticien, une tentative thérapeutique à base de vin bien sûr. Il convient alors de contacter d'autres confrères : on dirait aujourd'hui des experts ou consultants.

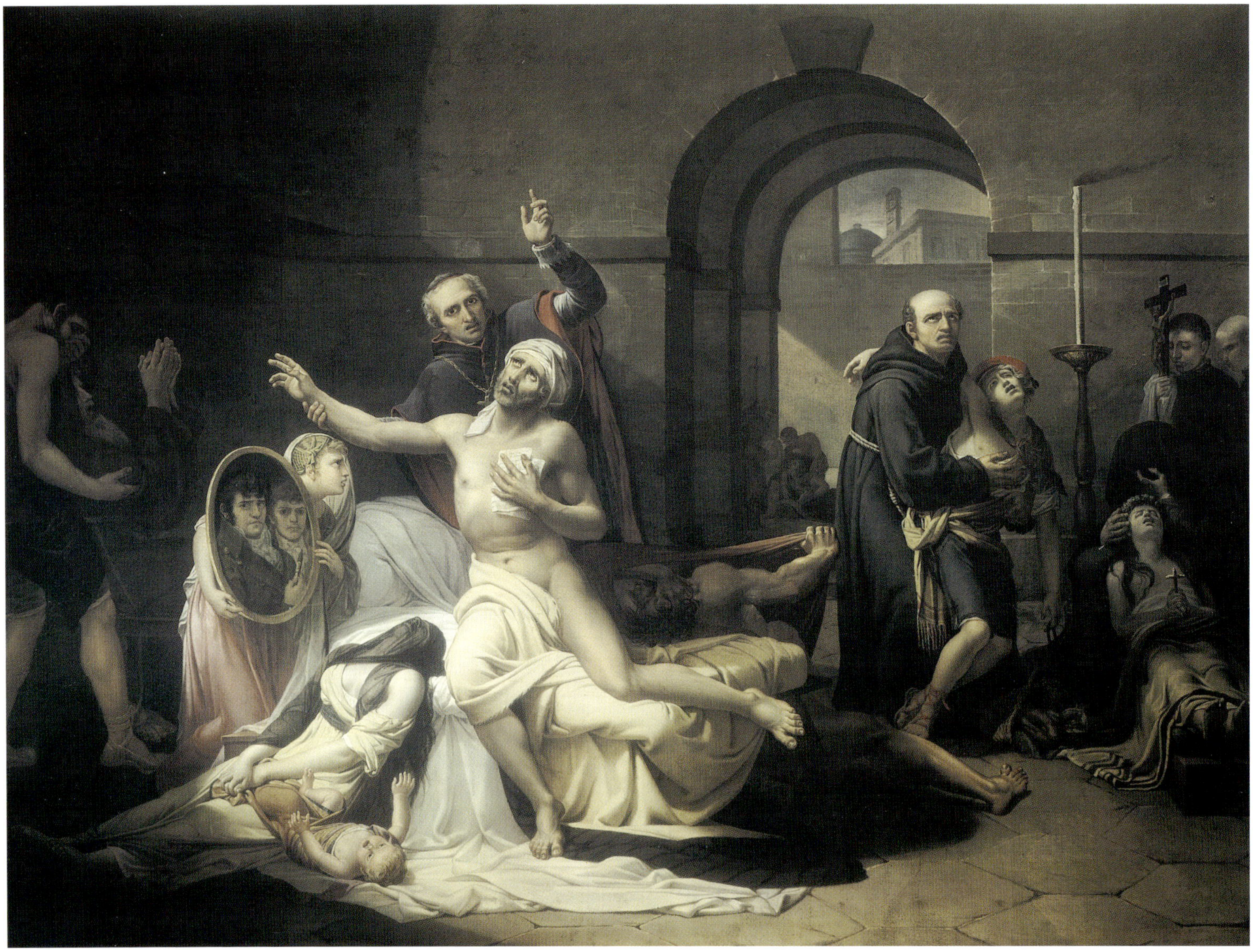

La Fièvre jaune à Valence en 1804, José Aparicio (1773-1838).

« On doit faire un essai en donnant quelques petites doses de vin ». Quant au choix du vin, l'auteur demeure très éclectique : vin de Bourgogne, de Bordeaux ou du Rhin, mais en cuillerées jusqu'à 2 à 3 bouteilles par jour, vin auquel on ajoute pour un effet nutritif sucre, cornes de cerfs ou de sagou *.

Fièvres putrides

« Le vin parait le « cordial le plus héroïque », d'autant plus qu'apparaît la « colliquation* des humeurs ». L'effet thérapeutique du vin bénéficiera de l'adjonction de cannelle, de « kinkina » (classique antipyrétique*), de roses de Provins ou d'écorce d'orange.

Armstrong, référence britannique, conseille même de donner des bains de pied au vin chaud, comme il en a été prescrit pour Louis XIV. Enfin, en cas de peste, le vin présente une valeur prophylactique.

Fièvres intermittentes

C'est, semble-t-il, la meilleure indication du vin. La fièvre, ici, est considérée comme « un mouvement salutaire excité pour éliminer une matière morbifique ».

Un auteur parle de fièvres printanières, tierce ou quarte – probable paludisme – et conseille l'absorption de vin coupé d'eau en se réfugiant derrière les principes du grand Hippocrate, qui déjà faisait ainsi. On retrouve même, dans les ajouts utiles la décoction d'orge, si chère déjà au médecin de Cos, la panade*, et le « kinkina ».

*Fièvres exanthématiques**

Marzolph reconnaît un excès de prescription de vin, notamment chez le « peuple » dans ces situations pathologiques. En cas de petite vérole (la variole), le vin demeure une bonne indication *per os**, ou en application à l'aide de compresses chaudes imbibées de vin amélioré par du petit lait, de l'orge, ou encore de l'écorce fraîche de citron.

Une diarrhée iatrogéne* associée améliore, dit-on, les effets du vin.

Névroses

En cas d'épilepsie, d'apoplexie, de manie, de léthargie *, de vertige, le vin reste ici déconseillé comme dans l'hypochondrie. Une infusion froide de plantes aromatiques faite dans le vin semble préférable.

On rapporte le cas d'un blessé atteint du tétanos (curieux classement séméiologique* et drôle de névrose), guéri suite à l'absorption de 110 litres de vin de Porto en 42 jours (sic). L'absorption de biscuit trempé dans le vin prévient l'hydrophobie*.

Goutte

L'auteur évoque la réticence de certains praticiens à la prescription de vin dans cette pathologie métabolique*. On évitera le vin au moment des accès podagres, mais on peut recommander, entre les accès goutteux, le vin d'Espagne ou un vieux vin de France. Pour mémoire, au siècle précédent, Sydenham, médecin anglais mort en 1689, traitait sa propre goutte par l'exercice et le vin de Canarie, un verre de « tems en tems » (sic). De tout temps, le vin n'a jamais fait bon ménage avec les crises de goutte !

Dysenterie

Les vertus du vin, ici aliment liquide et remède, sont largement prônées en matière de gastroentérite aiguë, car l'homme au XVIIIe siècle, voyait dans les eaux infectes (car infectées !) la source du mal. Seule une absorption de liquide sain pouvait combattre le mal : vin, eau coupée de vin, eau coupée de vinaigre.

Le malade perdant de l'eau et des forces, il paraissait évident au médecin-citoyen de compenser l'une et les autres par un apport en vin. Degner conseille un vin du Rhin ou de Moselle, un peu acide, parfois servi en potion avec cannelle, sucre, eau d'orge, afin d'améliorer la situation Le passage à la chronicité induit le vin seul comme unique remède, à raison de 1 pinte et demi par jour, soit 0,66 litre.

Hydropisies

Marzloph, devenu « citoyen », reconnaît ici la médiocrité de la vinothérapie, et que les cas de guérison sont rare, alors que Hippocrate conseillait l'usage d'un « vin austère ».
Quelques biscuits trempés dans le vin amènent à la guérison, dès la phase convalescente, à condition de préconiser du vin de Grèce, d'Espagne ou de Tokay.

Le vin d'Espagne, aussi proposé comme traitement compassionnel de « l'hydropisie du cerveau » sans illusion, illustre l'humanisme chrétien. Une variante agréable de l'acharnement thérapeutique et de l'accompagnement du mourant, le flacon à la main ! Une bien curieuse façon de soigner une complication de l'alcoolisme chronique, ici une cirrhose décompensée sous forme de rétention hydrosodée*, là un coma lié à l'abus des fins nectars.

Maladies de consomption

Parmi cet ensemble de maladies se trouve naturellement la phtisie (tuberculose), pour laquelle l'usage du vin demeure largement recommandé « en buvant et mangeant » indistinctement. Il faut néanmoins savoir raison garder et, l'auteur reconnaît quelques indications limites (fièvre exagérée, inquiétude, angoisse), où le vin ne saurait être prescrit qu'avec « circonspection ».

Enfin pour conclure, Marzloph cite un cas de traumatologie où le blessé, privé de son breuvage quotidien, présente un *delirium tremens* « avec son cortège associant délire joyeux et évocations de vin et de cabaret » que le citoyen Flamant (on dirait aujourd'hui le Pr Flamant) traite avec sagesse, par… la réintroduction du vin, un moment écarté par erreur.

Pédiatrie révolutionnaire naissante…

Les médecins commencent à percevoir les effets délétères du vin, et en particulier leur retentissement sur les enfants, comme là « si à la délicatesse des mères vous ajoutez l'intempérance des pères, vous aurez une nouvelle raison de constater la mauvaise santé des enfants… la maladie ou la mort est la juste punition de la conduite que l'on a tenue… quel affreux héritage à laisser à ses enfants ».

On retrouve le vin, tour à tour aliment ou poison, potion et remède.

« Aussitôt qu'un enfant voit le jour, presque tout le monde s'imagine qu'il est prêt a périr de besoin […] en conséquence on n'oublie jamais de mettre du vin dans la première chose qu'on lui donne. Rien de plus faux que cette façon de raisonner [...], la moindre quantité de vin ou de sucre est capable de l'échauffer et d'enflammer leur sang.

Toute personne un peu instruite sait que la plupart des maladies des enfants, procèdent de la chaleur de leurs humeurs ».

En pédiatrie, le vin est condamné comme on l'a vu chez les anciens, avec Platon, Aristote, etc. Un médecin anglais déclare : « toute liqueur fermentée est dangereuse pour les enfants [...] ; ils résistent ainsi rarement à la violence de la petite vérole, de la rougeole. L'eau, le lait [...] sont les boissons qui conviennent le plus aux enfants. Tout ce qu'on peut leur permettre c'est de la petite bière très légère ou un peu de vin ».

Fortifiant intellectuel

« Conseils pour les gens de lettre : s'abstenir d'aliments venteux et manger à la hâte. La boisson régulière des gens de lettre doit être l'eau pure. Le vin ne doit être pour eux qu'un remède et c'en est un excellent dans les cas de relâchement, de faiblesse et d'abattement ».

À la fin du XIXe siècle, le vin est considéré comme muse ; Musset et Baudelaire en useront largement.

English Paradox

Un détracteur, là aussi anglais, du futur French Paradox évoque les liqueurs, auxquelles il assimile le vin.

« On peut être fort et robuste sans boire de liqueurs fortes. Les hommes qui n'en ont jamais bu vivent plus longtemps que ceux qui en font usage ».

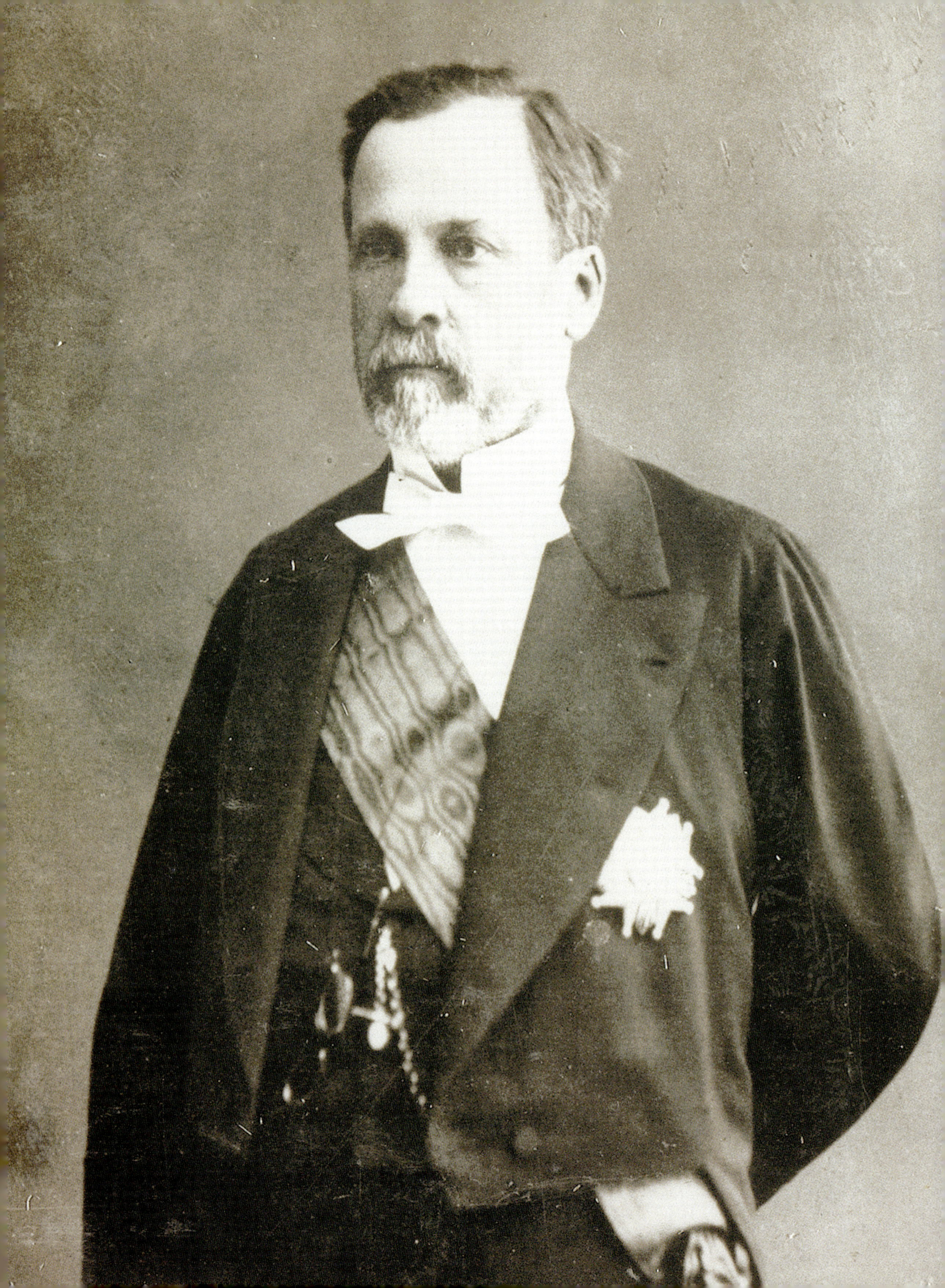

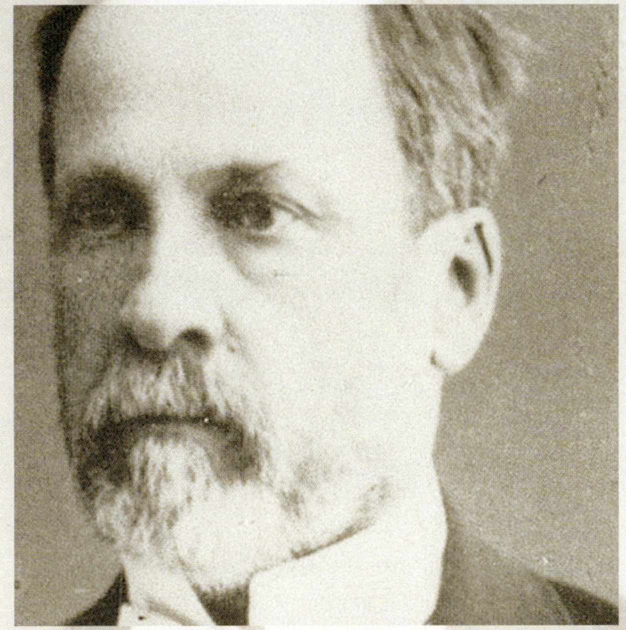

Chapitre 4

1815-1950, Réflexions et débats

D'abord magique, puis religieuse, la médecine devient au fil des siècles, plus rationnelle, appuyée alors par les sciences naissantes. Les spécialistes situent ce dernier passage à des époques diverses. Soit au milieu du XIXe siècle, soit avec Pasteur, soit enfin au début des années 1950. La viti-viniculture connaîtra les mêmes étapes, avec une dissociation plus nette qu'en médecine après la seconde guerre mondiale. Cette histoire mutuelle franchira un cap dans la deuxième moitié du XXe siècle et conduit à la connaissance intime des réactions physico-chimiques de l'élaboration du vin. Jusque-là, un débat entre médecins, qui transpirera dans les romans sociaux de la fin du XIXe siècle comme *L'Abreuvoir* de Zola, va naître et s'amplifier : celui de l'alcoolisme et de ses effets.

Le XIXe siècle, ô combien puritain ! demeure celui de toutes les révolutions. Les calotins l'emportent sur les libertins, sorte de revanche sur le siècle précédent.

1815-1850 : La médecine & le vin aliment

Double page précédente : Louis Pasteur

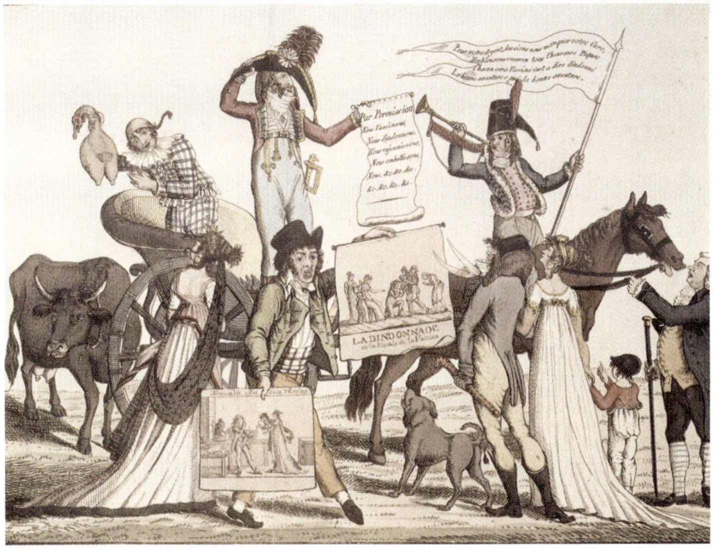

La vaccine en voyage, au début du XIXe siècle face aux épidémies, le vin demeure un remède essentiel.

Les agriculteurs (on dirait aujourd'hui vignerons) les médecins, les historiens et les poètes ont tour à tour cherché à connaître ou à célébrer les vertus du vin, rappelle Dumas dans sa thèse en médecine lors de ces temps austères. Pour la première fois, la faculté adoube le vin d'un déluge d'écrits officiels et universitaires. Nombre de thèses, de livres s'écrivent sur le divin nectar tout au long du XIXe siècle, souvent sollicité car précieux adjuvant médicamenteux.

Nicolas Philibert Adelon, agrégé en exercice à la faculté de médecine de Paris, écrit en 1824 : « le principe qui fait surtout varier les effets des vins et les liqueurs fermentées sur l'économie animale, c'est l'alcool ».

À l'image de l'eau « médicinale », distribuée lors de cures thermales, Dumas considère le vin bénéfique au maximum, sur son lieu de production, dans de véritables cures viniques. Il conseille l'ingestion après les « alimens » car plus salutaire, potentialisation ou simple précaution pour une muqueuse gastrique alors protégée.

Le vin est alors jugé en fonction, soit de sa qualité, soit des pathologies. Les jugements conduisent le plus souvent les auteurs à établir une classification en fonction du critère retenu.

À la rubrique vin, le dictionnaire de médecine de 1828 précise les vertus diététiques du vin reconnu diversement « nourrissans » selon le caractère visuel et macroscopique : « les blancs sont moins « nourrissans » que les rouges, les vins paillets* « très salubres », les vins jaunes muscats « très excitans » et très « nourrissans », les vins épais ont, eux, la propriété d'apaiser la faim.

Les vins sont considérés comme potables après un an (vin vieux), préférables pour « l'économie animale » aux vins jeunes et les vins du Sud reconnus plus alcooliques et « nourrissans » que ceux du Nord.

Un autre auteur, Baudot, dans sa thèse (1821) soutient une classification voisine, et assure que « les principes « constituans » du vin, portés dans le torrent de la circulation, sont répandus sur tous les points de la « machine animale ».

En résumé, les auteurs du XIXe siècle soutiennent que :
• les vins foncés ne conviennent pas aux estomacs faibles (!), aux personnes sédentaires ;
• les vins blancs conviennent aux personnes grasses, car diurétiques. Les vins jaunes (Crète, Madère) sont toniques et stomachiques ;
• les vins paillets* et clairets sont très salubres et se digèrent bien ;
• les vins doux nourrissent et gardent le ventre libre, par opposition aux ventres serrés, synonyme de constipation ;
• les vins acerbes, âpres sont « astringens », irritent les organes digestifs, donnent des « tranchées* » ;
• les vins acides dissolvent bien les aliments, mais leur excès conduit à des irritations du canal digestif, confirme Adilon ;
• les vins nouveaux donnent des diarrhées et génèrent la pierre ;
• les vins épais conviennent aux travailleurs de force habitués à des travaux pénibles ;
• les vins limpides sont peu nourrissants ;
• les vins parfumés, aromatiques, comme les Bourgognes, sont utiles « aux sujets épuisés par des maladies graves » ;
• les vins mousseux sont diurétiques, « stimulans » et irritent le système nerveux. Les vins doux et sucrés, très nutritifs et réparateurs, agissent comme « stimulans » et non comme dissolvants ;
• les vins âpres et astringents agissent dangereusement sur le cerveau.

Adelon, prudent, conclut avec précaution et sagesse : « le meilleur moyen d'apprécier l'énergie des vins, ce sera toujours de connaître la quantité d'alcool qu'ils contiennent ». Il poursuit son raisonnement : « dans l'état social où nous nous vivons, nous trouvons dans l'usage modéré du vin un moyen avantageux de neutraliser l'inertie de l'estomac et ses influences néfastes ». Il ajoute enfin : « ce liquide accroît l'énergie des facultés morales, car il porte son action sur le cerveau ».

À la lueur de ces divers ouvrages universitaires, les vertus thérapeutiques du vin peuvent être regroupées selon les domaines de la pathologie.

Adelon trouve quelques avantages dans l'emploi du vin dans les maladies avec hyposthénie, les scrofules*, le scorbut, les hémorragies avec hyposthénies, les inflammations avec adynamies, les leucorrhées* chroniques, les épuisements produits par d'abondantes excrétions, des pertes séminales réitérées, des hémorragies excessives, une abstinence prolongée, une alimentation de mauvaise nature, peu réparatrice. L'auteur ajoute que « le vin donné avec modération peut être un médicament vraiment héroïque ».

Certains auteurs affirment non sans raison : « voilà pour le coup, un médicament devant lequel peu de malades feront la grimace ».

Principales utilisations médicinales du vin

Le typhus

Le XIXe siècle voit la continuité des guerres napoléoniennes, pendant lesquelles cette épidémie fait des ravages. Le baron Larrey, célèbre médecin napoléonien (avec Percy et Desgenettes, qui ont donné leurs noms à des hôpitaux militaires à travers la France) évoque pour combattre le typhus des thérapeutiques bachiques, notamment pendant la phase de convalescence : bouillon, café et vin chaud. Le typhus associe éruption, fièvre, torpeur (*tuphos*), délire et mort. L'agent est une bactérie, dénommée *Rickettsia Prowaseki,* comme les deux médecins morts de cette maladie qu'ils combattaient. Le véritable traitement, celui du XXe siècle, repose sur les antibiotiques. La prévention est le DDT qui tue les poux, vecteurs de la maladie.

Le choléra

En 1822, le physiologiste bordelais François Magendie (1783-1855) conseillait plus particulièrement le vin de Bordeaux aux malades atteints du choléra. Robert Todd crée « l'"éthylothérapie » pour lutter contre cette terrible maladie. Un peu plus tard, en 1886, lors d'une nouvelle épidémie, Rambuteau faisait ajouter du vin à l'eau de boisson courante.

• Potion de Todd (potion cordiale) : vin rouge (125 grammes), sirop d'écorce d'oranges (30 grammes), teinture de cannelle (8 grammes). À prendre une cuillerée toutes les demi-heures, pour relever les forces épuisées après les maladies graves (*1851* in *Traité de l'art de formuler*).

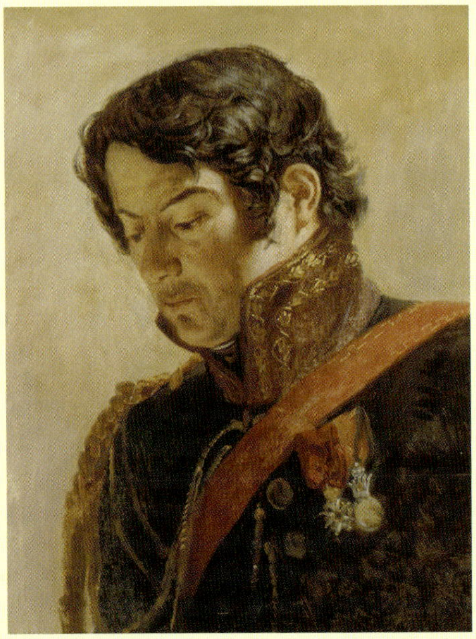

Baron Dominique-Jean Larrey 1766-1842.

Il réorganise les soins sur les champs de bataille avec les ambulances volantes, afin de les opérer au plus vite à l'arrière. Il suivra fidèlement Napoléon, dont il sera l'ami, et qui le nommera baron à Wagram, en 1809. Il pratiquera des amputations avec brio et rapidité (moins d'une minute pour une désarticulation de hanche ou d'épaule) afin d'éviter le tétanos, cause de mort de nombreux militaires blessés. Il embaume le corps de Kléber et ramène celui de Morland dans un tonneau de sublimé*. Il meurt à Lyon après avoir connu bien des honneurs institutionnels (armée, faculté, académie de Médecine), désargenté, mais indissociable de l'épopée napoléonienne.

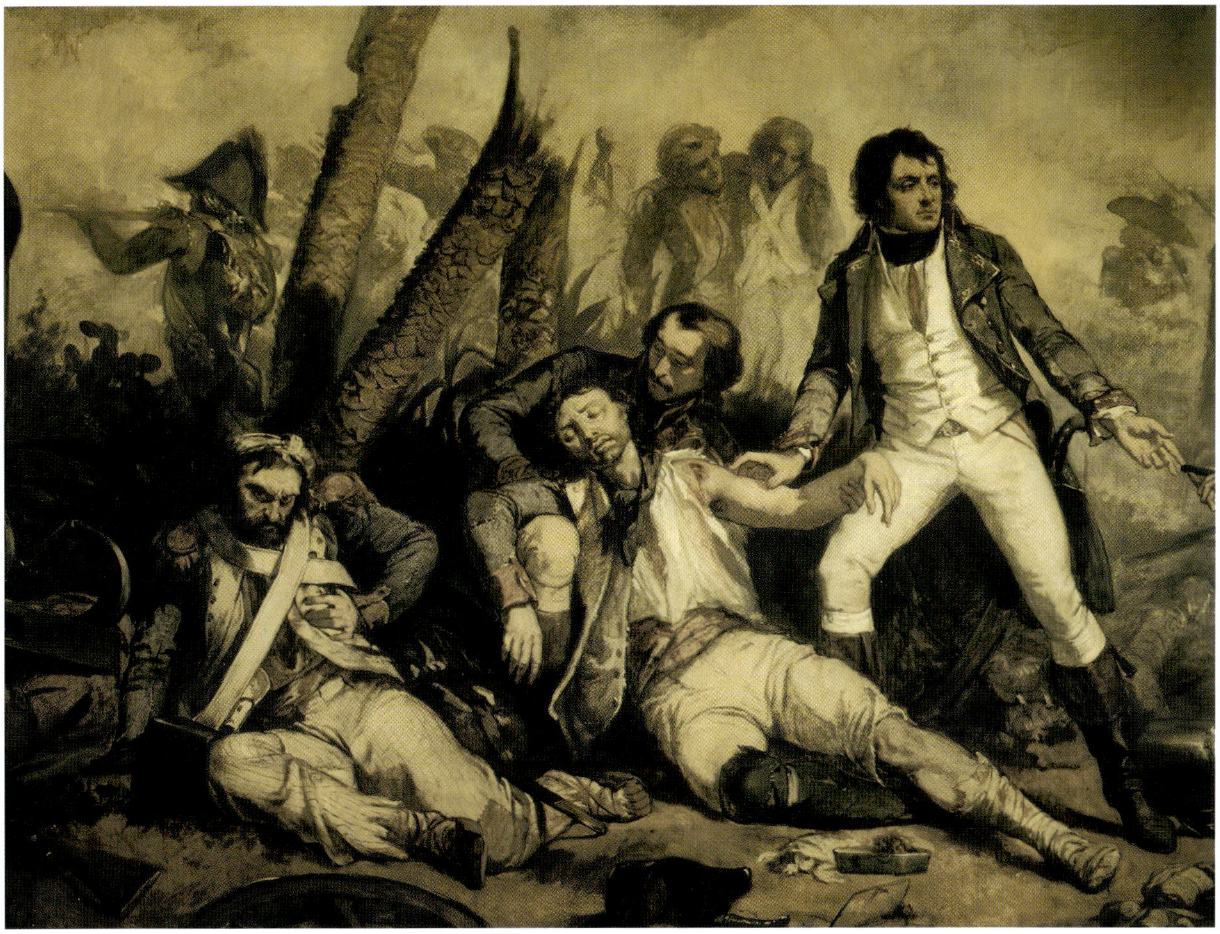

Le baron Larrey, chirrugien-chef de la Garde Impériale (1766-1842), opérant sur le champ de bataille.

La typhoïde

Pick démontre que le bacille de la typhoïde meurt en quinze minutes avec du vin et en trente minutes avec du vin coupé d'eau. En fait, l'eau, reconnue comme vecteur de la maladie, permet de conforter le côté hygiénique du vin qui sera chanté par Pasteur.

L'appendicite

Des médecins (Gagey, Doléris) affirment que les buveurs d'eau sont plus sujets et sensibles à l'appendicite que les buveurs de vin, immunisés par l'effet antibactérien du vin !

Gastro-entérologie

Si en 1792, les raisins verts et les abus dans les caves de Champagne ont conduit, dit-on, à la victoire des Français sur les Prussiens, Jordan et Craton (selon Dumas) prétendent au XIXe siècle que des vins verts et mauvais provoquent la colique du Poitou (saturnisme ou intoxication chronique par le plomb).

Tous les buveurs en souffraient car les vins dans cette région bénéficiaient d'un traitement à la litharge, oxyde plombeux, pour les adoucir et masquer leur acidité. Cette maladie était plus fréquente dans les années froides de mauvais millésimes, incitant à utiliser davantage cet édulcorant plombeux.

Page de droite : *Le capucin médecin* des pauvres de Jean Victor Schnetz (1787-1870).

En Angleterre, les fermiers suspendaient des poids de plombs dans leur cidre, ce qui provoquait les mêmes conséquences connues sous le nom de colique de Devonshire.

La goutte des buveurs de porto du XVIIIe siècle pouvait sûrement provenir du plomb. Au milieu du XVIIIe siècle, la plupart des états ont prohibé l'utilisation du plomb dans le vin, mais pas pour les tuyauteries d'eau. En 1884, on signale l'utilisation frauduleuse de balles de mousquet afin d'adoucir le vin.

Psychiatrie

L'excès de vin exalte des qualités dominantes de l'individu et, à l'image de Platon, qui grisait ses amis pour mieux connaître leur caractère, Dumas pense que l'ivresse révèle le fond psychologique des gens, car elle libère la personnalité de chacun.

Déjà, Tissot dans son livre *De la santé des gens de lettre*, souhaitait au XVIIIe siècle ne pas faire du vin une boisson régulière, mais qu'on le regardât comme un remède. On le prendrait au lieu « d'alimens », pour se soutenir dans les grandes afflictions (sic).

Chirurgie

Le professeur Villard, célèbre chirurgien lyonnais de l'époque, prête même un concours actif à cette réclame en signant un slogan qui prétend que « le bistouri commence la guérison, le vin l'achève ».

Scène de cabaret, Henri Charles Antoine Baron (1816-1885).

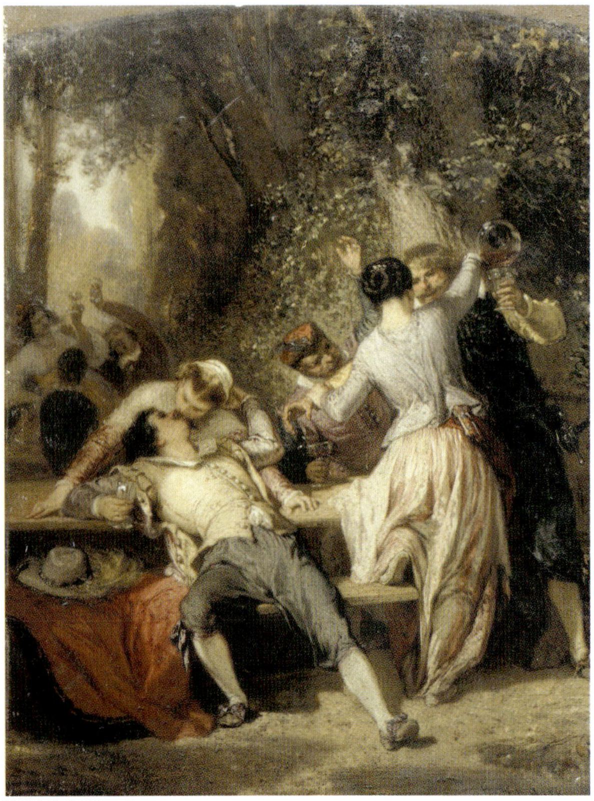

Nutrition

« Les consommateurs de vin mangent peu mais sont dotés d'un certain embonpoint », note Dumas dans sa thèse. Il en conclut *ipso facto* à la valeur calorique du vin.

Ébriété : de son usage pertinent ! Retour vers le passé

À Rome, un aphorisme, gage de bonne santé, circulait : *Defecare quotidie, amare hebdomade, bibere mense.*
Au XVIIe siècle, on affirmait que « Le vin charmait les puces ». Autrement dit, le buveur parti dans des songes éthyliques, ne sentait plus les piqûres de ces maudits insectes. Parfaite illustration ici de l'effet ici bénéfique et anesthésiant du vin !

Au XIXe siècle, outre ses vertus psychologiques, sérum de vérité, l'ivresse, conseillée pour les fièvres intermittentes, éloignerait la venue d'une goutte imminente.

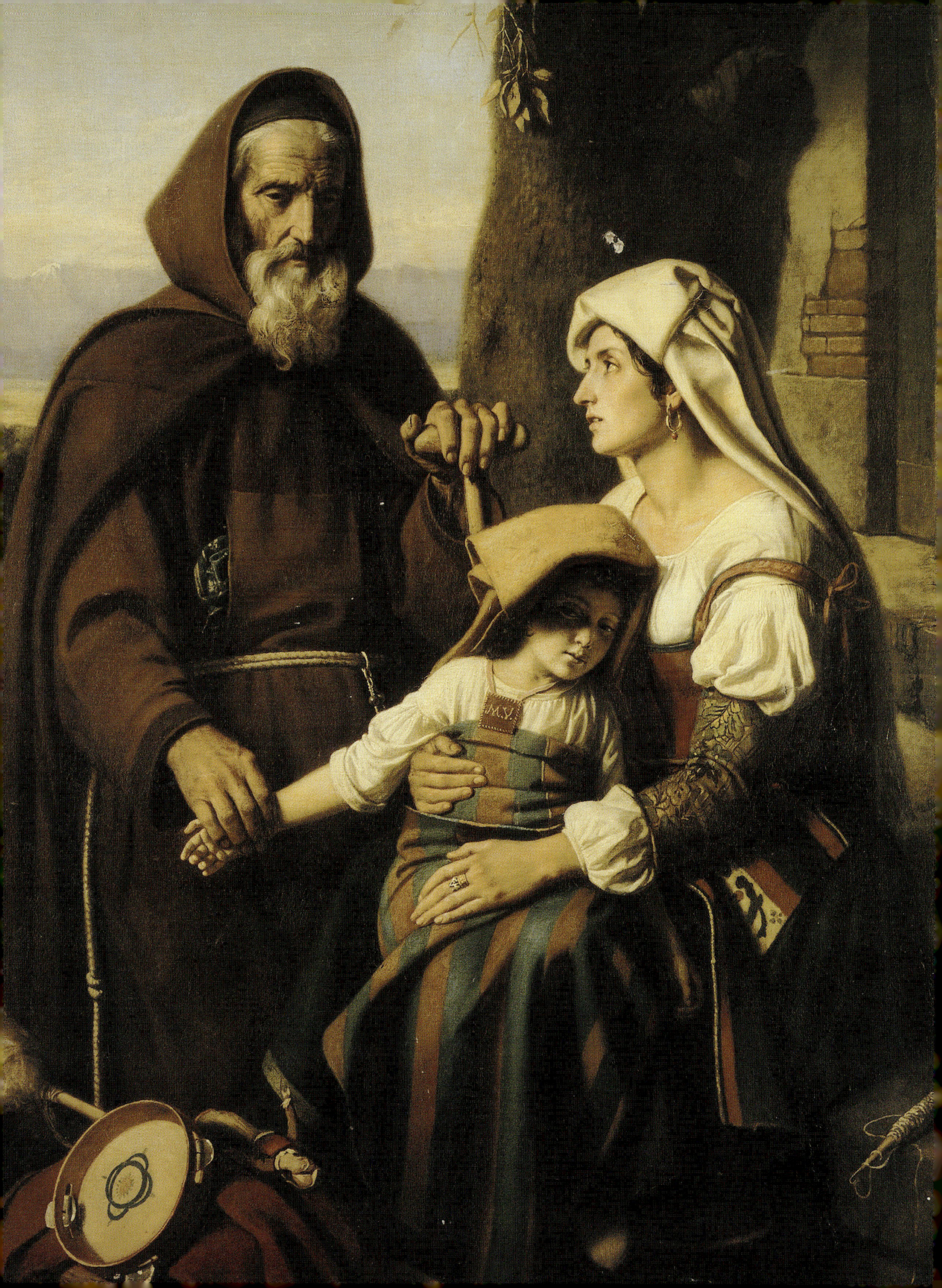

En Bretagne, l'ivresse est la norme, mais on compare les bourgeois (attablés aux terrasses des cafés devant des apéritifs) aux paysans ivres-morts, en concluant, comme le Dr Harscouet de Kéravel :

« À l'un la réputation d'ivrogne et d'arsouille, à l'autre le respect public mais aussi la cirrhose vengeresse ».

L'éternel féminin

Chateaubriand, dans son *Itinéraire de Paris à Jérusalem*, rapporte que les Athéniennes n'ont jamais eu de grande réputation en matière de beauté, et attribue ce regrettable constat à la consommation de vin.

Gynécologie et obstétrique

Toutes les situations pathologiques qui entourent la maman et son bébé, bénéficient d'une approche thérapeutique à base de vin.

Prolapsus utérin (descente d'organe)

Des moyens contentifs* traitent les déplacements de l'utérus. « Quand l'éponge est introduite, on injecte de l'eau fraîche à laquelle on ajoute un quart de vin blanc, quelques cuillerées de vinaigre et un seizième environ d'alcool, on peut employer des décoctions de quinquina, pures ou coupées avec du vin (F.J. Moreau) ».

L'auteur ne précise pas les raisons du choix du vin blanc, ni son type : pourquoi pas du rouge ? Et moelleux, sec, liquoreux ?

Aménorrhée

« L'air pur et sec, l'exposition au soleil, la nourriture forte, les vins de Bourgogne et de Bordeaux, coupés avec des eaux ferrugineuses [...] exercent une influence favorable. Si l'aménorrhée tient à un engorgement de l'utérus, on prescrira chez les femmes lymphatiques, les vins amers auxquels on adjoindra un régime fortifiant et tonique ! (F.J. Moreaux) ».

On retrouve l'effet supposé revigorant et roboratif du vin.

Accouchement

Pendant le travail : « Si l'état de faiblesse de la femme exige quelques restaurants, alors de bons bouillons, un peu de vin vieux, quelques cuillerées de vin d'Espagne sont les seuls et meilleurs moyens qu'on puisse employer (Dr Cazeaux) ».

Après l'accouchement

« La toilette de l'accouchée avec une eau pure ou mêlée d'un peu de vin lorsque les organes

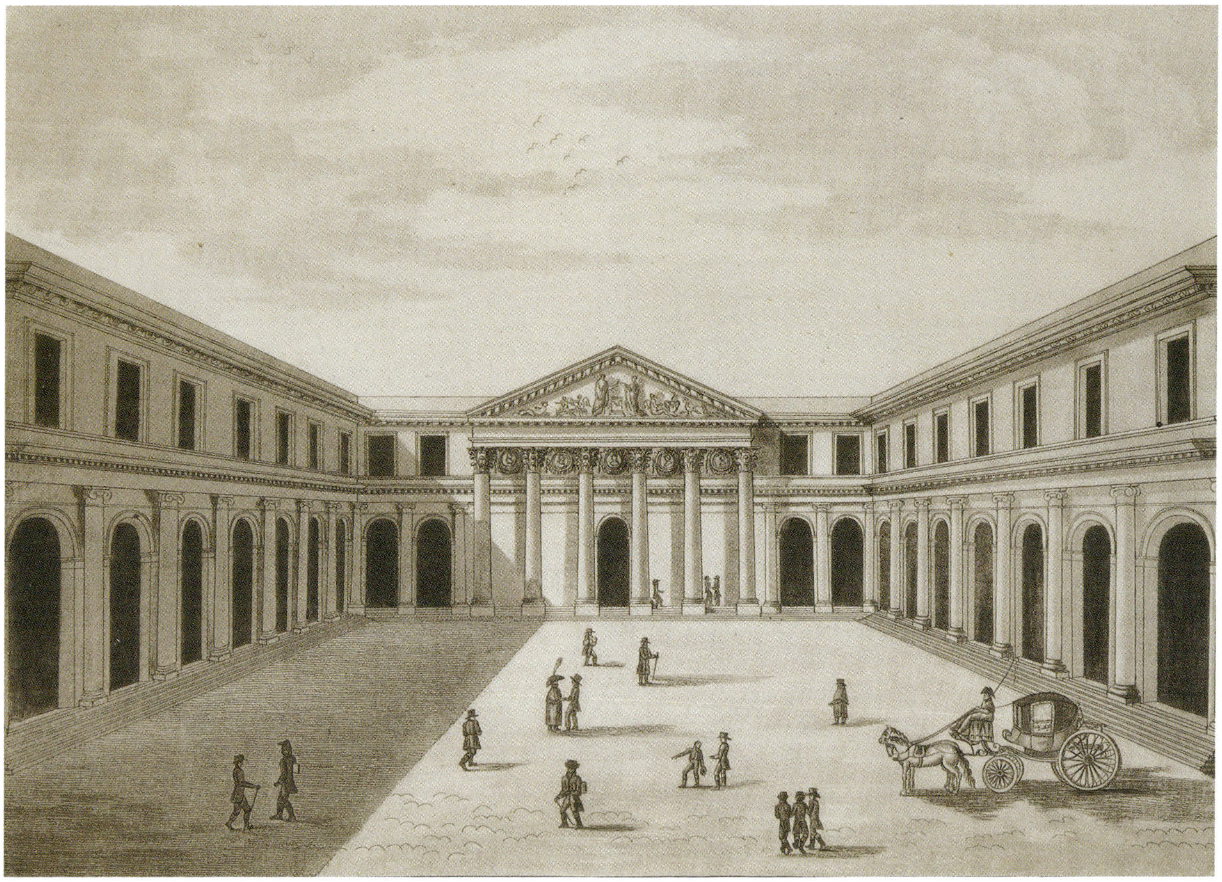

Vue intérieure de la cour de l'Ecole de Médecine, Nicolas-Marie-Joseph (1790-1858), lorsque la « Faculté » adoube le vin.

génitaux n'ont pas éprouvé de lésions graves ; dans le cas contraire, on aurait recours à l'eau de guimauve (F.J. Moreaux) ».

Soins et toilette du nourrisson

« Lorsque l'enduit sébacé est enlevé, on plonge l'enfant dans un bain d'eau pure ou mêlée d'un peu de vin, dont la température est à 25 degrés environ.

Si les bourgeons à la chute du cordon, ne s'affaissent pas bientôt d'eux-mêmes, on cherche à les réprimer avec des lotions de vin sucré, ou en les saupoudrant de sucre candi. Quant aux hernies ombilicales [...], nous trempons des sachets carrés dans du vin, et nous les appliquons sur l'ombilic ».

Moreaux confirme que les « taches de vin» ne sont pas liées à l'habitude pour la maman de boire du vin en cours de grossesse... ce que l'on savait, en fait, depuis le XVIIe siècle grâce à François Mauriceau.

Malgré de bonnes indications, de traitement à base de vin, on débusque les risques d'effets caustiques de derme abrasion, véritables brûlures sur des épidermes fragiles de bébé, porte d'entrée d'une infection généralisée. À l'époque, ces maladies nosocomiales avant l'heure, ne pardonnaient pas ! La dilution semble bien approximative, la galénique* empirique, et le surdosage un risque de chaque instant.

Un autre obstétricien ajoute et confirme l'utilisation du vin : « il faut dès la sortie nettoyer la surface du corps de l'enfant [...] on emploie habituellement de l'eau mêlée avec du vin, ou un bain simple ». (Cazeaux)

Quant à l'alimentation de l'enfant, le Pr Dubois conseille le vin rouge sucré, aromatique, c'est celui, dit-il, qui convient le mieux dans l'enfance ! Pour mémoire, Hippocrate déconseillait le vin aux nourrices avant le quarantième jour.

Gériatrie

La vieillesse réclame le vin. Le vieillard retrouvera par ce liquide ses forces musculaires. Les vins vieux sont recommandés, Bourgognes et Bordeaux, pour entretenir l'estomac dans un état d'excitation convenable. On évitera cette prescription « du bon lait d'automne » à ceux qui sont forts, pléthoriques et irritables du fait de l'apoplexie, risque latent.

Pour les gens de guerre, le vin en campagne (on sort des campagnes napoléoniennes) est l'âme du soldat. Constante de l'histoire : « Pas de vin, pas de soldat ». Ce mot de Napoléon que l'on prête aussi à César aurait tout aussi bien être prononcé par Édouard 1er d'Angleterre, qui com-

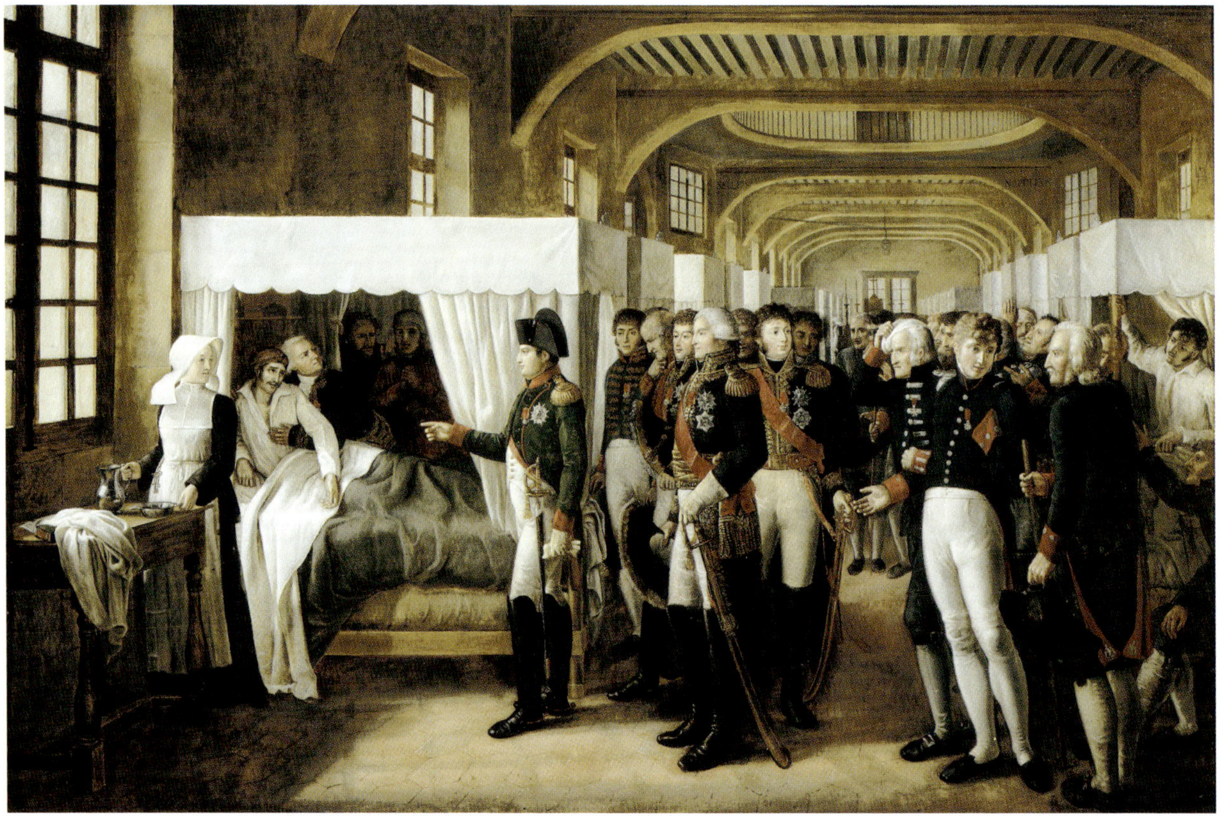

Napoléon Ier visitant l'infirmerie des Invalides, 11 février 1808, d'Alexandre Veron-Bellecourt.

manda en préparation de sa campagne contre les Gallois 5 400 hectolitres de vin de Bordeaux en 1282 ! On retrouvera ce même conseil en 1918, avec le célèbre « Général Pinard », synonyme de vin, plutôt mauvais, amélioré parfois par une substance apaisante qui le faisait alors qualifier de bromure.

Pour les intellectuels, selon que l'on est littéraire ou scientifique, le vin aurait des vertus, plutôt néfastes chez le mathématicien (au risque de voir double ?) mais utiles chez le poète, pour mieux taquiner la muse. Baudelaire l'évoquera merveilleusement quelques années plus tard. Dumas dans sa *Thèse de médecine* (1821) évoque l'inspiration provoquée assurément par le vin chez d'autres gais lurons des siècles passés : Molière, Racine... Nul ne doute que « L'âme du vin chantait dans la bouteille » comme le prétendait Baudelaire.

Lavements

La légende rapporte que l'homme eut l'idée des lavements en voyant l'ibis introduire de l'eau dans son rectum grâce à son long bec ! L'histoire des irrigations du « boyau culier » chère à Rabelais est donc vieille comme le monde.

Les pharmaciens pharaoniques, nommés les « bergers de l'anus », faisaient commerce de clystères. Les thérapeutiques par « la porte de derrière » constituent alors une voie d'administration médicamenteuse, originale, latine certes, mais efficace, au même titre que la voie orale, veineuse ou intramusculaire.

Les lavements de vin commencent à être prescrits au XIXe siècle. Le vin longtemps proposé à usage externe, le devient à usage interne, comme les vins médicinaux de la pharmacopée, nouvelle voie d'abord de l'alcoolothérapie (1860-1910). Plusieurs cas de guérisons furent rapportés après ces administrations originales et vineuses.

Un médecin anglais, Llewellyn Williams, eut recours aux lavements froids de vin d'Oporto pour sauver une malade atteinte de métrorragies par « inertie » de la matrice après la délivrance et ayant résisté à tous les moyens employés.

Herpain évoque le cas d'un soldat qui, au décours d'une variole, pris d'une gastro-entérite, puis d'une péritonite, fut sauvé par des poires de vin vieux de Bordeaux renouvelés trois fois par jour.

Le professeur Aran, selon *Le traité sur les ventres serrés* du professeur Fréxinos, de Toulouse, frappé par l'influence bénéfique des lavages rectaux de vin chez une malade anémique, utilisa ce remède pour traiter toutes les convalescences des maladies graves ainsi que la phtisie pulmonaire, la chlorose*, la dyspepsie, les cachexies paludéennes, syphilitiques, cancéreuses, etc.

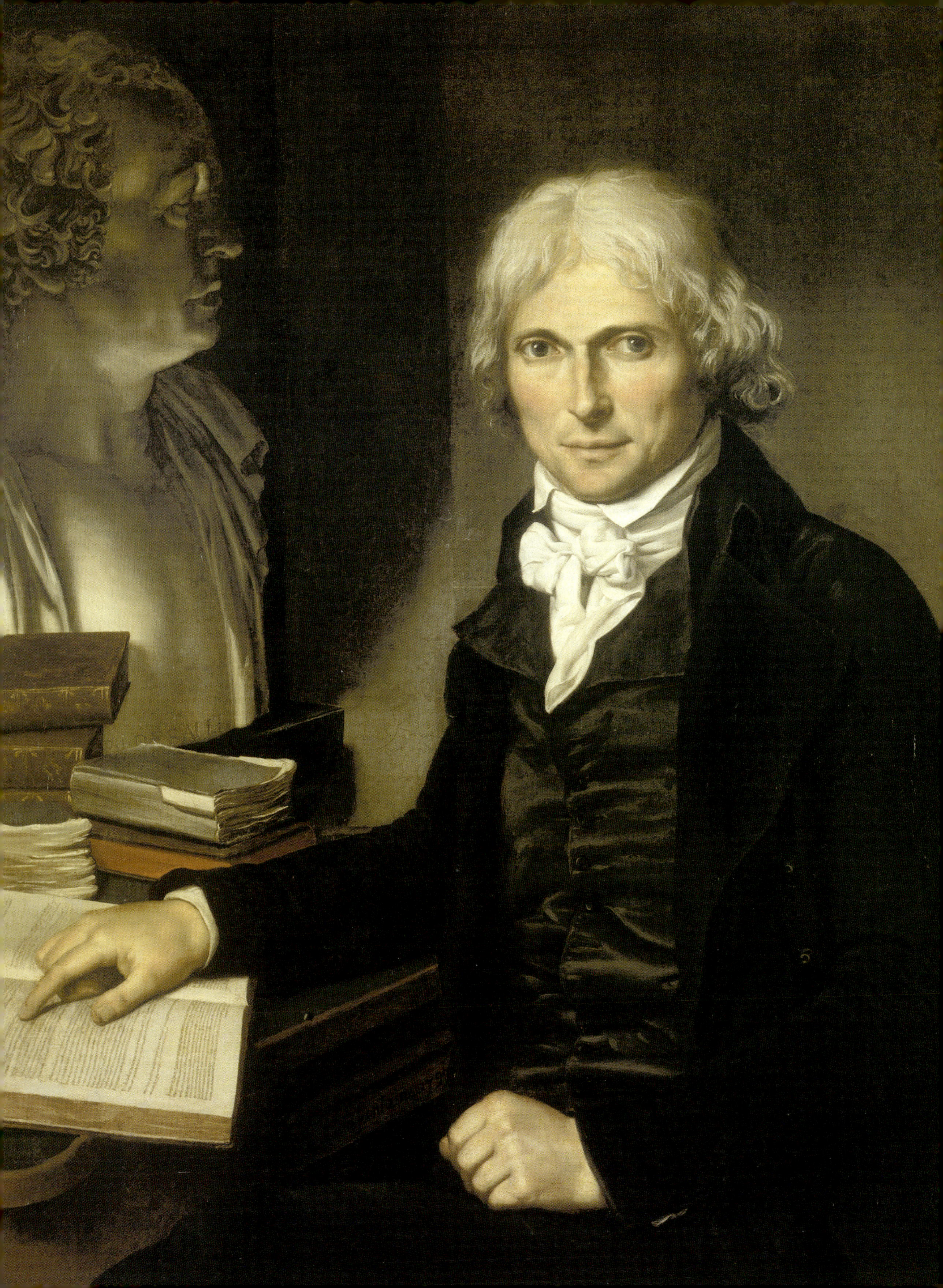

La posologie était délicate : 1/4 de lavement suffisait pour amener une stimulation convenable. Les cas rebelles acceptaient jusqu'à 250-300 grammes, avec du vin rouge de bonne qualité ! Une discrète ivresse admise en début de traitement, ne nuisait pas à la venue d'un succès attendu comme imminent !

Page de gauche : Marie-François-Xavier Bichat, médecin et anatomiste (1771-1802) par Pierre Maximilien Delafontaine.

Au siècle dernier, au XVIIIe siècle, le volume des hydratations de vin se mesurait à l'aune d'une chopine, mesure de Paris (0,446 litre), unité bachique, elle aussi !

En 1836, le Dr J.-B. Fonssagrives classe les vins par type et par prescription :

Classification de Fonssagrives

Vin de type	Indications thérapeutiques
Bordeaux	Malades et vieillards (600 à 800 cm^3 par jour)
	Vin des valétudinaires selon Dr Arnozan)
Bourgogne	Action plus stimulante
Roussillon	Action plus brutale, cas diarrhéiques
Blancs	Diurétiques (goutte et gravelle urique)
Mousseux	Antiémétiques, stimulants sur le système nerveux
Très alcooliques	Potion de Todd
Liquoreux	Contre-indication dans les dyspeptiques

Contre-indications du vin

Le vin est déconseillé aux tempéraments sanguins (malade au teint fleuri et coloré), aux sujets disposés à l'apoplexie, à l'hémoptysie ou aux hémorroïdes (on préférera alors les vins blancs légers), aux sujets d'un tempérament sec et irritable, nerveux, aux gens de tempéraments bilieux, avec ici le risque de phlégmasie du foie.

Les alcooliques en vin présentent une plus grande fragilité aux infections (du fait d'un terrain dénutri, donc immunodéprimé), état confirmé par la pratique médicale encore au XXIe siècle. Ainsi, les médecins notent une mortalité plus importante chez les marins débarqués éthyliques en Amérique du sud, atteints par la fièvre jaune en particulier.

Il convient de se rappeler que la médecine du vin reposait sur l'idée, ouvertement revendiquée, d'une différenciation sociale : on prescrivait d'abord les meilleurs vins, onéreux, et lorsque le patient ne pouvait plus les payer, on administrait les moins chers !

1850-1901 : La médecine & l'alcoolisme

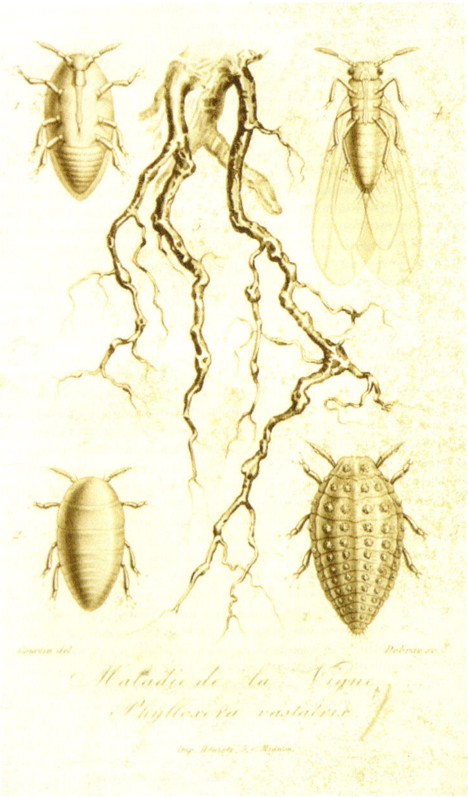
Le phylloxera.

Avec le retour du religieux à la moitié du XIXe siècle et la montée du puritanisme, l'Église encourage pour la première fois la tempérance. L'ère victorienne commence en Angleterre avec sa rigueur morale. Parallèlement aux vertus énoncées du vin, l'alcoolisme chronique commence ses ravages, n'épargnant aucun milieu : petit peuple, paysans, ouvriers et artistes. Le mot alcoolisme apparaît, dans les années 1850, sous la plume d'un médecin suédois Magnus Hüss. Tournant décisif dans la conjugalité du vin et du médecin : le vin cesse de purifier le sang puisqu'il est intoxiqué par l'alcool qu'il véhicule.

Magnus Hüss définit l'alcoolisme dans les annales médico-psychologiques en janvier 1853 : « Alcoolisme chronique : intoxication progressive, dépendante de l'absorption directe du toxique par le sang ou de l'altération de celui-ci. Ce toxique, agissant comme corps étranger, soit comme désorganisateur, exerce secondairement sur le système nerveux une influence irritante, puis sédative, puis stupéfiante, mais ordinairement alternative avant d'être permanente ».

À cette période naît la lutte antialcoolique. En mars 1872, sous l'impulsion de certains membres de l'Académie de médecine, se crée la première association contre l'abus des boissons alcooliques. L'année suivante, les parlementaires mettent en forme la première loi sur la répression de l'ivresse publique. En 1880, la Société Française de Tempérance, émanation de la précédente association, voit le jour. Malgré cela, si la tempérance semble devenir la règle, le vin ne constitue pas le sujet principal de ses actions. Les avis restent très partagés, de grands noms s'attachent alors à la défense du vin et plaident déjà pour une viticulture de qualité. Les médecins sont tout à la fois ceux de l'humanité souffrante et ceux de la vigne et du vin décriés.

Le docteur Jules Guyot (1807 - 1872) rédige une œuvre considérable sur la vigne et le vin. Il publie en 1860 *Culture de la Vigne et Vinification*, puis une longue série de rapports à la demande du gouvernement sur la viticulture en France (de 1861 à 1866). Ceux-ci donnent naissance aux *Etudes des vignobles de France.* Il s'attache également à d'innombrables innovations pratiques, donnant notamment son nom à la taille Guyot au devenir universel.

Le Dr Guyot oppose « le vin naturel, alimentaire et bienfaisant » aux alcools de distillation, comme l'absinthe aux ravages sans limite : le bon vin au Sud contre le mauvais alcool au Nord. Il conseille en 1866 pour une famille de 4 personnes 1 500 litres par an, pour garder la santé physique et spirituelle. Chargé en 1868 d'une enquête nationale, il dissocie le vin de l'ivresse. Il préconise la consommation d'un vin de qualité, qui réapparaîtra à la fin du XXe siècle avec la médiatisation des plaisirs d'Épicure. Quand un médecin est visionnaire…

Le Dr Lunier (1877), en prophète, coupe la France en deux : « La France d'en haut, nord et ouest, alcoolique à cause des eaux de vie. La France d'en bas, méridionale, tempérante grâce aux… vins ». En 1883, il affirme que « l'alcoolisme ne se rencontre que dans les départements qui ne consomment pas de vin ».

Les affiches publicitaires de l'époque proclament « le vin c'est la santé », avec en prime, la bénédiction de la Faculté de médecine.

La célébrité de Pasteur dans le monde du vin est due surtout à ses travaux sur la fermentation. Mais il apporte également sa contribution à cette promotion en proclamant, sans réserve, une vérité qui résonne encore au fond de nos chais et de nos verres : « le vin est la plus saine et la plus hygiénique des boissons ».

Dès la fin du XIXe, on a souvent opposé les régions du Sud de la France à celles du Nord pour la consommation d'alcool.

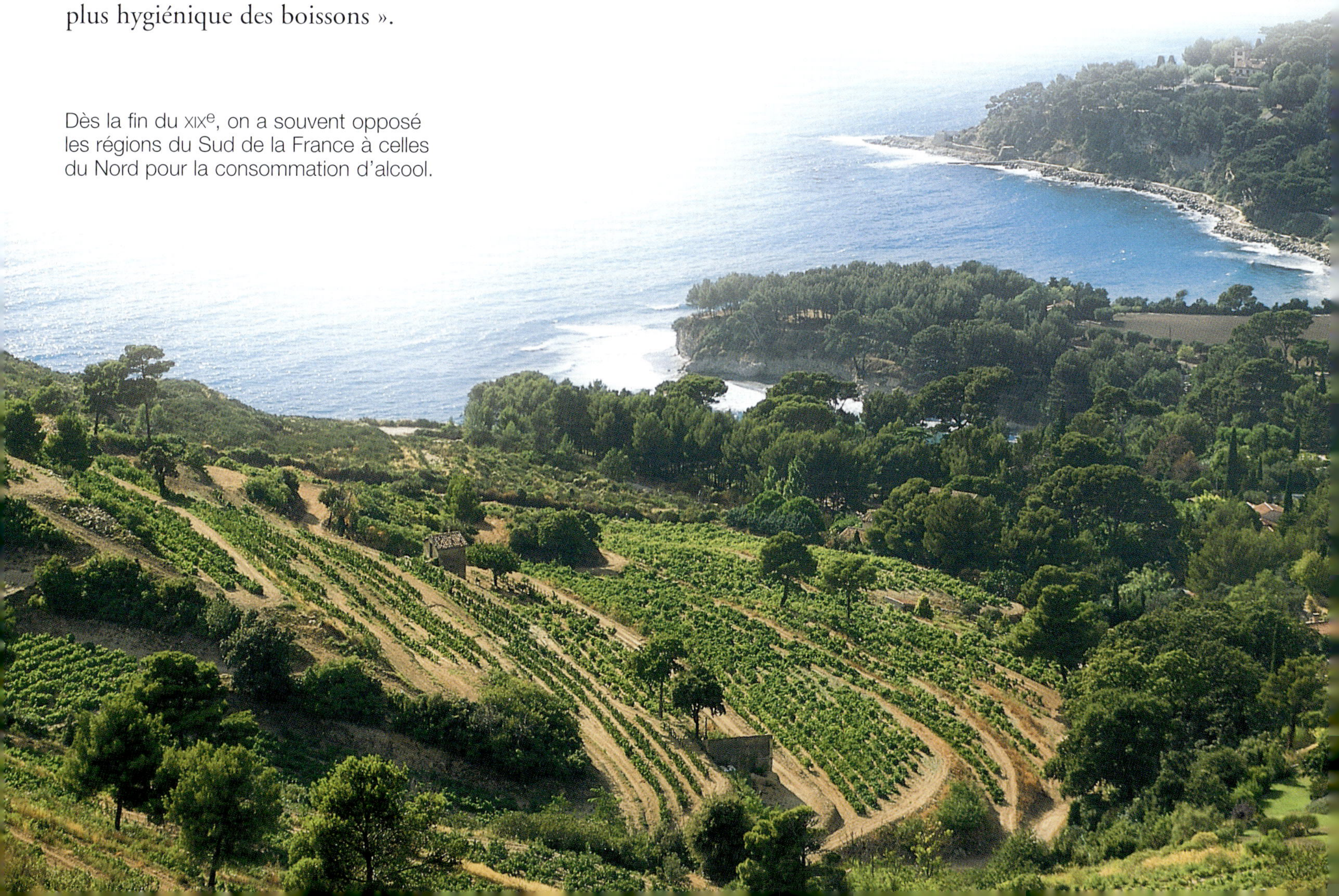

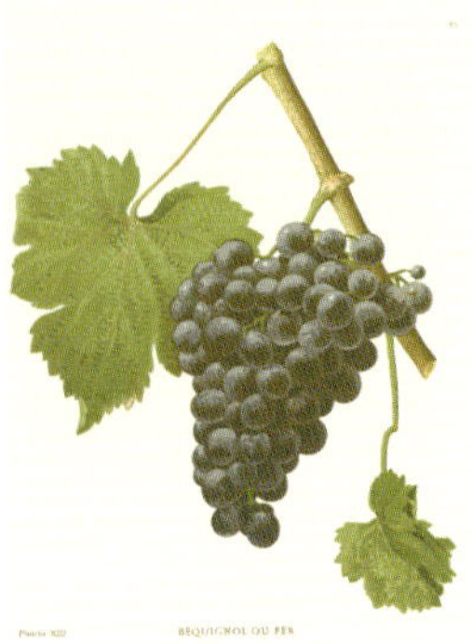

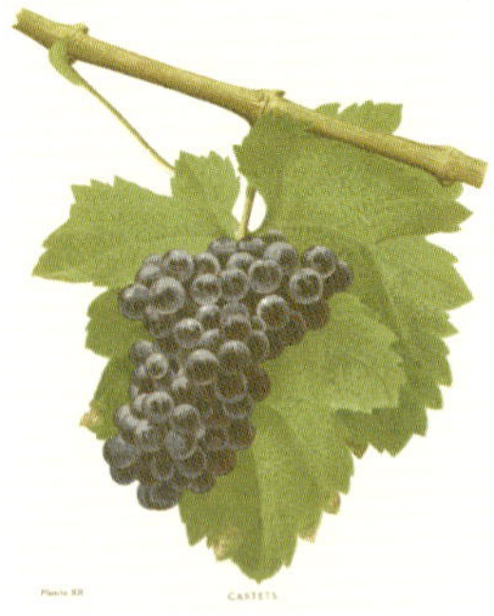

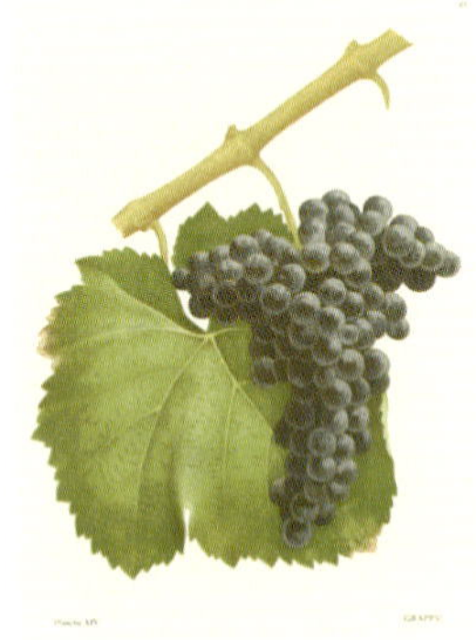

Les cépages oubliés : au fil du temps, pour des raisons le plus souvent qualitatives, de nombreux cépages ont été écartés de la production vinicole.

Ce grand savant milite dans des ligues antialcooliques, qui visent essentiellement les méfaits de la fée verte, l'absinthe, à la mode dans les cercles littéraires, mais en aucun cas le vin. Une affichette précise que l'alcool, comparée au vin, demeure l'ennemi numéro 1 de ce XIXe siècle et « fait de l'homme une brute, de la femme une martyre, de l'enfant un dégénéré ».

La réalité de l'alcoolisme mise à jour, le vin pourrait être banni. Pourtant, il est intéressant de noter qu'il en va tout autrement et nombre de recettes médicamenteuses à partir du vin font fortune, comme en témoigne la centaine de formules où on associe au vin kola, coca, quinquina, etc. Les journaux regorgent de réclames : vins tonifiants, reconstituants, toniques, nutritifs.

Dès lors, la science médicale, les mouvements hygiénistes et les ligues moralisantes de tempérance mettent le vin en accusation (classique amalgame vin-alcool), même si le vin est sensé, aux yeux d'autres auteurs, contrecarrer l'alcool, dont la trop célèbre absinthe. De la même façon, Thomas Jefferson, en 1791 déclamait déjà, au siècle précédent : « le vin est le seul antidote au poison qu'est le whyskey ».

Pour les gens de la mer, le vin reste conseillé à cause ses vertus antiscorbutiques reconnues. Au départ de la Terre de Feu, dans son expédition polaire, Jean-Baptiste Charcot (1867-1936), qui fut d'abord médecin et fils du célèbre Jean-Martin Charcot, neurologue de la Salpêtrière, tient à ses marins un discours où il parle de la « purée septembrale* » en ces termes : « je ne peux pas vous priver de votre quart de vin, vous en aurez besoin pour votre santé ». Brunet rapporte les propos de Bouchardat qui évoque deux croisières, l'une anglaise (avec pour boisson du whisky) atteinte par le scorbut, l'autre française (avec du vin pour boisson) épargnée !

Une guerre s'ouvre entre les partisans de la cessation brutale de consommation de vin et ce, sans risque, et les médecins qui pensent aux risques induits par une telle attitude. Tissot, chef de file des premiers, se voit contesté par Baudot qui cite, dans sa thèse, deux cas où il fallut rapidement conseiller aux patients de reprendre leurs habitudes pourtant délétères de consommations viniques. « Les deux sont alors sujets à des coliques violentes, avec un pouls mou !!! ».

La situation est renversée par la réintroduction du vin dans l'alimentation. Malgré tout, les médecins du XIXe siècle reconnaissent les effets néfastes de l'habitude, qui entraînent « l'ivrognerie ». Ils en appellent aux écrits redécouverts de Celse (qui dénonçaient les conduites excessives, addictives, dira-t-on au XXIe siècle) « L'homme sain, ne doit contracter aucune habitude ».

Les médecins ont constaté que l'éthylisme, même si le mot demeure peu usité, entraînait une mort rapide dès la cinquantaine, du fait « d'altérations morbifiques » : apoplexie, podagrerie, hydropisie. On dirait aujourd'hui une morbidité élevée avec hypertension, goutte et cirrhose décompensée !

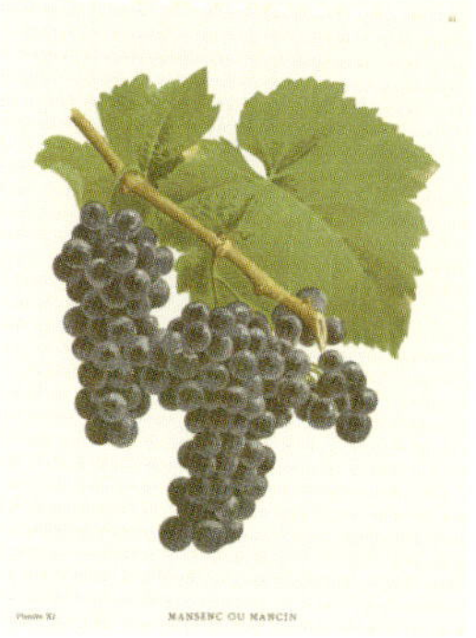

Parallèlement aux prescriptions de vin, l'eau prend son essor. « Malgré tout, l'eau reste la principale boisson pour certaines catégories de métiers comme les soyeux de Lyon (Dr Villermé) ».

Dans les années 1820-1830, la mode des bains de mer commence à se répandre, comme thérapeutique, sur les plages normandes. L'eau salée, alors parée de vertus thérapeutiques en particulier contre la rage (ou hydrophobie*) est supposée efficace contre quasiment toutes les maladies, comme la tuberculose. Ainsi on construit les sanatoriums, dont le plus célèbre Berck, au bord de la Manche et qui deviendra, à la fin du XXe siècle, un centre de rééducation pour grands infirmes neurologiques.

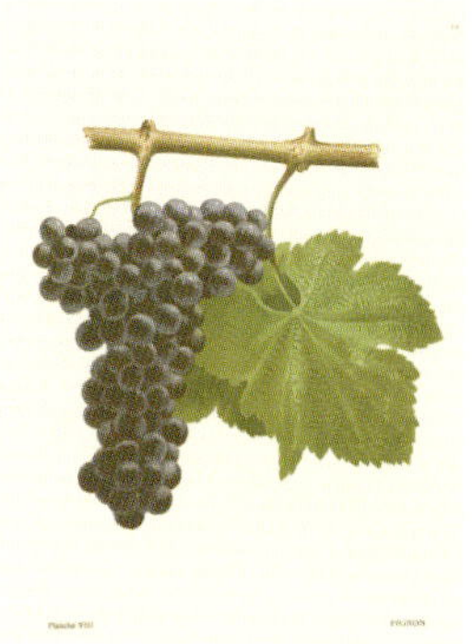

Par habitude, après le bain, le médecin prescrit un reconstituant, sous forme d'un « biscuit et d'un verre de vin d'Espagne ». Après l'eau, le vin ! Cette mode des bains de mer précèdera celles des cures thermales et des cures uvéales* ou uvales.

Au XIXe siècle, certains praticiens affirment les bienfaits du vin en matière de tuberculose en le comparant à « une chaire coulante et à un sérum préservateur » qui prémunit contre les infections internes !

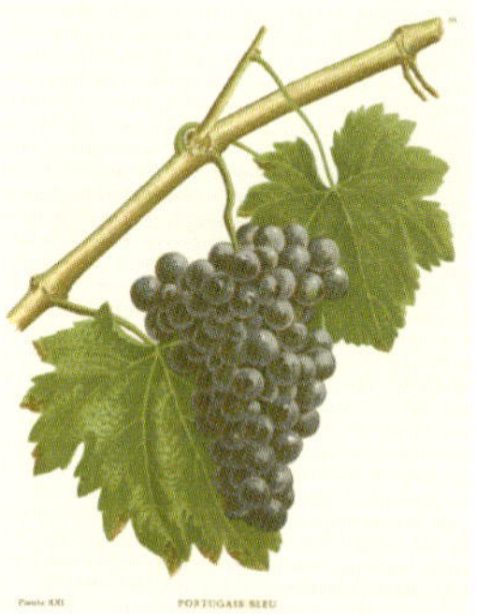

« Le vin au pot » est alors à la république ce que la « poule au pot » était à la royauté, un souhait fort, garant d'une bonne santé publique (Dr Peton) !

Principales utilisations médicinales du vin

Ainsi, dans le monde rural du XIXe siècle, le vin est mis à toutes les sauces, du fait de ses valeurs prophylactiques et thérapeutiques avérées en campagne :
• en infusion avec du camphre, de la bourrache, de la petite centaurée ou même de la crotte de chien ou de la peau de serpent, il prévient et guérit les fièvres ;
• l'infusion de génépi et de sang de chamois séché dans du vin blanc guérit du chaud et du froid (région d'Oisan) ;
• avec trois gouttes de sang prélevées dans l'oreille droite d'un chat, on soigne la pneumonie (Berry) ;
• du sang de bouc et du vin blanc soignent de la pleurésie ;
• du vin seul ou rouillé avec des vieux clous trempés guérit de l'anémie et des scrofules tuberculeuses ;
• des tisanes de feuilles de noyer ou de fleurs de marjolaine dans du vin blanc diminuent la tension artérielle ;
• contre la jaunisse, il est recommandé de boire des infusions de bleuet dans du vin blanc ou de marron d'Inde dans du vin rouge, si l'on répugne à avaler des poux vivants ou des crottes de chèvre dans du vin blanc ;

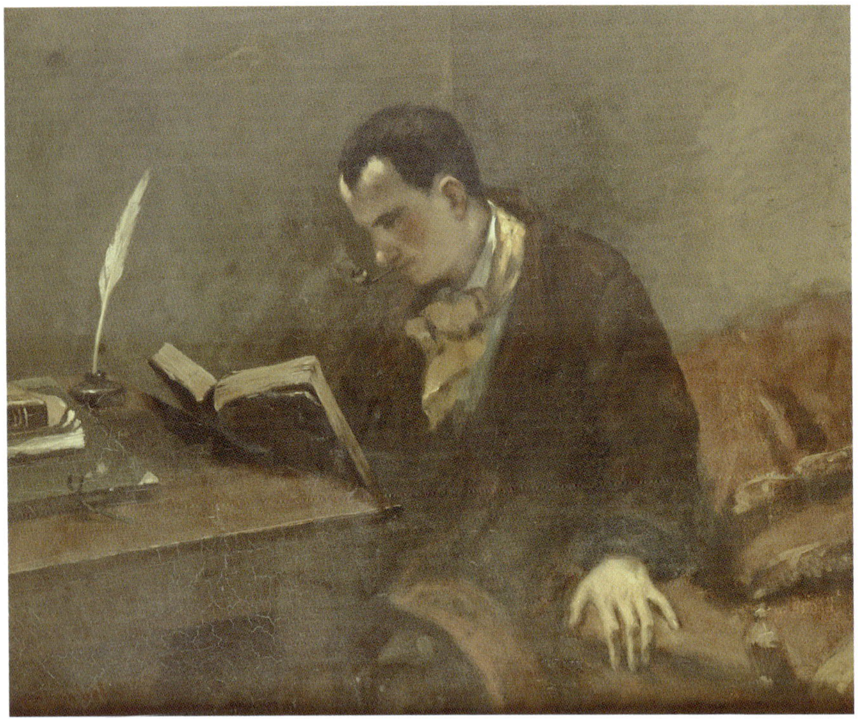

Baudelaire par Gustave Courbet (1819-1877), l'alcool et la plume font alors un mariage heureux.

• contre les rhumatismes en général et la sciatique en particulier, on peut essayer de l'huile de lombric, délayée dans du vin ;
• du vin de chute est servi avec des fientes de poule blanche en cas de traumatisme (Berry).

Ainsi, le vin continue au XIXe siècle son service comme au Moyen Âge. Il sert d'excipient, masque les mauvais goûts, comme il éludait celui des poisons médiévaux, et dans cette liste, que de mauvais goûts !

Le XIXe siècle voit la naissance d'apéritifs médicaux. Le quinquina est porteur. Vin, sucre et amertume sont garants d'une bonne santé, avec l'aval de la faculté ou de ses avocats :
• le kina Cabanes, du Dr parisien Cabanes, génère la sécrétion du lait chez les nourrices et fortifie les nourrissons ;
• le vin Aroud, au quina, au fer et à la viande, combat l'anémie ;
• le diable vert du Maurin Quina, imaginé, plus tard, par Leonetto Capiello en 1906 combat « la fée verte», dont il se veut le contre-poison bienfaisant.

En pharmacologie, cette période reste la grande époque des vins médicinaux : le vin de gentiane améliore la digestion, obsession pérenne des médecins, le vin de quinine fait baisser la fièvre. En 1840, la pharmacopée parisienne recense 1 654 vins médicinaux : 11 % du vin consommé à l'Assistance publique sert à les fabriquer, soit 3,2 millions de litres en 1893 ! La Faculté de médecine de Paris gratifie ses enseignants en vin !

Contre-indications neurologiques

En revanche, les maladies nerveuses, telles la mélancolie, la manie tranquille, l'hypochondrie, l'hystérie interdisent l'usage du vin que les auteurs pensent funeste du fait d'une hyperexcitation de l'encéphale et de ses dépendances (sic). D'ailleurs, dans sa thèse de 1821, Baudot évoque les abus du vin alors lié à la sexualité : « car, il produit des altérations morbifiques, et ces excès joints à la masturbation ont produit plus d'une fois l'épilepsie ».

On retrouve la cohabitation de forces diaboliques (éthylisme et luxure) dont la résultante ne peut être dans ce siècle de grande rigueur morale que délétère !

Les médecins épicuriens du XIXe siècle

En 1833, le vin se pare de vertus merveilleuses, ainsi la croyance en un pouvoir miraculeux du tokay reste vivace jusqu'au XXe siècle. Un des médecins les plus célèbres de Londres, selon Johnson, rapporte :
« Un médecin de mes amis, qui s'était moqué de la suggestion d'essayer ce vin en cas de maladie fatale, en fit couler un peu dans la bouche d'un homme [...] quand il fut vraiment convaincu qu'il était mort. Mon ami m'a décrit son effet comme celui d'un choc électrique ; le « défunt » est bien vivant aujourd'hui, et croyez-moi, cela n'est pas un conte de fée ».

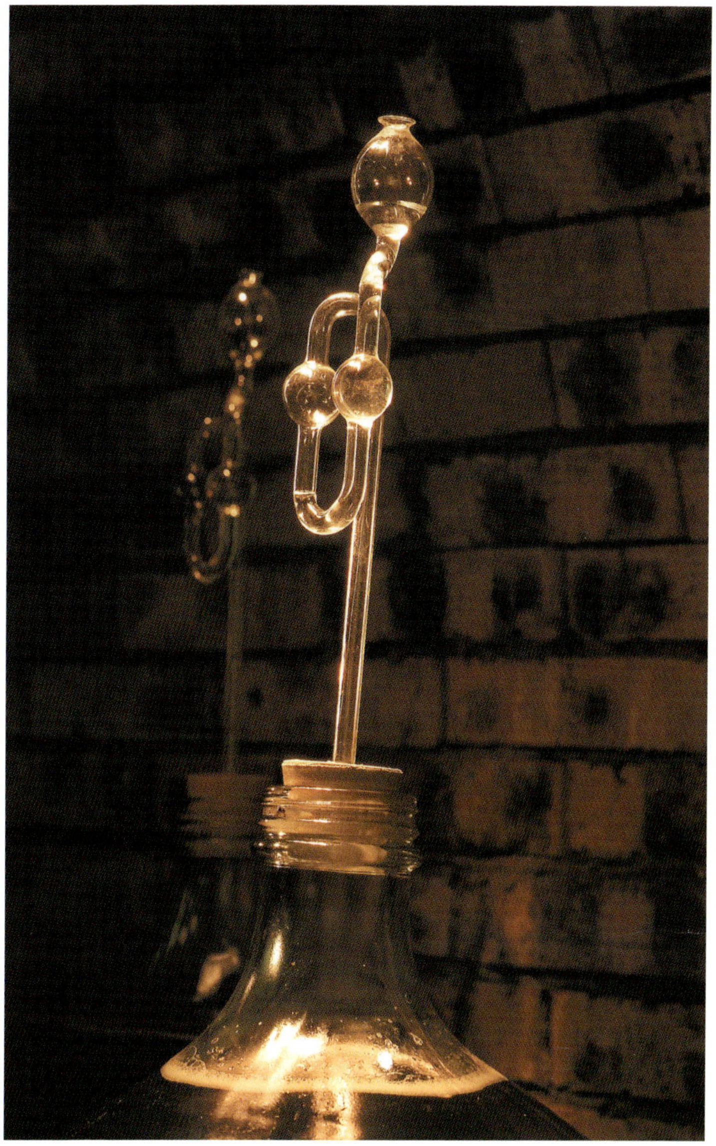

Vin mythique, le Tokaj naît de « l'Eszencia » conservé en bombonne de verre.

Angleterre

Thudichum, médecin anglais, se rendit à Jerez en 1871 pour étudier sur place, en Espagne, l'élaboration du vin, le xérès, dont raffolaient ses compatriotes. Il communiqua le résultat de ses observations par une série de conférences données en 1873 à la Société Royale des Arts. En 1873, il rapporta la qualité des crus espagnols.

Après avoir condamné tous les vins de Catalogne, d'Aragon et de la région de Valence, il ajoute : « Pourtant dans la vallée de l'Ebre, il existe de très nombreux vins faits de la manière la plus pure possible, et il n'est pas improbable que nous recevions par la suite des vins exquis à un prix modéré de la région appelée Rioja ».

Les États-Unis

Silas Weir Mitchell, célèbre médecin neuropsychiatre, de Philadelphie décrie « une madère-partie » dans l'Amérique du XIXe siècle.

« Des chandeliers d'argent éclairaient une table dressée pour quatre et leur lumière tombait sur de la porcelaine jaune et or de Nankin, des verres et des plats étincelants. Un serviteur nègre d'un âge avancé, à la peau noire comme l'ébène qu'il aimait polir, contrastant avec sa chevelure blanche [...] considéra la table un instant et son arrangement. Avec un sourire, il se tourna pour inspecter une rangée de carafe sur le manteau de la cheminée ».

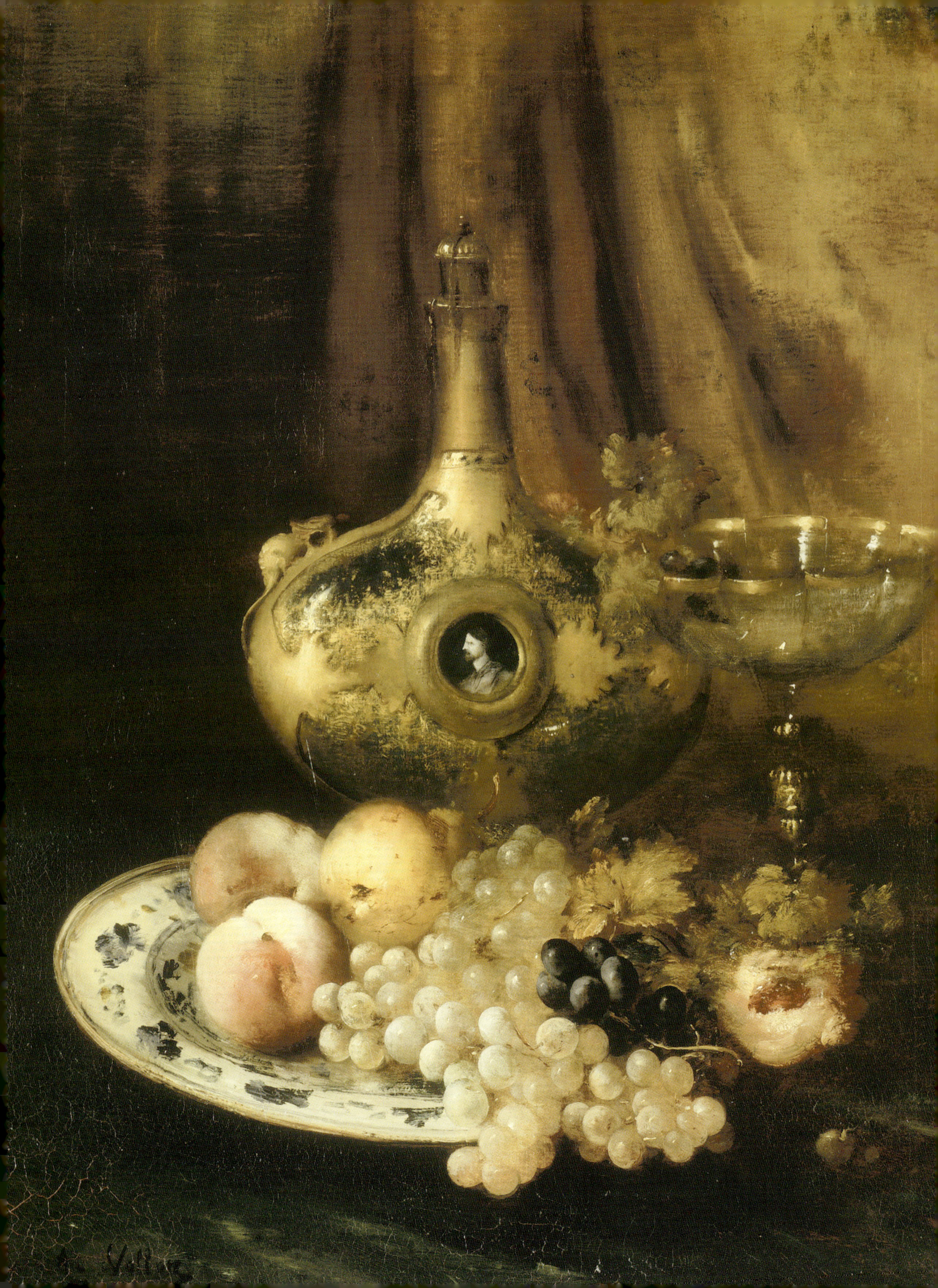

Australie

Christopher Penfold, médecin qui venait du Sussex, s'établit en 1840 dans les collines de Magill qui dominaient Adelaïde. Il commença à exercer la médecine, puis ayant constaté combien ses patients appréciaient le verre de vin qu'il leur prescrivait, planta aussi de la vigne. Son vignoble demeure encore aujourd'hui l'un des plus fameux d'Australie.

France

Jules Lavalle, médecin, à l'image des courtiers du Bordelais qui établissent le fameux et immuable classement des vins du Médoc, met sur pied un classement officiel des vins de Bourgogne *1855 Histoire et statistique de la vigne et des grands vins de la Côte d'Or Dijon, Dr J. Lavalle, Garnier et Delarue. Classement des vins rouges de Bourgogne.*

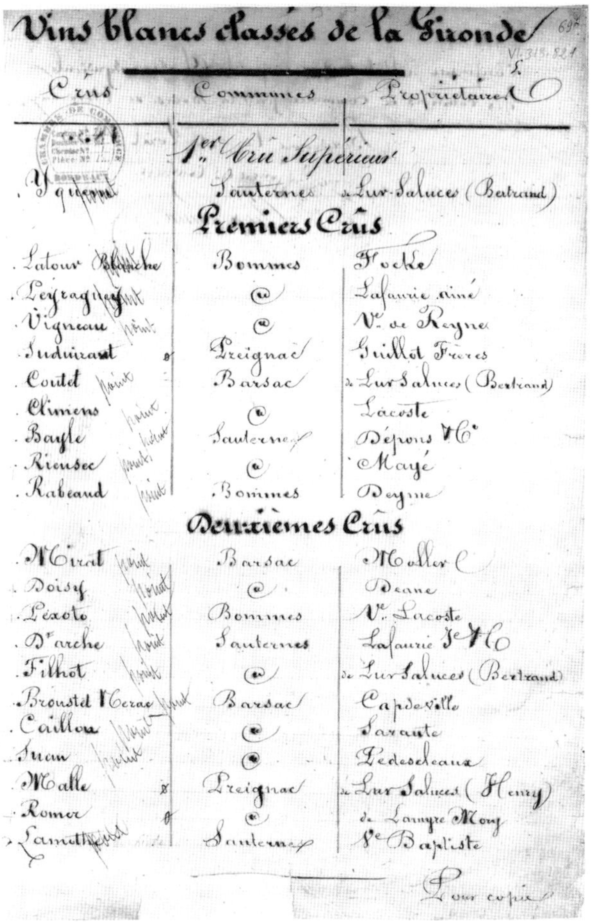

Vins blancs classés de la Gironde

Crus	Communes	Propriétaires
1er Cru Supérieur		
Yquem	Sauternes	de Lur-Saluces (Bertrand)
Premiers Crus		
Latour Blanche	Bommes	Focke
Peyraguey	id	Lafaurie aîné
Vigneau	id	Vve de Rayne
Suduiraut	Preignac	Guillot Frères
Coutet	Barsac	de Lur-Saluces (Bertrand)
Climens	id	Lacoste
Bayle	Sauternes	Depons & Cie
Rieusec	id	Mayé
Rabeaud	Bommes	Deyme
Deuxièmes Crus		
Mirat	Barsac	Moller
Doisy	id	Deane
Peixoto	Bommes	Vve Lacoste
D'arche	Sauternes	Lafaurie & Cie
Filhot	id	de Lur-Saluces (Bertrand)
Broustet Nérac	Barsac	Capdeville
Caillou	id	Sarraute
Suau	id	Pédesclaux
Malle	Preignac	de Lur-Saluces (Henry)
Romer	id	de Lamyre Mony
Lamothe	Sauternes	St Baptiste

Pour copie

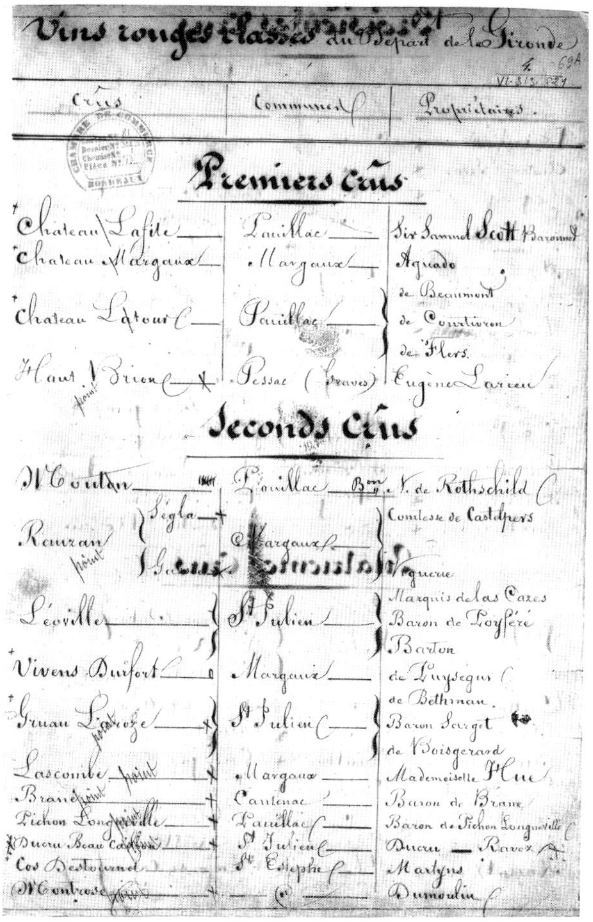

Vins rouges classés du Départ de la Gironde

Crus	Communes	Propriétaires
Premiers Crus		
Château Lafite	Pauillac	Sir Samuel Scott Baronnet
Château Margaux	Margaux	Aguado
Château Latour	Pauillac	de Beaumont, de Courtivron, de Flers
Haut Brion	Pessac (Graves)	Eugène Larrieu
Seconds Crus		
Mouton	Pauillac	Bon N. de Rothschild
Rauzan Ségla	Margaux	Comtesse de Castelpers
Rauzan Gassies		Viguerie
Léoville	St Julien	Marquis de las Cazes, Baron de Poyféré, Barton
Vivens Durfort	Margaux	de Puységur
Gruau Larose	St Julien	de Bethman, Baron Sarget, de Boisgérard
Lascombe	Margaux	Mademoiselle Hue
Brane	Cantenac	Baron de Brane
Pichon Longueville	Pauillac	Baron de Pichon Longueville
Ducru Beau Caillou	St Julien	Ducru — Ravez
Cos Destournel	St Estèphe	Martyns
Montrose	id	Dumoulin

Page de gauche : le vin, les fruits et objets d'art avec l'aiguière de François Ier, Antoine Vollon (1833-1900)

La fin du XIXe est marquée par les recherches qualitatives et la promotion des classements professionnels. Ci-contre, le célèbre classement de 1855 consacrant le vignoble bordelais.

1901-1950 : UN DÉBAT PASSIONNÉ

Le XXe siècle commence sur fond de crise pour la viticulture. Après l'invasion phylloxérique de la fin du XIXe siècle, la surproduction, la chute des cours du vin conduisent de nombreux viticulteurs à la révolte. Fraudes supposées ou réelles se multiplient, et incitent naturellement les vignobles de qualité à défendre au mieux leurs intérêts. Naissent ainsi les premiers syndicats viticoles et dans un grand élan, les appellations d'origines contrôlées. Dans ce contexte, la position du monde médical face au vin devient un enjeu primordial.

Le déclin de la thérapie par le vin a commencé à la fin du XIXe siècle Il s'explique surtout par l'apparition de nouveaux produits pharmaceutiques. On s'interroge sur son efficacité et son innocuité.

Cependant, en 1901 dans une enquête de *l'Illustration*, 100 médecins sur 162, bien avant le French Paradox, considèrent le vin favorable à la santé alors que 44 ont une opinion indifférente et 18 pensent les vins toxiques. Ce qui semble confirmer que seule une minorité de médecins s'implique alors dans la lutte contre le vin.

En 1904, le Dr Gauthier, membre de l'Institut et de l'Académie de médecine, approuve l'usage modéré du vin : « C'est un aliment précieux tant qu'il ne dépasse pas la dose de 1 g d'alcool par jour et par kg de poids, soit 1 litre de vin pour un sujet de 80 kg ». Malgré ce calcul erroné, la notion de quantité de vin en fonction de l'individu, apparaît enfin (cette dernière s'avère aujourd'hui inexacte et insuffisante). À la suite de cette déclaration, la soutenance de multiples thèses médicales vantant les vertus du vin de Bordeaux, en particulier, continue.

En 1905, la Société française de Tempérance devient la Ligue nationale contre l'Alcoolisme. Ses effectifs se sont enrichis d'un grand nombre d'instituteurs encouragés par les directives du Ministère de l'Instruction Publique.

Les théories les plus fantaisistes voient le jour : on évoque par exemple à cette époque le côté héréditaire de l'alcoolisme.

Mais le vin est encore dissocié des autres alcools. En 1913, à la ligue annuelle contre l'alcoolisme, Jean Richepin décrit l'alcool comme « l'eau de la mort » contre le vin « eau de la vie » ! « Béni soit-il ce vin français qu'on nous envie. Vin de foi, vin d'amour, vin d'espoir, vin de vie ».

Certains associent à l'alcoolisme, réel fléau individualisé depuis 60 ans, le caféisme et le théisme, avec naturellement pour antidote le vin !

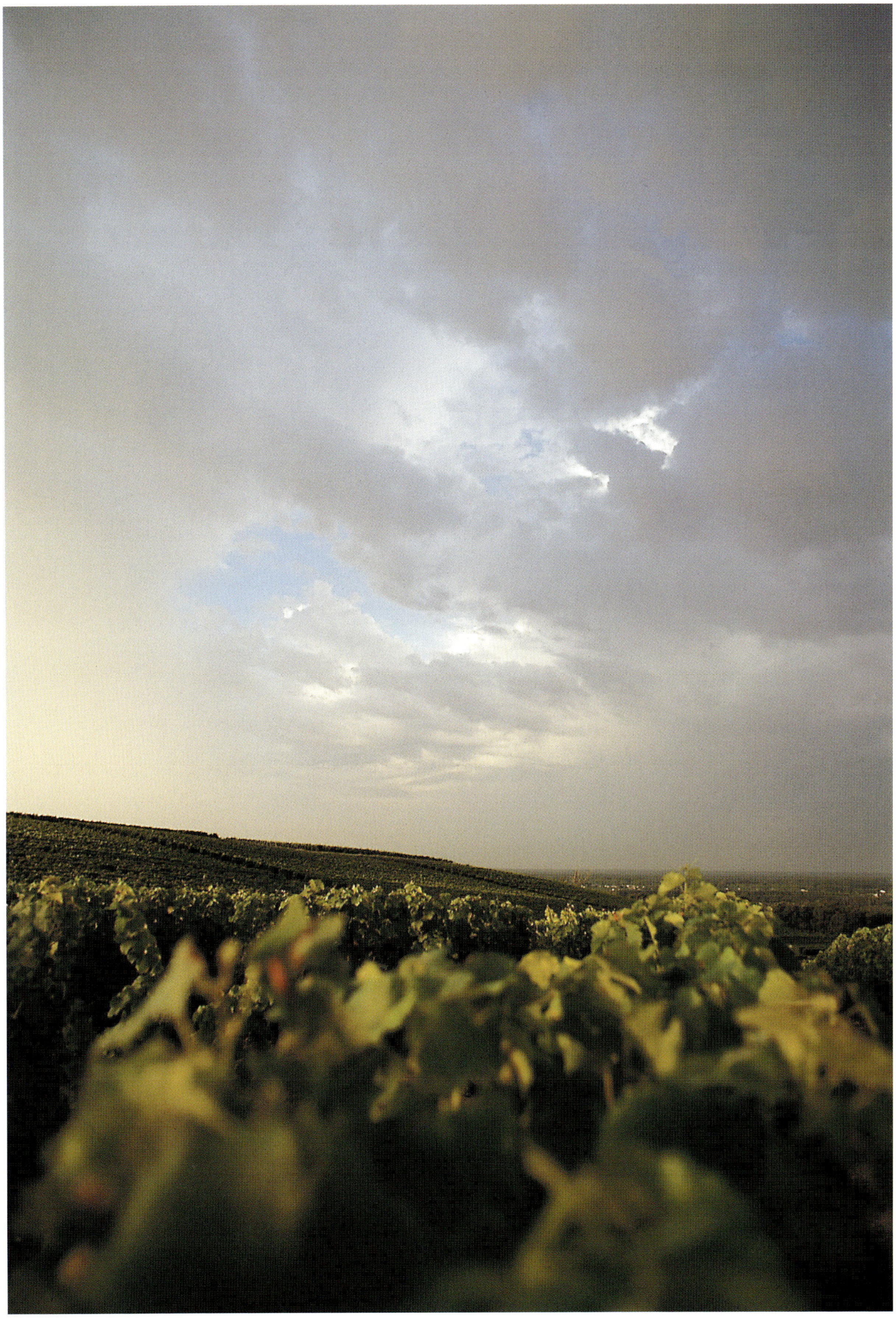

1901-1950,
ciel d'orage sur le
vignoble.

En 1914, L. Brunet cite les représentants du corps médical, dont le Dr Peton qui conseille le vin aux anémiques, aux scrofuleux, aux convalescents, aux paludéens, aux diabétiques, aux tuberculeux, aux surmenés, à certains dyspeptiques, aux névropathes, aux cachectiques et de déclarer un dicton bourguignon : « Si c'est l'homme qui fait le vin, c'est le vin qui refait l'homme ».

L'ivresse, selon le Dr Charrin, diffère selon qu'elle concerne le représentant des pays vini-viticoles ou celui de la ville : gai, aimable et généreux dans le premier cas, sombre, taciturne et renfermé dans le second cas. La raison incombe à la nature des boissons alcoolisées. Pour ce représentant du Collège de France, le bon vin d'un côté et les mauvaises liqueurs de l'autre... La messe est dite, mais pour peu de temps.

Durant la première guerre mondiale, le vin bénéficie d'une auréole favorable liée au fameux « Général Pinard » ou « Père la Victoire » ! Mais le répit est de courte durée. Adolphe Pinard était en fait accoucheur (il inventa aussi un stéthoscope pour femmes enceintes afin d'écouter les bruits du cœur du fœtus) et s'était penché sur le vin des armées. Il ajouta des substances qui le rendaient peu agréable. D'où la collusion entre son nom et le breuvage ainsi dénaturé (une autre étymologie existe à partir de pinot, célèbre cépage).
Durant les années suivantes, une aire prohibitionniste parcourt le monde. La prohibition totalitaire des États-Unis et de la Finlande conduit directement ces pays à une augmentation de la consommation sans précédent des boissons (alcooliques) distillées avec un pourcentage d'alcool de mauvaise qualité et de contrebande au détriment des boissons fermentées au premier rang desquelles le vin de qualité. Aux États-Unis, cette politique a des effets particulièrement inattendus.

Le *Volstead Act* autorisant la vente de jus de fruits non enivrants, les trafiquants se mettent à commercialiser du jus de raisin dans des emballages en carton. Une mise en garde claire explique à l'acheteur : « n'ajouter pas de levure, sinon le contenu fermentera »... Ainsi la prohibition entraîne l'augmentation de plus de la moitié de la consommation de vin « trafiqué ».

Le bon vin, quant à lui, est vendu en pharmacie comme vin médical. Les médecins ne se font pas faute de prescrire cet excellent remède, tel le « médical champagne » de Paul Masson destiné à quiconque souffre d'une soif inguérissable. Il n'en demeure pas moins que la crise de surproduction demeure et la viticulture a besoin d'aide.

Cela est d'autant plus vrai, qu'à partir de la fin de la Grande Guerre, l'amalgame entre le vin et les autres alcools se généralise. Ainsi le vin subit, à l'égal des autres boissons alcoolisées, les foudres des rangs renforcés de la Ligue contre l'Alcoolisme. Tous les médecins ne restent pas de bois face aux prohibitionnistes. En France, un mouvement est conduit par le docteur Eylaud et le professeur Georges Portmann.

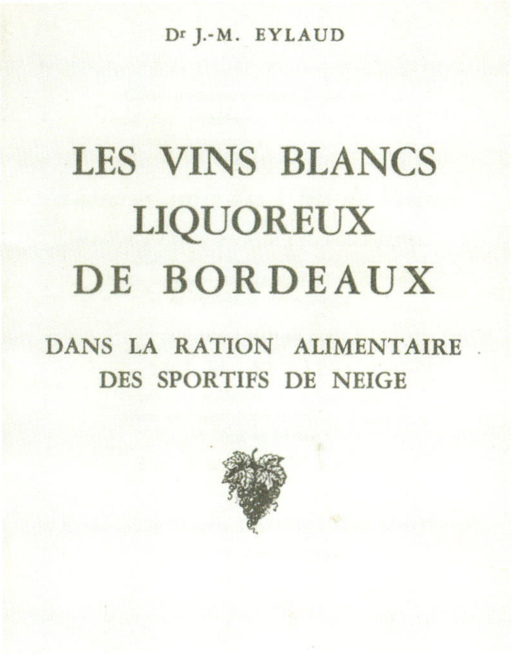

Dr J.-M. EYLAUD

LES VINS BLANCS
LIQUOREUX
DE BORDEAUX

DANS LA RATION ALIMENTAIRE
DES SPORTIFS DE NEIGE

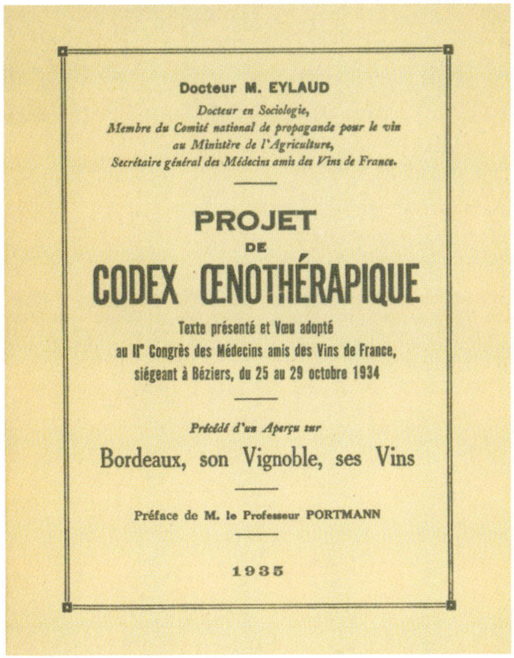

Docteur M. EYLAUD

Docteur en Sociologie,
Membre du Comité national de propagande pour le vin
au Ministère de l'Agriculture,
Secrétaire général des Médecins amis des Vins de France.

PROJET
DE
CODEX ŒNOTHÉRAPIQUE

Texte présenté et Vœu adopté
au IIe Congrès des Médecins amis des Vins de France,
siégeant à Béziers, du 25 au 29 octobre 1934

Précédé d'un Aperçu sur
Bordeaux, son Vignoble, ses Vins

Préface de M. le Professeur PORTMANN

1935

Parmi les médecins défenseurs du vin, le docteur Eylaud fut l'un des plus actifs.

En 1929, au IIe congrès mondial de la Vigne et du Vin à Barcelone est décidée la création d'une société des médecins amis du vin, dans tous les pays producteurs ou consommateurs. L'association française, créée la première, se fixe pour but de démontrer scientifiquement la valeur alimentaire, hygiénique, prophylactique et thérapeutique du vin. Elle se développe et reçoit le soutien en 1931, du comité national de propagande pour le vin, créé par le politicien André Tardieu. Elle se structure et dispose de comités régionaux dans toutes les grandes régions viticoles françaises : Bourgogne, Champagne, Charente, Gironde, Languedoc, Provence, Côtes du Rhône…

Inlassables, Eylaud et Portmann vont courir l'Europe pour initier dans chaque pays producteur une association semblable. Leur réussite est telle qu'en 1935 se tient à Lausanne le Premier Congrès Médical International pour l'étude scientifique du raisin et du vin. C'est un défi en ces temps où en Suisse, les ligues antialcooliques prédominent largement et amalgament allègrement les alcools distillés et le vin. Les diverses associations regroupent ainsi la plupart des pays européens, La Grèce, la Bulgarie, la Roumanie, l'Italie, la Belgique, le Portugal, mais également des pays plus lointains tels l'Argentine et l'Afrique du Sud… Cette implication de nombreux chercheurs va dans les années qui suivent apporter une nouvelle dimension aux communications médicales et lancer les grands axes de recherche pour les années à venir. À cette époque, le Dr Eylaud présente un projet de codex* œnothérapique fondé sur les vins blancs et rouges, et au sujet de la lutte contre l'alcoolisme le Dr Dieulagé, de Toulouse, écrit dans l'almanach de l'Union du Sud-Est des syndicats agricoles :

« Le vin est un aliment, contient de l'éther qui lui donne son bouquet, de l'alcool qui lui donne sa tenue, des éléments organiques, du glucose, de la glycérine, des acides végétaux, et

minéraux des sels organiques. Dans tous ses composants, l'organisme trouve à se régénérer. Mais il a aussi des ferments, des levures et des oxydases, qui dans le laboratoire gastro-intestinal, jouent un rôle favorisant des actions digestives. Le vin contient des vitamines. Le vin est radioactif. Buvez du vin, il vous nourrit, vous fortifie, vous préserve de la maladie. Buvez du vin, c'est un aliment, c'est un stimulant ».
Il faut préciser qu'en ces temps, la radioactivité est reconnue comme bénéfique. On dépeint les eaux de Royat comme les plus radioactives de France.

En 1935, le Dr Dougnac, médecin ami du vin aux côtés d'Eylaud et de Portmann, se fait l'apôtre de la « vinothérapie » comme parade à l'alcoolisme. Il démontre en effet, chiffres à l'appui, un alcoolisme réduit dans les régions vinicoles, ce qui reste vrai au XXIe siècle. De surcroît, la longévité des individus, supérieure dans le Bordelais aux autres régions de France, conforte sa théorie.

Le Dr Dougnac va même jusqu'à conseiller aux enfants de 5 ans (sic) de boire du vin au prétexte que les enfants buveurs réguliers de vin ont une moyenne de notes supérieure aux abstinents. Cet encouragement à laisser des enfants goûter du « jus de la treille » demeure une exception dans l'histoire du vin médicinal.

Ces propos médicaux ou pseudomédicaux servent et cautionnent les organismes vini-viticoles et leurs représentants politiques aux chambres (Garrier).

En 1936, Gaston Dérys publie une petite brochure, *Mon docteur le vin*, illustrée par Dufy. Nombre de communications dans les sociétés savantes de l'époque vitupèrent contre l'alcool, dont les liqueurs et l'absinthe, aux effets maléfiques et vantent le vin naturel (non frauduleux) aux effets bénéfiques : parmi ces sociétés, les académies, sciences et médecine, et les revues d'hygiène en particulier.

Des études statistiques de l'époque présentent des résultats éloquents : la consommation d'alcool entre les pays du Nord de l'Europe et ceux du Sud, donc vini-viticoles, varie de 1 à 8 (8 litres par habitant en Allemagne et 1 litre par habitant en Italie) !

De Bordeaux à Paris, nombre de thèses en médecine sont soutenues, à la faveur de « Monseigneur le vin » selon Colette.

Le Dr Mauriac se fait aussi le chantre de la vinothérapie à l'image d'autres praticiens, partisans de l'hydrothérapie. Le Dr Rouget défend ses vins du Jura, dont le vin de paille, et leurs vertus sanitaires. Le Dr Arnozan célèbre le vin de Bordeaux, et d'une façon plus générale, le Dr Loyet résume l'opinion générale en ces termes : « le vin est la boisson la plus franchement fortifiante ».

En 1938, se tient le IIe congrès médical international pour l'Étude Scientifique du Raisin et du Vin, sous la présidence de G. Portmann. Son discours d'introduction donne le ton du sérieux des interventions et de la position de ces médecins : « qu'on ne nous fasse pas dire, comme s'y emploient si injustement nos adversaires que nous poussons à la consommation de quantités immodérées de toutes espèces de vins. Comme pour n'importe quel produit alimentaire, l'abus est nuisible à la santé et nous devons lutter contre une exagération néfaste ».

Les études présentées sont assez variées :

- le vin et le jus de raisin dans les maladies infectieuses aiguës,
- le vin en chirurgie,
- le vin en cholécystographie,
- le rôle physiologique du vin et du raisin dans le métabolisme humain…

Le IIIe Congrès aurait dû avoir lieu en Grèce en 1941 en même temps que le VIe Congrès International de la Vigne et du Vin, mais l'histoire en décida autrement.

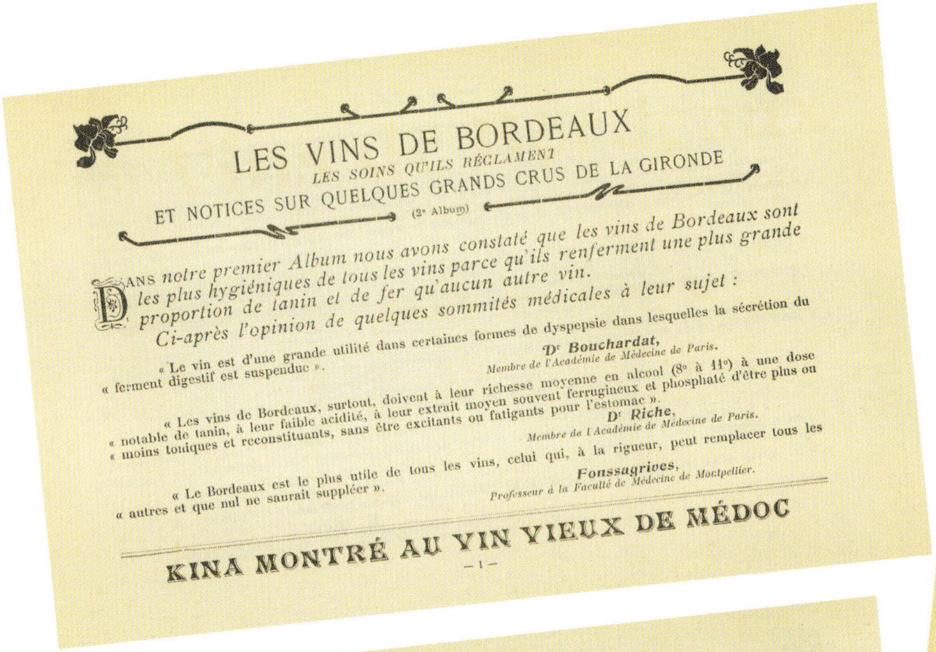

LES VINS DE BORDEAUX

LES SOINS QU'ILS RÉCLAMENT

ET NOTICES SUR QUELQUES GRANDS CRUS DE LA GIRONDE

(2e Album)

Dans notre premier Album nous avons constaté que les vins de Bordeaux sont les plus hygiéniques de tous les vins parce qu'ils renferment une plus grande proportion de tanin et de fer qu'aucun autre vin.

Ci-après l'opinion de quelques sommités médicales à leur sujet :

« Le vin est d'une grande utilité dans certaines formes de dyspepsie dans lesquelles la sécrétion du « ferment digestif est suspendue ».

Dr Bouchardat,
Membre de l'Académie de Médecine de Paris.

« Les vins de Bordeaux, surtout, doivent à leur richesse moyenne en alcool (8° à 11°) à une dose « notable de tanin, à leur faible acidité, à leur extrait moyen souvent ferrugineux et phosphaté d'être plus ou « moins toniques et reconstituants, sans être excitants ou fatigants pour l'estomac ».

Dr Riche,
Membre de l'Académie de Médecine de Paris.

« Le Bordeaux est le plus utile de tous les vins, celui qui, à la rigueur, peut remplacer tous les « autres et que nul ne saurait suppléer ».

Fonssagrives,
Professeur à la Faculté de Médecine de Montpellier.

KINA MONTRÉ AU VIN VIEUX DE MÉDOC

— 1 —

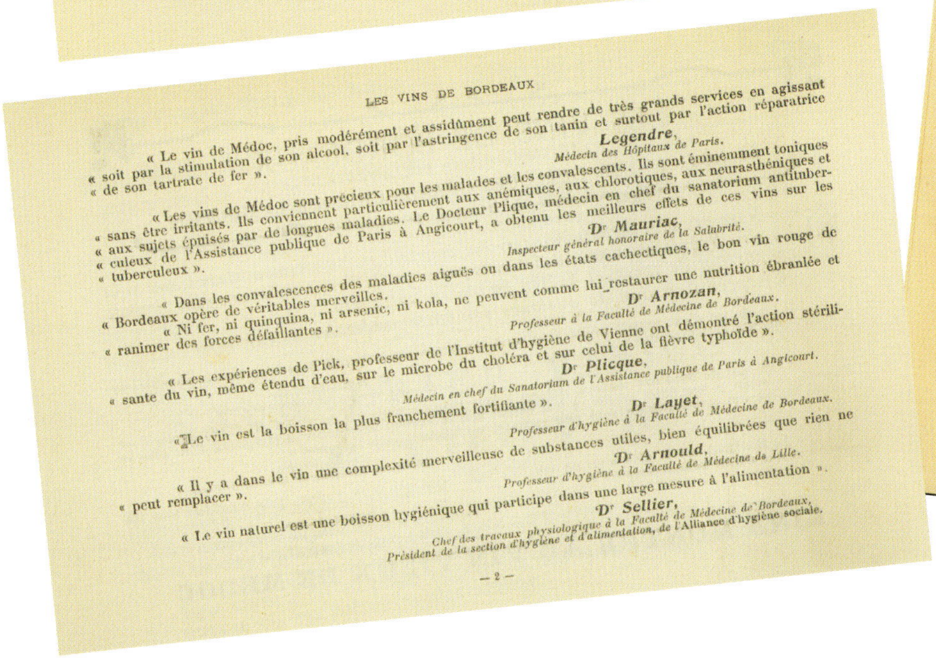

LES VINS DE BORDEAUX

« Le vin de Médoc, pris modérément et assidûment peut rendre de très grands services en agissant « soit par la stimulation de son alcool, soit par l'astringence de son tanin et surtout par l'action réparatrice « de son tartrate de fer ».

Legendre,
Médecin des Hôpitaux de Paris.

« Les vins de Médoc sont précieux pour les malades et les convalescents. Ils sont éminemment toniques « sans être irritants. Ils conviennent particulièrement aux anémiques, aux chlorotiques, aux neurasthéniques et « aux sujets épuisés par de longues maladies. Le Docteur Plique, médecin en chef du sanatorium antituber- « culeux de l'Assistance publique de Paris à Angicourt, a obtenu les meilleurs effets de ces vins sur les « tuberculeux ».

Dr Mauriac,
Inspecteur général honoraire de la Salubrité.

« Dans les convalescences des maladies aiguës ou dans les états cachectiques, le bon vin rouge de « Bordeaux opère de véritables merveilles.

« Ni fer, ni quinquina, ni arsenic, ni kola, ne peuvent comme lui restaurer une nutrition ébranlée et « ranimer des forces défaillantes ».

Dr Arnozan,
Professeur à la Faculté de Médecine de Bordeaux.

« Les expériences de Pick, professeur de l'Institut d'hygiène de Vienne ont démontré l'action stérili- « sante du vin, même étendu d'eau, sur le microbe du choléra et sur celui de la fièvre typhoïde ».

Dr Plicque,
Médecin en chef du Sanatorium de l'Assistance publique de Paris à Angicourt.

« Le vin est la boisson la plus franchement fortifiante ».

Dr Layet,
Professeur d'hygiène à la Faculté de Médecine de Bordeaux.

« Il y a dans le vin une complexité merveilleuse de substances utiles, bien équilibrées que rien ne « peut remplacer ».

Dr Arnould,
Professeur d'hygiène à la Faculté de Médecine de Lille.

« Le vin naturel est une boisson hygiénique qui participe dans une large mesure à l'alimentation ».

Dr Sellier,
Chef des travaux physiologique à la Faculté de Médecine de Bordeaux,
Président de la section d'hygiène et d'alimentation, de l'Alliance d'hygiène sociale.

— 2 —

Dans l'entre-deux-guerres, face aux prohibitionnistes, les médecins prônent la responsabilité et les bienfaits du vin.

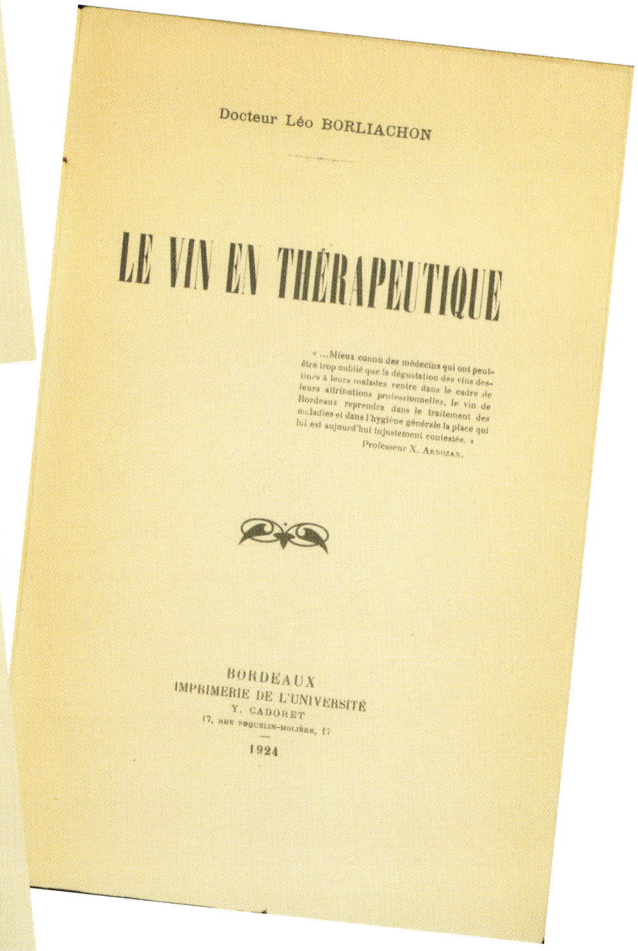

Docteur Léo BORLIACHON

LE VIN EN THÉRAPEUTIQUE

« …Mieux connu des médecins qui ont peut-être trop oublié que la dégustation des vins destinés à leurs malades rentre dans le cadre de leurs attributions professionnelles, le vin de Bordeaux reprendra dans le traitement des maladies et dans l'hygiène générale la place qui lui est aujourd'hui injustement contestée. »

Professeur X. Arnozan.

BORDEAUX
IMPRIMERIE DE L'UNIVERSITÉ
Y. CADORET
17, rue Poquelin-Molière, 17

1924

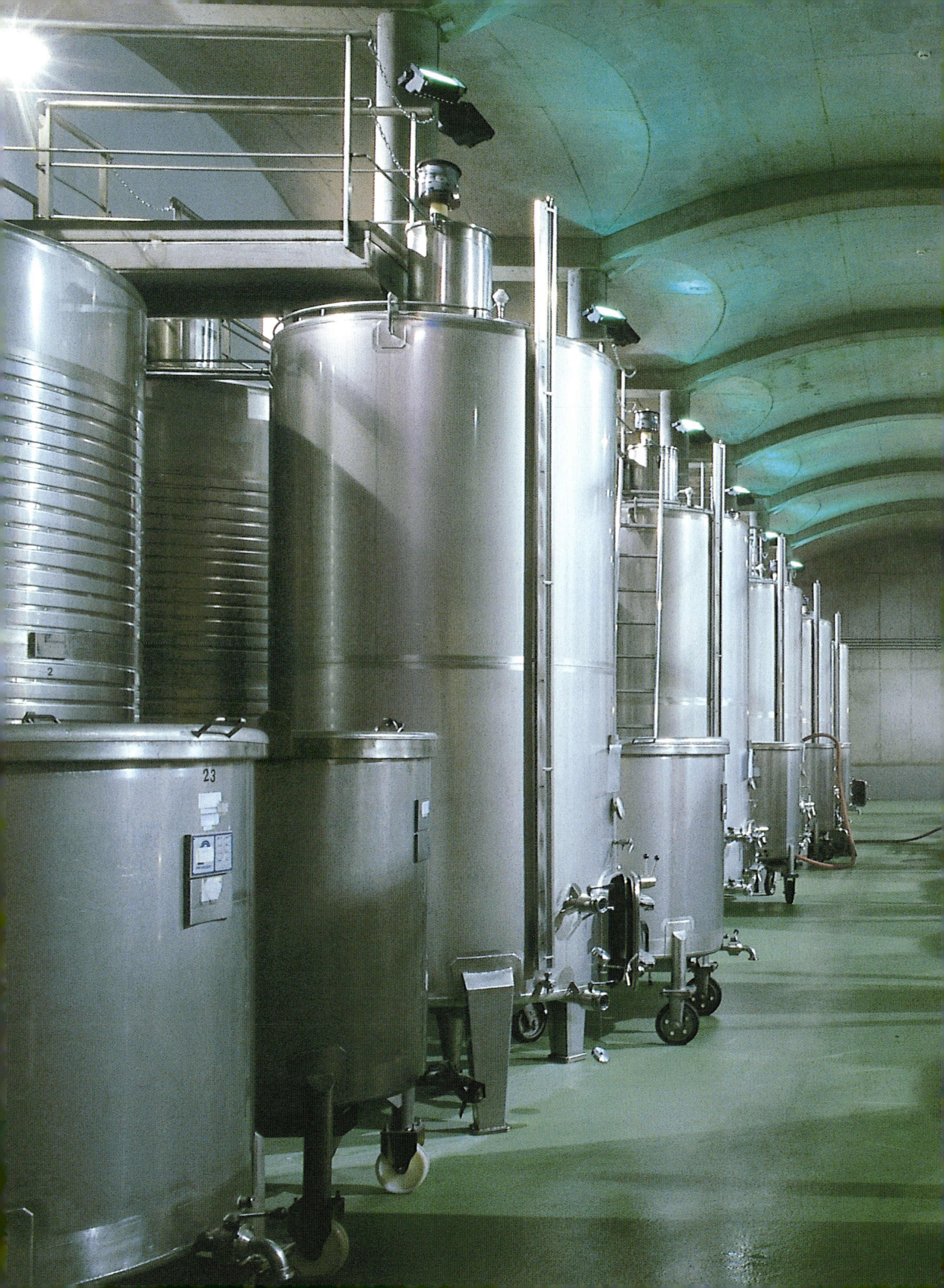
2
23

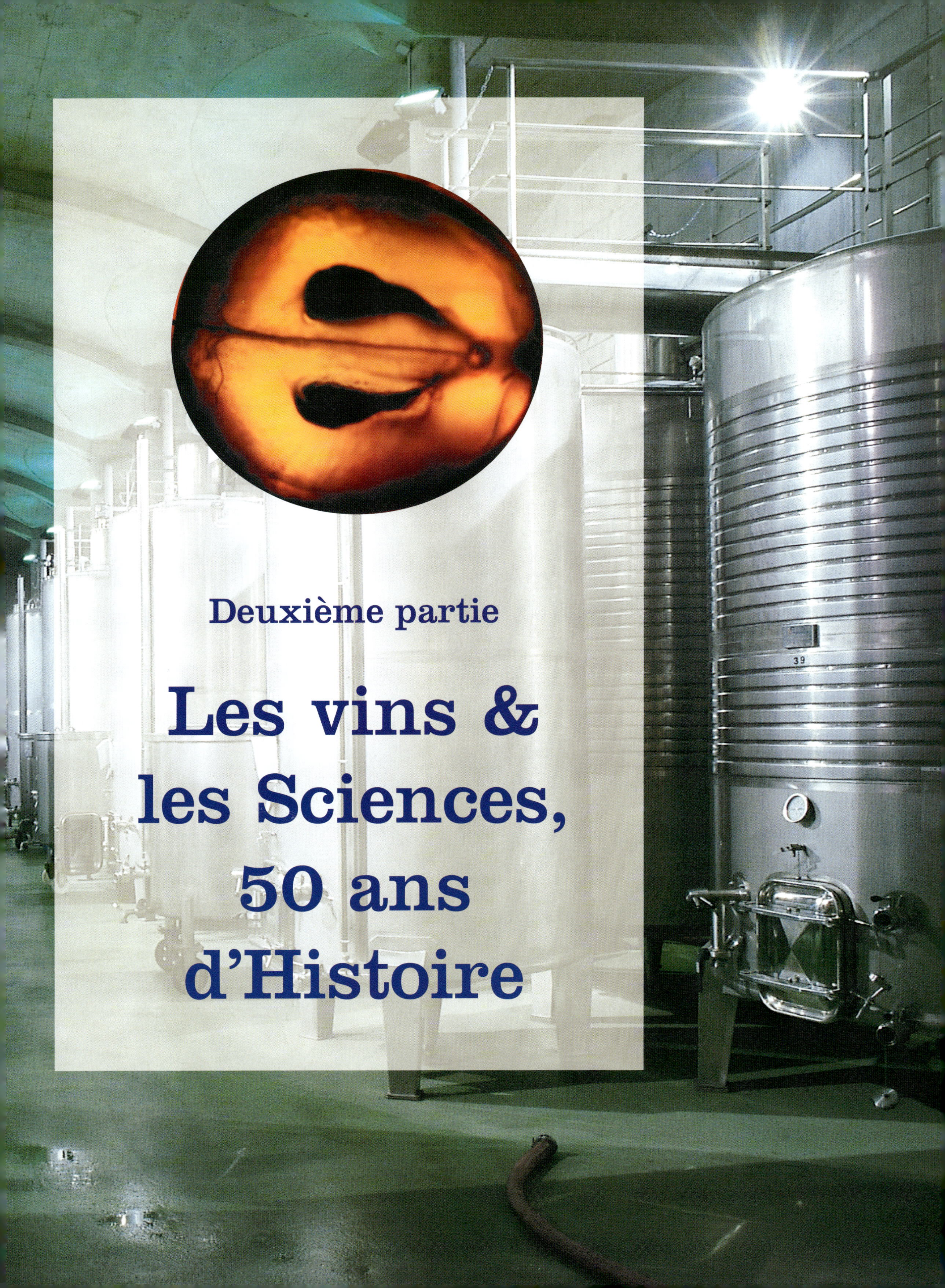

Deuxième partie

Les vins & les Sciences, 50 ans d'Histoire

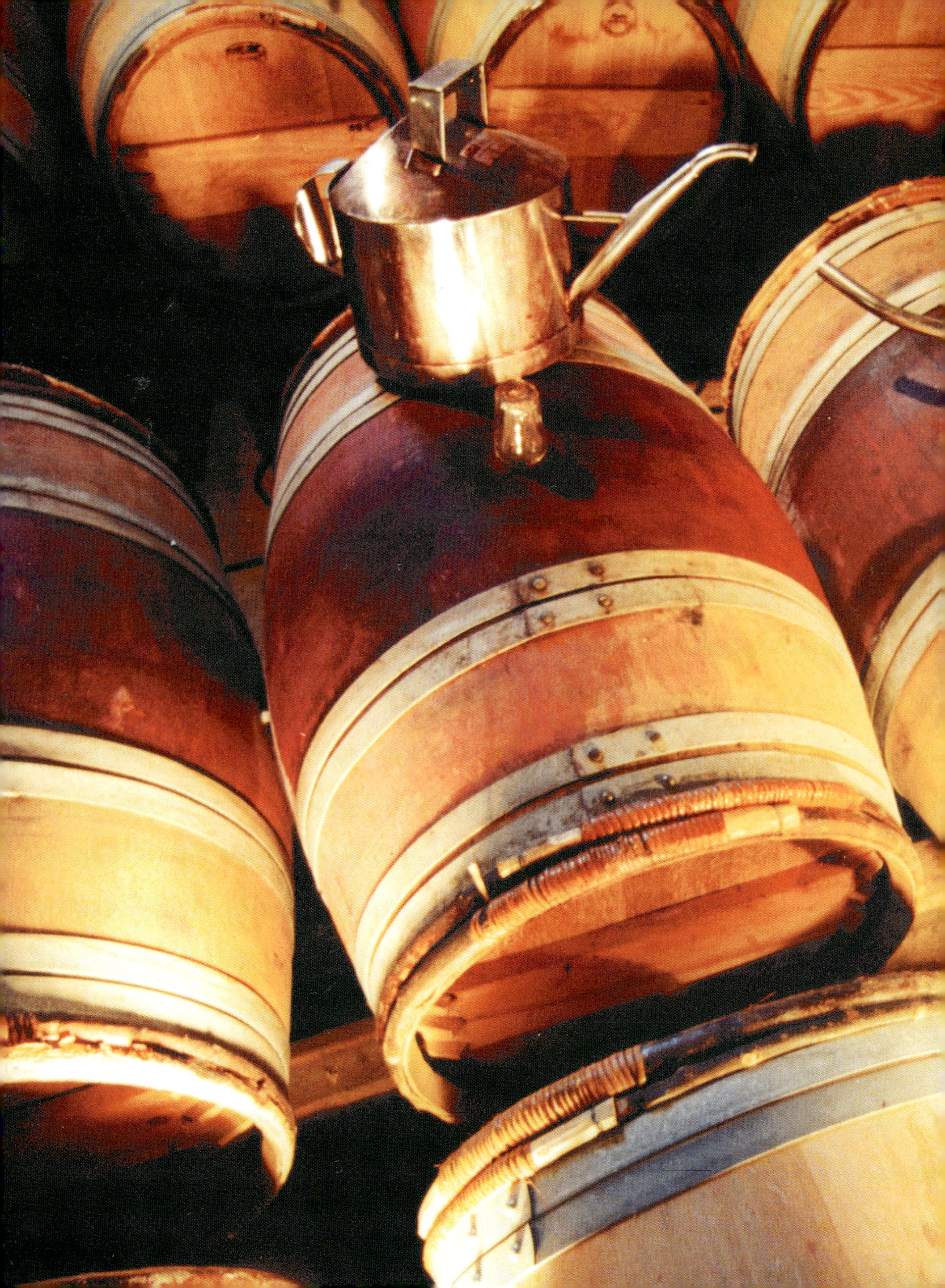

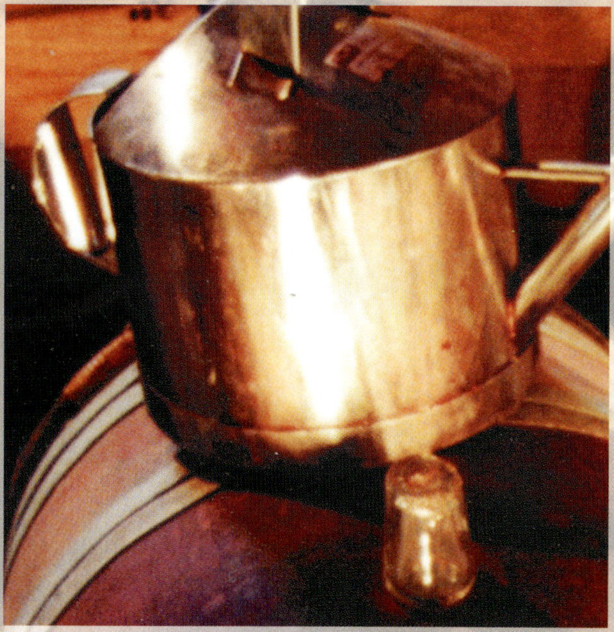

Chapitre 1

Le Vin, l'Œnologie & la Médecine moderne

De 1950 à nos jours, on assiste à l'explosion des savoirs et des techniques, tant en œnologie qu'en médecine. Au-delà du temps, grâce à ces nouvelles données, la sagesse prend le pas sur la passion. La médecine peut juger dès lors sans complaisance, à l'aune des études biologiques et épidémiologiques, des bienfaits du vin, au moment même, où le bon vivant et la société s'interpellent sur les limites de leur liberté respective.

De 1950 à nos jours

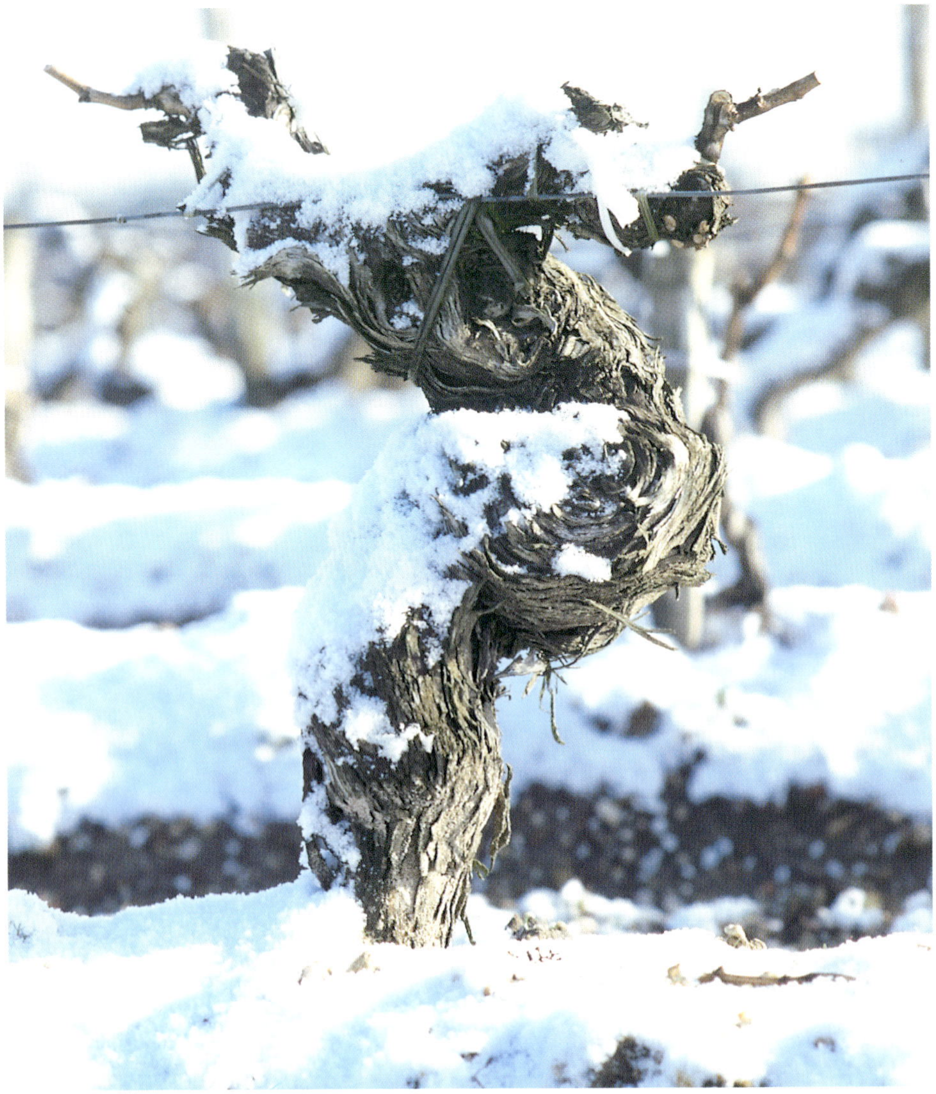

La décennie des années 1950 fut marquée en viticulture par des gelées destructrices.

Au début des années 50, les préoccupations des viticulteurs sont diverses, les marchés déstabilisés, la production exsangue, et la décennie va être marquée par les plus fortes gelées dont on garde encore un souvenir bien vivant. Les grands vignobles soutiennent la recherche et les stations œnologiques disséminées aux quatre coins de France deviennent d'abord institut, puis quelques dizaines d'années après, faculté. La recherche agronomique ne sera pas en reste. Tout est fait pour que l'on découvre comment produire un vin de qualité avec des raisins sains quelles que soient les conditions climatiques. L'explosion des connaissances sera en la matière fulgurante.

D'un autre côté, les partisans de l'abstinence se structurent en Comité National de Défense contre l'Alcoolisme (C.N.D.C.A.), et chaque département sera progressivement doté de son propre comité. Des moyens accrus sont obtenus, grâce notamment au soutien de la Sécurité Sociale. Le Comité National participe également activement à l'élaboration de la législation préventive à l'égard du risque alcool. Sans négliger les côtés éminemment positifs de son action, force est de constater que durant plus de vingt ans, le comité ne rencontrera pas d'opposition réelle dans ses thèses.

Ainsi à la fin des années 1970, parler de l'effet bénéfique du vin sur la santé paraissait pour beaucoup une contre-vérité. La lutte contre l'alcoolisme demeure telle, que l'opinion et les pouvoirs publics négligent de s'intéresser aux possibles bienfaits du vin et ne retiennent que la présence d'alcool parmi les nombreux constituants du vin. Le Pr Neidhardt, chirurgien, se rappelle cependant avoir vu, vers 1960 des bouteilles de Champagne (en Champagne) et des flacons de vin rouge (en Beaujolais) sur la table de nuit des opérés récents au prétexte d'une amélioration rapide.

Il n'en demeure pas moins que de nombreux élèves des médecins amis du vin, continuent et poursuivent dans ce laps de temps leurs recherches sur les qualités de la dive boisson. Ils travaillent le plus souvent en lien étroit avec les chercheurs des facultés d'œnologie.

Entre 1980 et 1999, le C.N.D.C.A. se transforme en Association Nationale de Prévention en Alcoologie et Addictologie (A.N.P.A.A.) et affirme ainsi sa volonté en tant qu'acteur de prévention couvrant l'ensemble des conduites à risques. Elle intente ainsi des actions en justice pour faire respecter la législation et plus particulièrement la loi Évin. De nombreuses interprofessions viticoles sont ainsi contraintes à se défendre. Devant une justice souveraine, le milieu médical reste très partagé.

Disposant d'études plus conséquentes, les médecins relancent la question des bienfaits supposés du vin. Ils s'appuient désormais sur de réelles études scientifiques qui en font la claire démonstration. Comme Hippocrate a fait passer la médecine du domaine du sacré et de la magie à une ère positive, les tenants du French paradox montrent, chiffres à l'appui, les vertus médicales du vin, et font passer les hypothèses empiriques, favorables à ce divin nectar, au stade de vérités scientifiques.

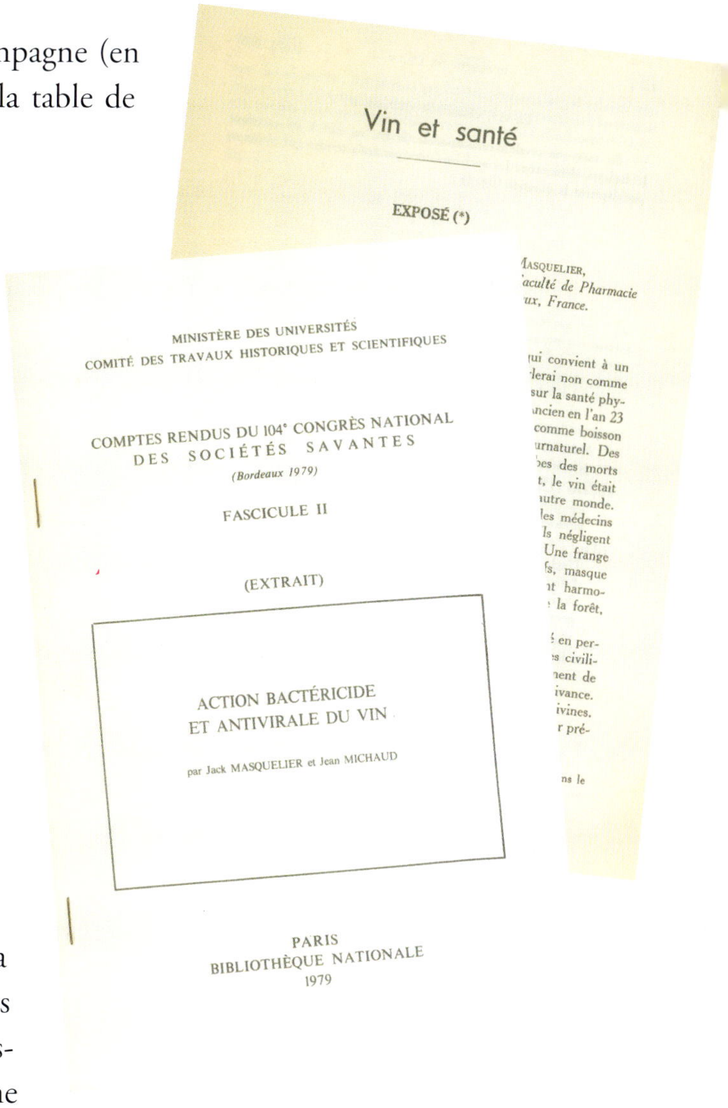
Vin et santé

EXPOSÉ (*)

MINISTÈRE DES UNIVERSITÉS
COMITÉ DES TRAVAUX HISTORIQUES ET SCIENTIFIQUES

COMPTES RENDUS DU 104e CONGRÈS NATIONAL
DES SOCIÉTÉS SAVANTES
(Bordeaux 1979)

FASCICULE II

(EXTRAIT)

ACTION BACTÉRICIDE
ET ANTIVIRALE DU VIN

par Jack MASQUELIER et Jean MICHAUD

PARIS
BIBLIOTHÈQUE NATIONALE
1979

Les médecins s'intéressent sans relâche aux qualités hygiéniques des vins.

Depuis le début du XXIe siècle, la recherche poursuit son œuvre et surtout s'organise. Dans un souci de coordination d'une approche scientifique et à l'instigation du Ministère de l'Agriculture (Onivins, Office National Interprofessionnel des Vins) est lancée en 2001 l'action " Vin & Santé : biologie et pathologie vasculaire " (site Internet : http://www.vinsante.org).

Trois spécialistes, dans des domaines complémentaires, gèrent cette démarche de concert : le professeur Ludovic Drouet (angio-hématologue à Paris), le professeur Joseph Vercauteren (chimiste des polyphénols à Montpellier) et le professeur Philippe Gambert (biochimiste des lipides à Dijon).

L'attribution des fonds de recherche par le programme « Vin et Santé » est confiée à un conseil scientifique indépendant composé des coordinateurs de l'action : Annick Alperovitch, (épidémiologiste à Paris), Jean Ferrières, (épidémiologiste à Toulouse), Maurice Giroud, (neurologue à Dijon), Claude Got, (pathologiste à Paris), Bernard Jacotot, (lipidologue à Créteil), Serge Renaud, (épidémiologiste à Bordeaux), Jean-Claude Stoclet, (pharmacologue vasculaire à Strasbourg).

L'action " Vin & Santé, biologie et pathologie vasculaire " se donne trois objectifs essentiels :

- le soutien d'études épidémiologiques évaluant l'implication d'une consommation régulière et modérée de vin sur la santé en général, et les pathologies cardio-vasculaires en particulier.
- l'étude du métabolisme chez l'homme des composés du vin potentiellement impliqués dans un effet sur la santé lorsqu'ils sont absorbés de manière modérée et régulière.
- la compréhension de modes d'action possibles de ces composants du vin potentiellement actifs sur le système cardio-vasculaire.

Fort de cette modernité, de cette relance, sous l'autorité de la Faculté, la médecine et le vin ont ainsi de beaux jours devant eux. À nos yeux, que le vin soit étiqueté, vin-aliment ou vin-médicament, le vin devient, en ce troisième millénaire débutant, essentiellement un marqueur culturel, élément fort du loisir et du bien-être, bref le vin-agrément, indissociable de tout bon moment convivial.

Si en plus, il nous apporte une bonne dose de resveratrol (élixir de jeunesse) d'analeptique-antidépresseur (euphorisant), alors tant mieux ! Mais que toujours à l'esprit, nous éclaire cette vérité présente depuis la nuit des temps avec Théognis, saint Benoît ou Émile Peynaud, en parodiant Horace : « *In vino sanitas, sed, in medio stat virtus* ».

Comme le philosophe Comte-Sponville l'a évoqué, non sans humour au Congrès de l'Association Française de Chirurgie (Paris, octobre 2002) devant les barbiers modernes, ne vaut-il pas mieux « une bonne santé qu'un bon médecin » ? Un adage du XVIIe siècle précisait déjà : « Un verre de vin chasse le médecin. »

Et si le vin peut y contribuer, mille mercis à Bacchus, mais attention à l'automédication excessive !

Production du vin

Légalement, le vin est la boisson résultant de la fermentation alcoolique complète ou partielle du raisin frais, foulé ou non, ou du moût de raisin. Le vin doit être sain, non impropre à la consommation humaine.

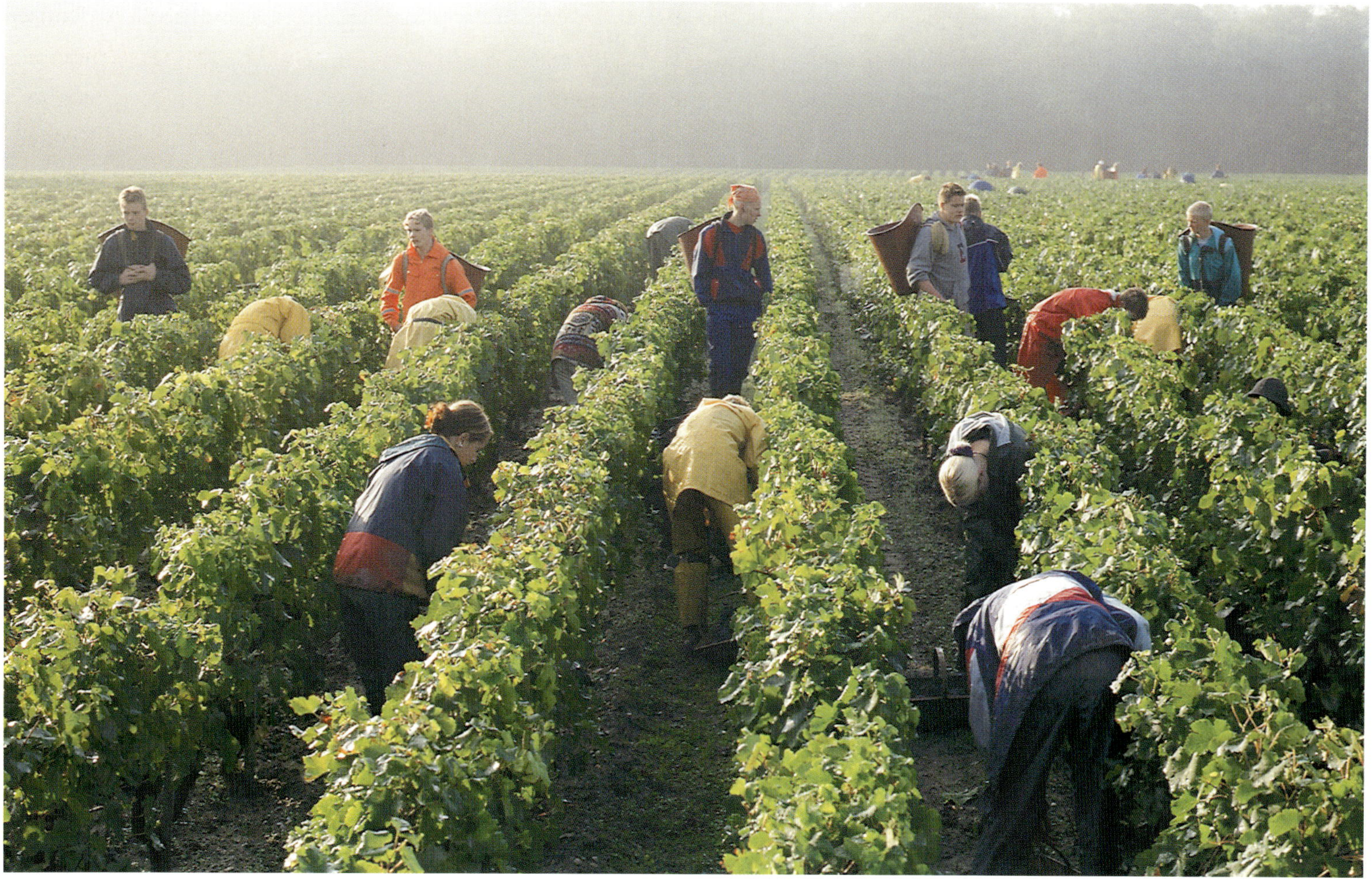

Les vendanges dans les grands vignobles.

La superficie du vignoble français est à peu près stable : elle représente 1,7 % du territoire national. La vigne est présente dans 80 départements français, 30 d'entre eux regroupant plus de 95 % du vignoble. La viticulture, de loin le secteur agricole le mieux valorisé, représente plus de 15 % de la production agricole nationale et génère plus de 50 % de l'excédent commercial agroalimentaire français. Au-delà des chiffres, cette noble culture peuplante, structurante confère à nos paysages des points de vue hors du commun. Elle contribue largement à ce qui fait l'un des attraits touristiques de la France, sa gastronomie et son art de vivre.

Liés à cette production, certainement plus de 300 000 hommes et femmes se démènent pour valoriser ce savoir-faire millénaire.

Pour défendre ce dernier, ces professionnels convaincus des bienfaits du vin ont créé une association « Vin & Société » dont l'objectif est clairement de « permettre sur le plan politique, la valorisation du vin, l'équilibre d'une consommation socialement responsable en conformité avec les objectifs de santé publique, en s'appuyant prioritairement sur l'information, l'éducation, la responsabilisation des individus et des jeunes en particulier ».

Consommation du vin

La consommation de vin en France est en baisse constante. Si l'on considère la consommation de vin par adulte de plus de 15 ans – à ne pas confondre avec la consommation par habitant qui aurait tendance à masquer quelques réalités, car elle prend en compte chaque habitant sans distinction d'âge –, les chiffres sont les suivants :

Année	1960	1970	1980	1990	2001
Consommation en litres	174,3	143	122,9	91,3	78,9
Variation par rapport à 1960		-17,9 %	-29,5 %	-47,6 %	-54,7 %
(source Insee)					

Ces chiffres sont d'autant plus impressionnants qu'excepté le cidre, la consommation des autres boissons alcoolisées sur la période a, soit fortement augmenté (pour les alcools forts plus de 56 % !), soit s'est maintenue.

La consommation de vin diminue au profit de la qualité vers les vins d'appellation.

Année	1960	1970	1980	1990	2001
Consommation d'AOC en litres	16,9	19,2	23,2	33,8	37,4
Variation par rapport à 1960		+13,6 %	+37,2 %	+100 %	+121, 3%
(source Insee)					

Cette baisse de consommation des vins se caractérise par un nombre de buveurs réguliers décroissant régulièrement, une augmentation substantielle des buveurs occasionnels et enfin un quasi-maintien des non-consommateurs. Si 50 % des femmes sont abstèmes*, la désaffection féminine pour le vin, vécue dans les années 1980, a cessé.

Les consommateurs réguliers sont d'une tranche d'âge plutôt élevée, 70 % d'entre eux ont plus de quarante ans. D'une façon générale, les consommateurs arrivent de plus en plus tardivement à la consommation de vins, seulement 17 % commencent entre 25 et 39 ans.

D'autres études statistiques montrent que 4 % des Français ne boivent pas d'alcool alors que 8 % sont alcoolo-dépendants (soit 3 millions d'hommes et de femmes). *A priori* personne n'a cherché à établir une segmentation de ces derniers par rapport aux boissons consommées. Nous ne pouvons donc conclure sur le type d'alcool à incriminer en premier lieu.
Par contre, comme au bon vieux temps de Pasteur et du Dr Guyot, un constat s'impose de nos jours : la mortalité due à une consommation excessive d'alcool reste beaucoup plus forte

au Nord de la France qu'au Sud. Une analyse plus fine montre même que la région Ile-de-France exceptée, les grandes régions viticoles ont un taux de mortalité inférieur aux régions non productrices. Les grands départements viticoles du Sud (Gironde, Hérault, Var, Bouches-du-Rhône…) sont d'ailleurs dans la fourchette la plus basse. De là à en déduire que les mêmes causes ont les mêmes effets et qu'il s'agit seulement d'une question de culture et d'éducation, il n'y aurait qu'un rang de vigne à franchir.

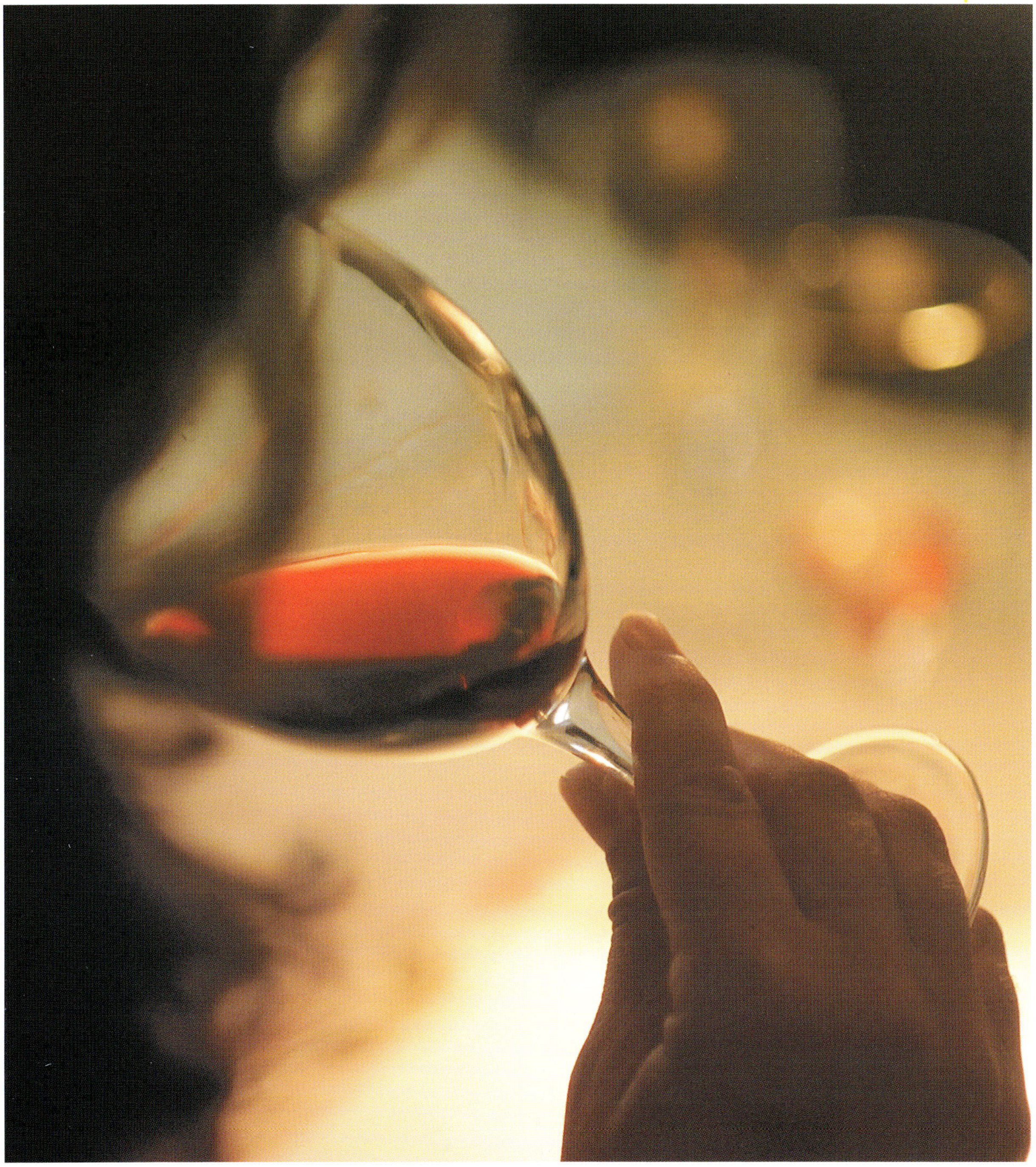

Apprendre à déguster est certainement la démarche la plus adéquate pour le consommateur du XXIe siècle.

Composition du vin

L'eau

Le vin contient 80 à 90 % d'eau d'origine végétale. Les sevrages aigus peuvent entraîner un *delirium tremens** autant par manque d'eau que par manque d'alcool, compensés alors par un apport intraveineux. Allonger un vin, le diluer avec de l'eau constitue une fraude passible d'amende sévère.

Des alcools

Ils apparaissent en cours d'élaboration et représentent 8 et 20 % du volume, selon le type de produit. Un litre de vin à 12° contient 96 grammes d'alcool équivalent à 672 calories, ce qui entraîne l'arrêt du vin (et de tout alcool) dans les régimes hypocaloriques. Au-delà de 2,5 grammes par litre de sang, le coma est possible selon la constitution de l'individu. Un verre de vin de 12,5 cl de vin à 12° apporte 12 grammes d'alcool soit 87 kcal, ce qui équivaut à une pomme ou à un œuf dur.

Parmi les alcools que l'on retrouve dans le vin, citons :
• l'éthanol se trouve en plus grande quantité ;
• l'alcool méthylique, à faible dose, responsable présumé de la gueule de bois, des maux hépatiques ou neurologiques, provient des matières pectiques du raisin ;
• l'alcool butylique, l'alcool amylique et le glycérol (trialcool), qui donne le moelleux, le velouté au vin (obtenu par fermentation lente, 6 à 10 grammes par litre, très marqué en Sauternes) sont plus rares.

Les polyphénols

Ils représentent environ 3 à 5 grammes par litre. Ils partagent le pouvoir bactéricide du vin avec l'alcool. Ils ont des propriétés antioxydantes et antiradicalaires, presque absentes dans les vins blancs, (cf. bases scientifiques du French Paradox). Cette famille, avec ses 200 molécules, caractérise les vins rouges et peut se diviser en :
• matières colorantes : anthocyanes, pigments rouges et bleus, de 200 milligrammes à 500 milligrammes par litre ; flavones ou flavonoïdes, pigments jaunes ;
• tanins : 1 à 3 grammes par litre issus des pellicules de raisins, des pépins, de la rafle, ou de l'apport du bois de la barrique ;
• acides phénolés.

L'élaboration d'un grand vin est la recherche d'un équilibre parfait entre ses différents composants.

Présents dans le thé noir, le cacao, responsables de l'astringence des fruits, de leur couleur et de leurs arômes, ces polyphénols retardent la madérisation, enrichissent le vin plus que tout autre boisson.

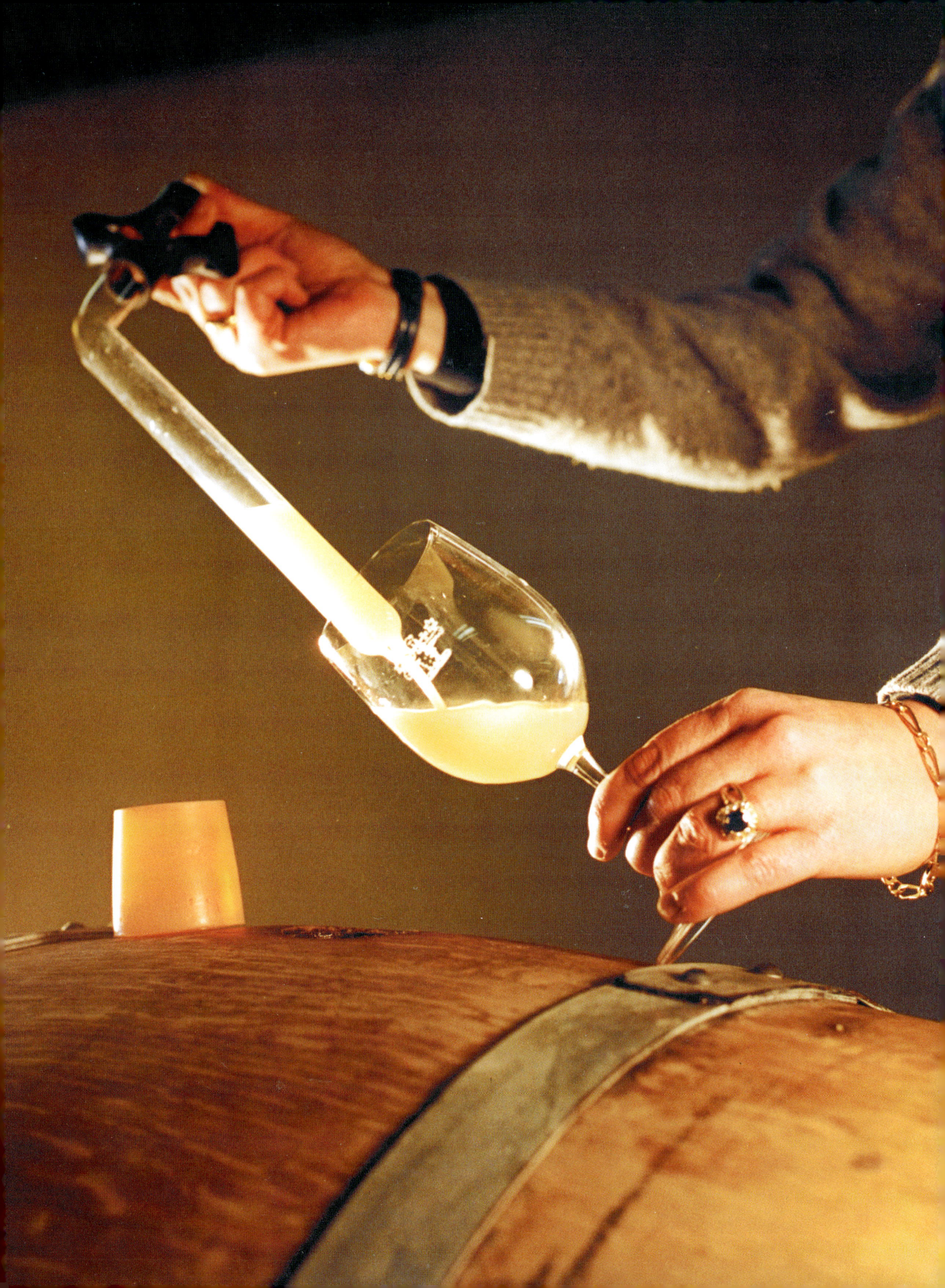

Les sucres

Nombreux (glucose, xylose, arabinose, fructose), présents dans tous les types de vin, ils ne doivent pas dépasser 2 grammes par litre dans un vin sec, mais peuvent atteindre 300 grammes par litre dans un vin liquoreux. Ces apports sucrés « pirates » risquent de déstabiliser un diabète, alors que l'alcool peut entraîner, *a contrario*, une hypoglycémie. Les services d'urgences connaissent ces comas hypoglycémiques induits parfois par des consommations « en cachettes » chez des enfants, qui finissent les verres des parents, lors des fêtes de familles !

Le vin contient des polysaccharides neutres et acides qui constituent la trame colloïdale indispensable à la bonne stabilité de l'ensemble.

Dans la catégorie des micronutriments ou microéléments, on distingue :

Les substances salées

Le vin contient également des substances salées masquées par l'alcool et les sucres : potassium, calcium, magnésium, un peu de fer ionique (important dans la genèse de l'hémoglobine, mais pouvant léser le foie par surcharge), quelques autres métaux (cuivre, zinc, cobalt, nickel, silicium, sélénium, plomb). Cette fraction minérale représente jusqu'à 5 grammes par litre et peut constituer une partie de l'apport alimentaire conseillé par jour pour un adulte. Le plomb jouerait un rôle néfaste dans l'alcoolisme chronique.

Le gaz carbonique

Dissous dans le vin, on commence à le percevoir vers 500 ou 600 milligrammes par litre. Il apporte alors une sensation de picotement sur la langue. Au-dessus de 1 000 milligrammes par litre, il provoque une perle visible comme dans le Champagne. Le dioxyde de carbone en solution aqueuse sert de vecteur d'arômes et renforce leur intensité.

Les substances aromatiques

On relève des familles chimiques très différentes caractérisées par leur volatilité :
- alcools, aldéhydes, cétones, esters, (aux caractères fleuris dont certains sont facilement oxydables) ;
- ou acides gras, terpènes, même présents à doses infinitésimales.

Chacune de ces molécules induit une odeur comparable à celle que l'on peut retrouver dans la nature.

Des vitamines

Apportées par le raisin, le vin contient ainsi des vitamines A, C et surtout de la vitamine B (B1, B2, B5, B6), de médiocre biodisponibilité.

Des acides

Ils permettront à un moment donné, la perception de la saveur et facilitent la conservation des molécules phénoliques, parmi eux, l'acide tartrique. Le pH* est compris entre 3 et 4. L'acidité, jointe à la présence d'alcool, rend peu propice le développement des germes, ce qui a donné au vin empiriquement l'image d'une boisson saine, comparée à l'eau des puits.

Des protides

Ils proviennent de la pulpe du raisin : protéines, polypeptides et acides aminés de 10 à 130 milligrammes par litre.

Commentaires et incidences sanitaires

On dénombre environ 1 000 constituants différents dans un vin rouge de garde, 500 dans un vin blanc.

Ne serait-ce que par la diversité de ses composants, le vin pourrait être considéré comme un aliment, tel que le défendaient les médecins auparavant.

Le miracle français, ou French Paradox (on le montrera plus loin) s'avère plus lié à la consommation modérée de vin rouge que de vin blanc, moins riche en polyphénols. Plus le vin rouge évolue dans la jeunesse, plus il possède des vertus médicinales, quelque soit la qualité du cru et des cépages : Premier Cru Classé ou vin de table. Un vin vieux oxydé peut difficilement être antioxydant.

Le nombre important de substances contenues dans le vin entraîne un risque très exceptionnel d'allergie ou d'intolérance.

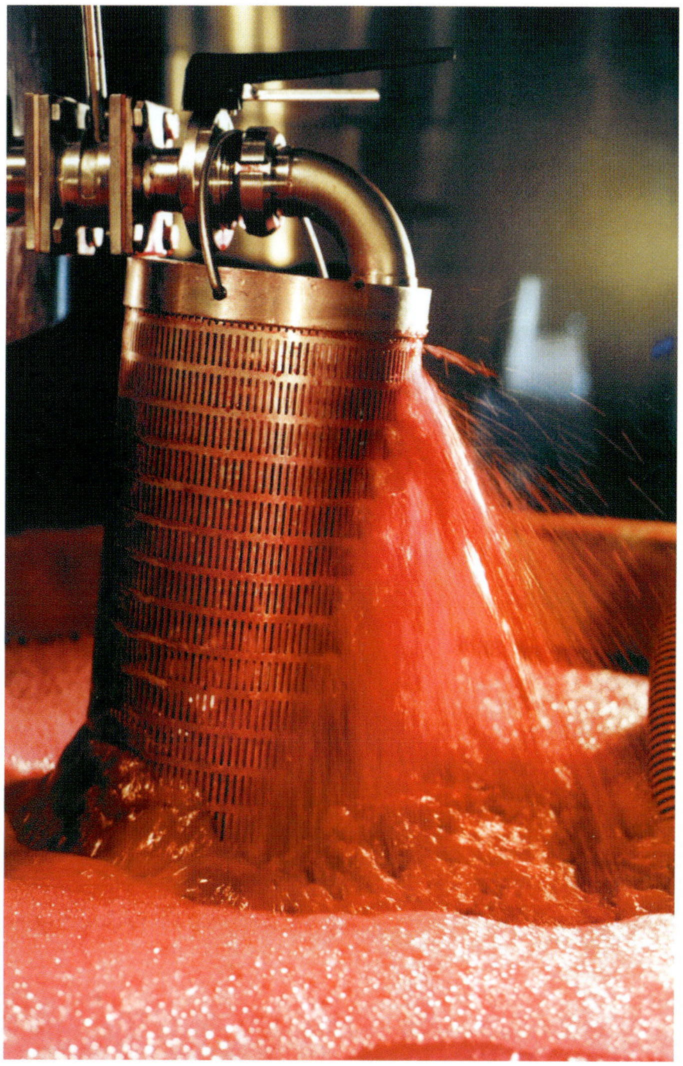

L'élaboration des vins bénéficie depuis plus de vingt ans de tous les progrès des sciences œnologiques.

De la grappe au verre : depuis des temps immémoriaux le vin demeure l'une des boissons les plus saines.

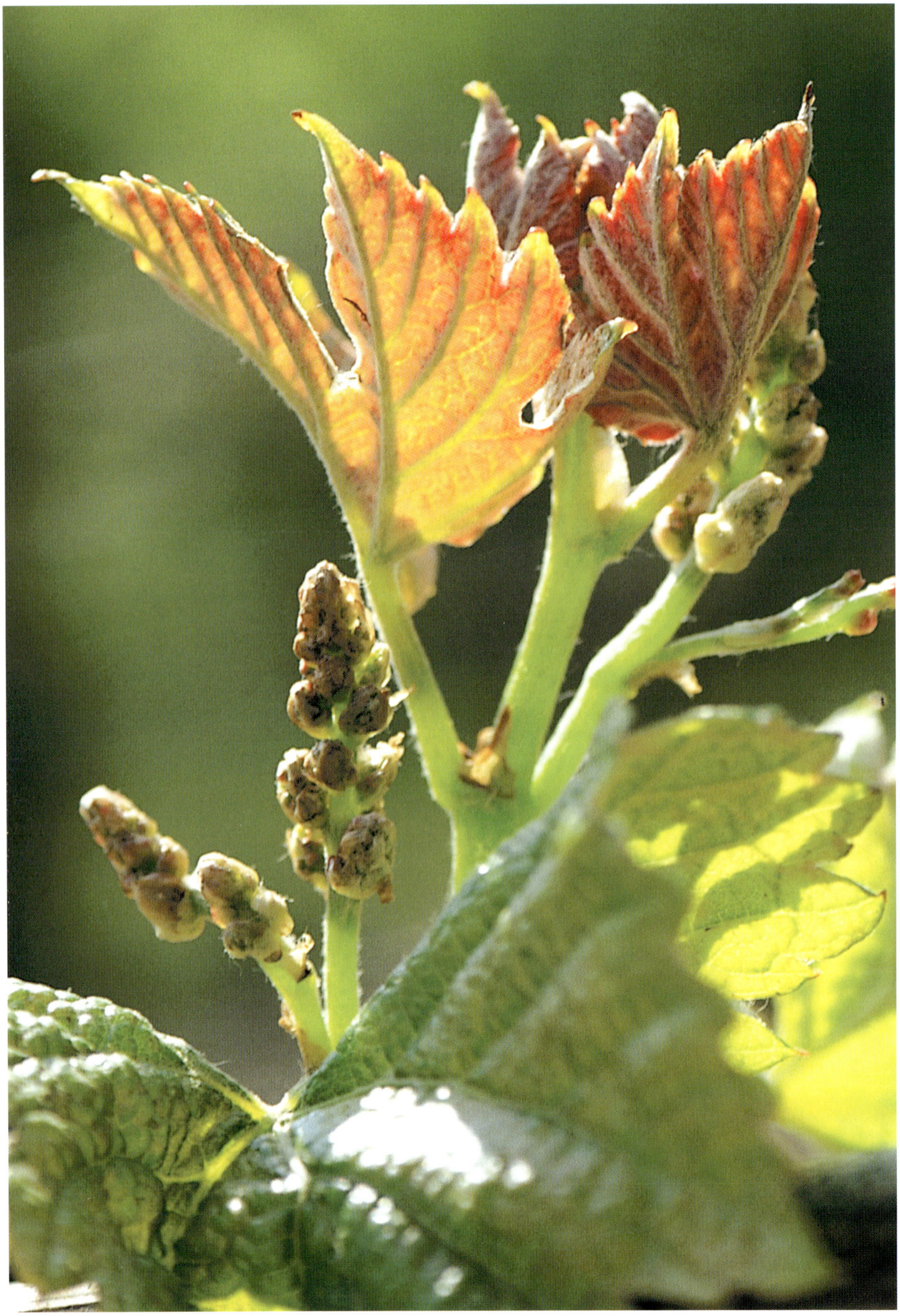

Contrairement aux vins blancs, à macération courte, les vins rouges, grâce à une macération longue, au cours de laquelle le jus reste en contact avec la peau et les pépins, se trouve enrichi en composés phénoliques. Le vin contient ainsi nombre de vitamines et sels minéraux, indispensables au métabolisme de base, avec des effets protecteurs et/ou nécessaires. Tout ceci induit, de fait, pour le vin, un statut privilégié au sein des boissons alcoolisées.

L'alcool, produit par la fermentation sous l'action des levures, constitue un solvant efficace pour extraire les tanins des peaux et des baies.

La vinification élimine les résidus de traitement de la vigne, dont la présence aurait pu effrayer le consommateur, jusqu'à des teneurs de 10 à 100 fois inférieures aux limites maximales autorisées pour le raisin.

Un vin rouge de qualité contient plus de 1 000 constituants qui le différencient des autres alcools.

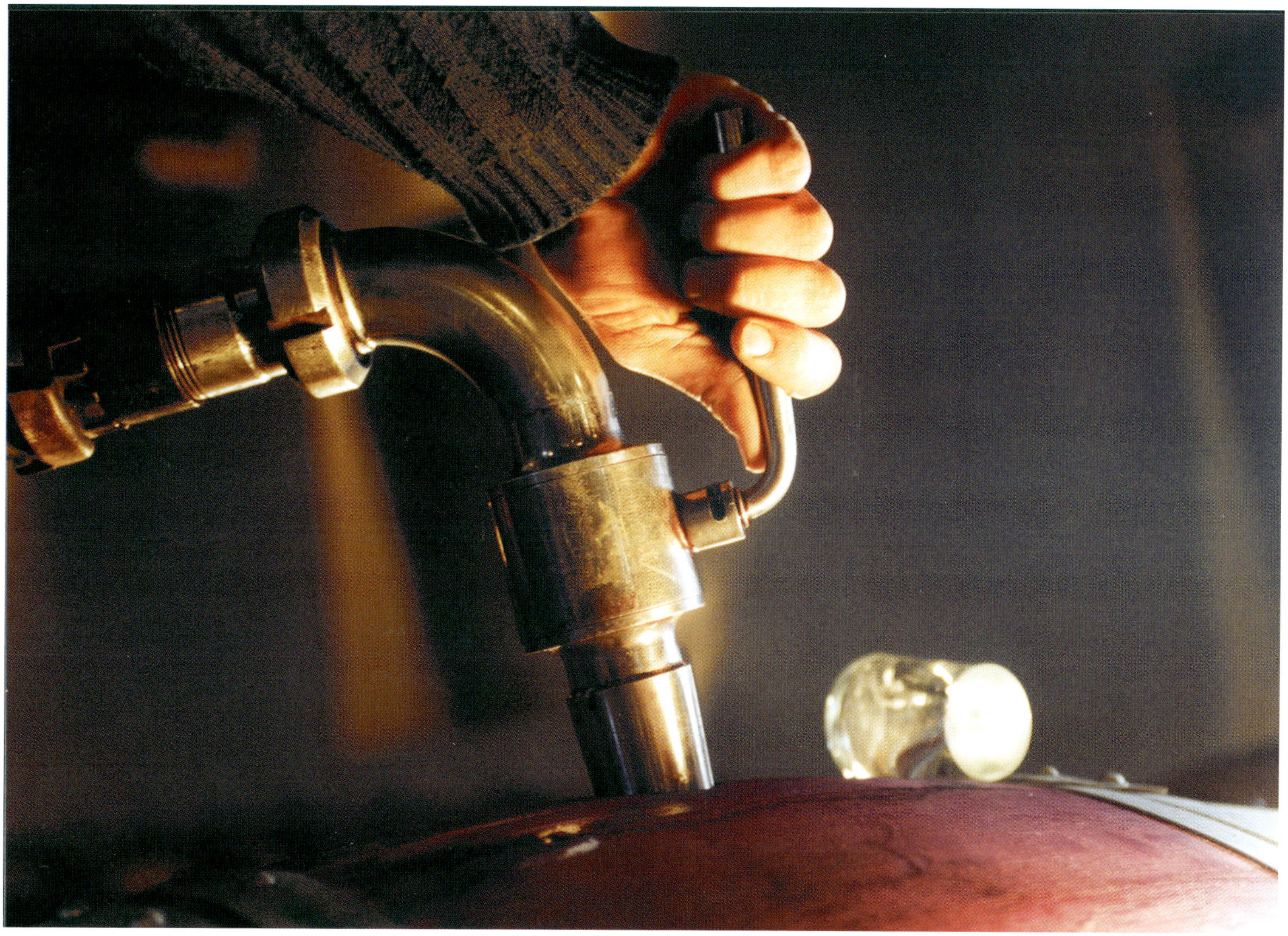

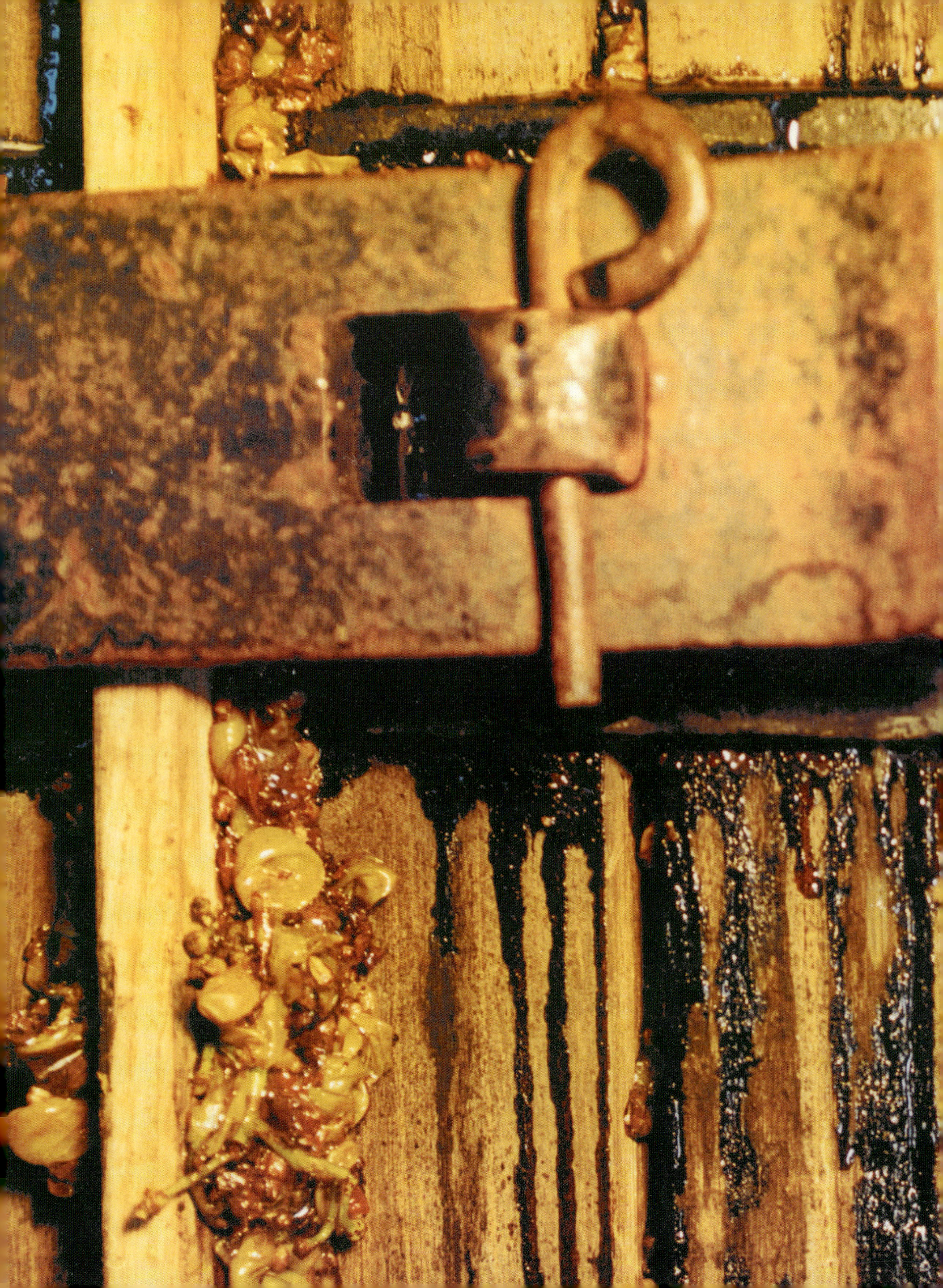

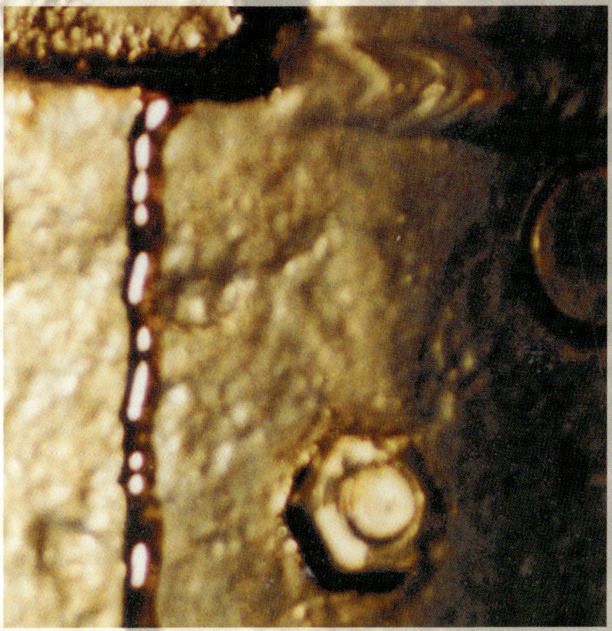

Chapitre 2

Le Vin & les Maladies cardio-vasculaires : le French Paradox

Dans la plupart des pays, la mortalité importante due aux coronaropathies*, directement proportionnelle aux graisses saturées ingérées, contraste avec la situation de la France (pays des fromages et des sauces au beurre), à mortalité cardio-vasculaire faible, malgré une consommation élevée. Le vin induirait ce bon score.

Les dates clefs

1780

William Heberden, en Angleterre, recommandait à ses malades atteints d'angine de poitrine d'absorber en cette circonstance un verre de bon claret.

1828

Certains médecins, comme M. Fodéré (critiqués par nombre de leurs confrères, rapporte Adelon) voyaient dans le vin des effets bénéfiques autres que ceux liés à l'alcool qu'il renfermait.

M. Fodéré et ceux qui l'ont copié se bornent à dire qu'il est probable qu'une grande quantité de matière extractive, résineuse, neutralise en partie les effets de cet agent, en se combinant avec lui.

1900

Le Dr Isambart d'Oven a écrit que les buveurs d'eau mouraient avant les buveurs de vin et avance les chiffres suivants pour les moyennes de vie :

- buveurs d'eau : 51 ans
- ivrognes : 53 ans
- gros buveurs immodérés : 57 ans
- buveurs modérés : 63 ans

1926

Une étude américaine dans les sanatoriums de tuberculeux démontre une mortalité moindre chez les buveurs que chez les non-buveurs (de 1 à 2). Dans une période marquée par la prohibition, cette étude reste muette, enfouie au fond des tiroirs.

1947

Des scientifiques visitent une Crète dévastée par la guerre et remarquent les habitants appauvris en meilleure santé que les Anglais ou Américains de l'après-guerre. Les organismes des Crétois semblent méconnaître les complications cardio-vasculaires ou dégénératives contrairement aux Occidentaux de niveau socio-économique plus élevé.

1952

Ancel Kkeys constate une mortalité coronarienne, beaucoup plus faible en Grèce (et notamment en Crète) que dans les pays de l'Europe du Nord et du continent nord-américain (malgré un taux de cholestérol identique), longévité attribuée au régime alimentaire. Fondé sur l'huile d'olive ou de colza, les fruits, les légumes frais, les graines et les céréales, les fruits de mer et les poissons, on le nomme régime crétois. Il contient peu ou pas de viande. Cette démonstration est confirmée une première fois par une étude américaine en 1970, mais le cholestérol et le communisme sont deux terreurs aux États-Unis dans les années 1960 ! L'étude de Framingham (vers 1970) aurait été volontairement oubliée afin de lutter contre l'intempérance. Elle se voit entérinée par une étude européenne en 1980.

1960

Constat : le risque coronarien augmente avec le taux de cholestérol, la tension artérielle, la présence d'un diabète et le tabagisme.

1979

Au Royaume-Uni dans le *Lancet*, célèbre journal médical, une étude annonce les résultats de recherches épidémiologiques. Saint Léger, l'auteur, montre une relation inverse entre la consommation moyenne de vin et la mortalité cardio-vasculaire dans 18 pays, observation basée sur les certificats de décès.

1990

Edward Dolnick, journaliste américain, évoque en premier le French Paradox, dans un article publié par le magazine *Health*.

1991

Le 17 novembre, dans une célèbre émission télévisuelle *60 min* sur C.B.S. avec le Pr Renaud, les Américains font état du « paradoxe français » ou « miracle français ». Par ailleurs, une étude de Harvard démontre que les médecins buveurs de vin (1 à 2 verres jour) font moins d'A.V.C. que leurs confrères non-buveurs.

Aux U.S.A., Arthur Klatsky indique que les consommateurs modérés de vins ont une protection 20 % supérieure vis-à-vis de la mortalité cardio-vasculaire, par rapport aux consommateurs de spiritueux et de bière.

Malgré des facteurs de risques importants (sédentarité, HTA, hypercholestérolémie, diabète, nourriture riche), la mortalité française liée aux maladies d'origine cardio-vasculaire, demeure une des plus faibles du monde, après la japonaise : affections coronariennes et A.V.C.*. Avec un régime hypolipidique à base de riz et de poissons, les Japonais affichent une mortalité cardio-vasculaire inférieure au reste du monde.

Le capital vasculaire, paroi interne des vaisseaux, ou endothélium, chez l'homme, représente une surface de 6500 m^2. Le devenir de ce revêtement (dont la détérioration à terme induit la mort) reste lié pour une partie au capital génétique et pour une autre, à l'acquis : alimentation dont le vin, sport, stress.

Le concept de French Paradox s'affirme grâce à la filière vinicole américaine qui aide à la promotion de la gastronomie française et méditerranéenne. Il y a là comme un….. paradoxe.

L'ÉPIDÉMIOLOGIE

Différentes études constatent une mortalité d'origine cardio-vasculaire aux États-Unis plus forte qu'en France, malgré les défauts évoqués bien connus des Français parmi lesquels un fort tabagisme, un sport peu développé ainsi qu'une sédentarité, une absorption élevée de graisses, une dépense limitée en soins médicaux, le H.T.A. et le diabète.

La seule différence notable à porter au crédit des Français semble liée à la consommation de vin rouge pendant les repas, de fruits et légumes frais, au temps consacré à la préparation des repas.

En 1994-1999, l'étude MONICA (Multinational MONItoring of trends and determinants of Cardiovascular diseases) mise en place par l'O.M.S. montre 5 fois plus de maladies cardio-vasculaires à Belfast ou à Glasgow qu'à Toulouse ou Naples, avec un taux de cholestérol identique. La mortalité cardio-vasculaire diminue chez les buveurs de vin modérés (1 à 3 verres par jour, soit 150 à 300 millilitres de vin par jour), comparés aux non-buveurs.
On rejoint ainsi, au-delà du temps, la prescription de saint Benoît auprès de ses moines (une hémine par jour, soit 270 millilitres) et celle tolérée dans les hôpitaux médiévaux (un demi-setier, soit 230 millilitres), dans tous les cas entre 1/4 et 1/3 de litre par jour. En France, ces observations suggèrent la disparition des effets indésirables des graisses saturées, grâce à la consommation bénéfique de vin.

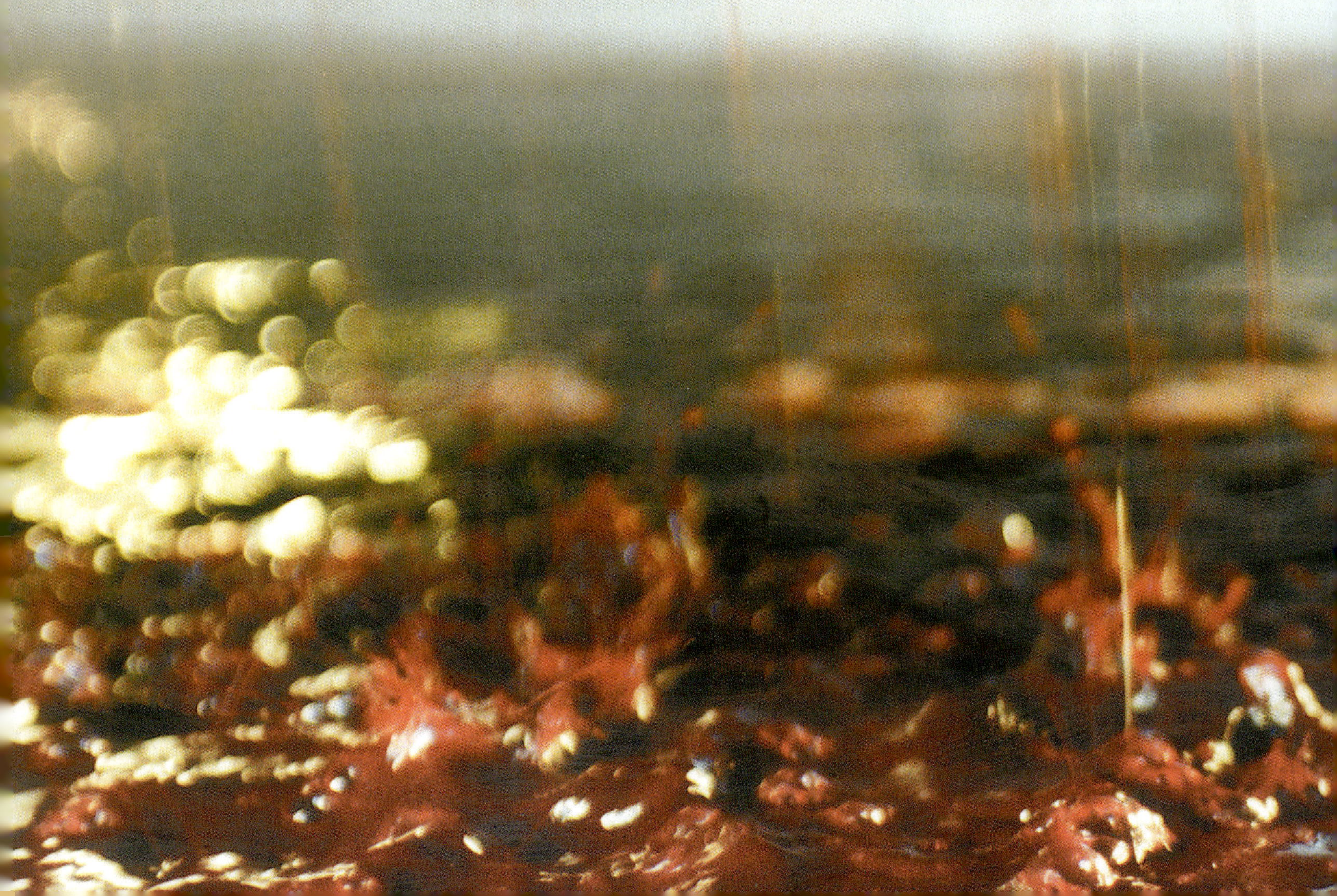

Le projet Euroaspire, conduit par la société européenne de cardiologie, apporte les mêmes conclusions. La mortalité décroît selon un gradient favorable de l'Europe septentrionale au Bassin méditerranéen. Il existe une décroissance en matière de consommation alcoolique (alcool distillé) alors que la courbe de consommation de vin (alcool fermenté) croît. La France jouit d'une immunité coronaire étonnante.

Au total, les travaux épidémiologiques traduisent une courbe en forme de J entre la consommation de vin et le risque vasculaire. L'effet est statistiquement significatif et favorable, pour des buveurs autour de 300 millilitres par jour.

Farchi, en Italie, démontre que l'effet positif disparaît au-delà de 6 verres par jour.

Publiée en mai 1995, l'étude danoise de Morten Gronbaeck, axée sur le cœur et portant sur 13 285 personnes, dans un pays non producteur de vin, montre qu'avec :
• les spiritueux, le risque de mortalité augmente à partir d'une consommation de 3-5 verres par jour ;
• la bière, le risque est très légèrement inférieur à celui d'un non-consommateur ;
• le vin à raison de 3 à 5 verres par jour, le risque de mortalité cardio-vasculaire diminue de moitié.

La crédibilité de cette étude réside dans son financement par le ministère de la santé du Danemark et l'indépendance de ses scientifiques.

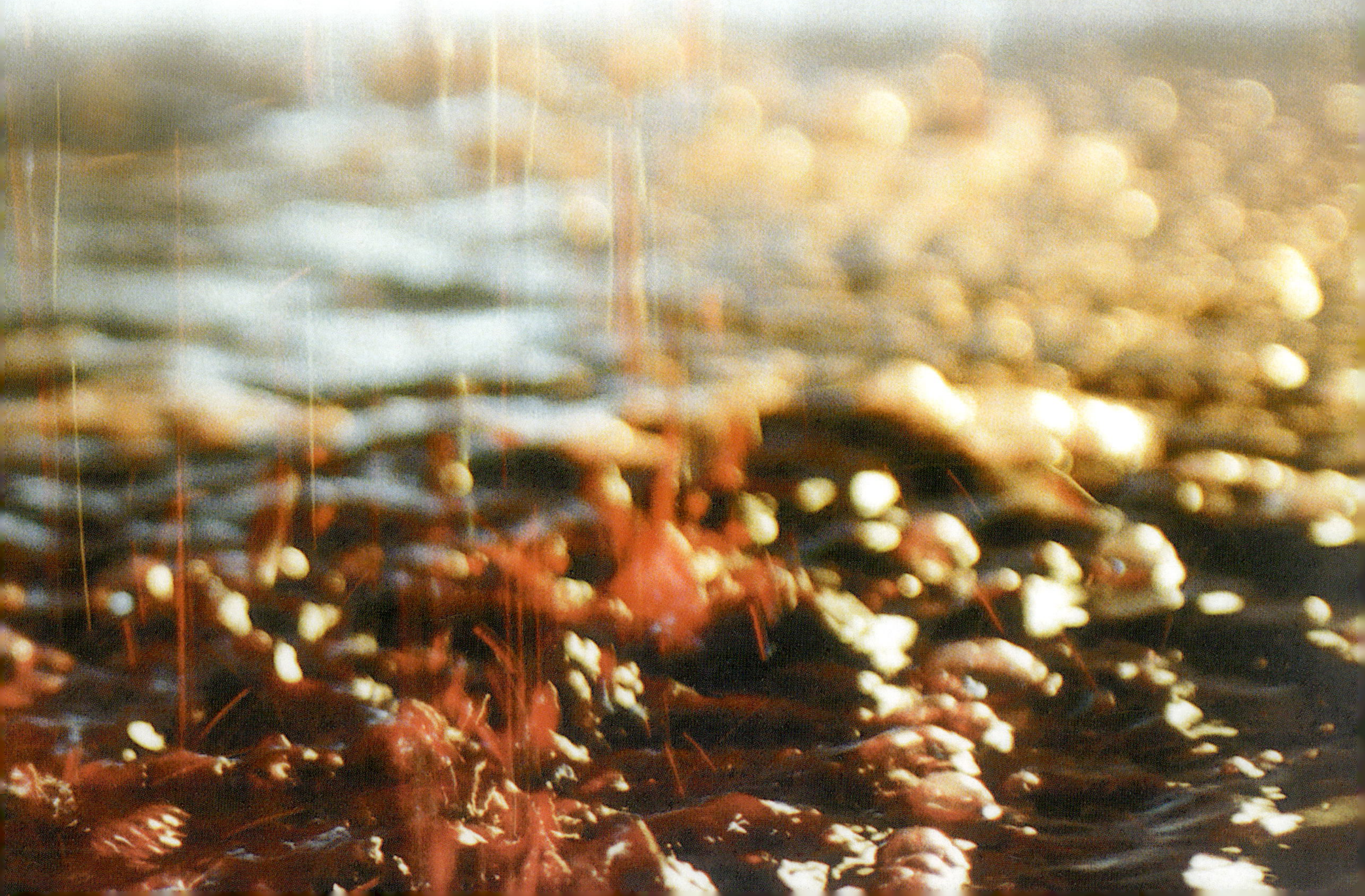

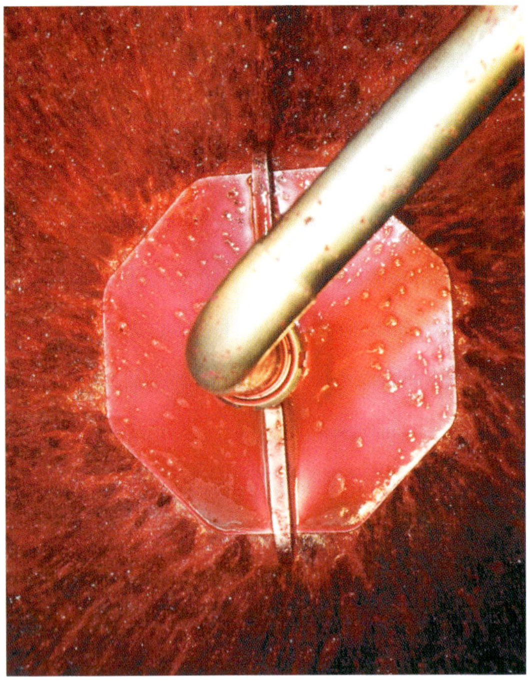

Le vin rouge améliore le profil lipidique.

La formation d'une plaque d'athérome

Elle nécessite un processus lent – plusieurs années – pendant lesquelles les substances telles que les lipides (mauvais cholestérol ou LDL) se déposent au long des artères. Un phénomène aigu, sous l'effet de facteurs mal déterminés, se surajoute et les plaquettes forment alors au contact de la plaque un agrégat qui induit la formation d'un caillot et va obstruer les vaisseaux (à destinée cardiaque ou cérébrale).

Les HDL (lipoprotéines de haute densité, le bon cholestérol), participent au nettoyage en transportant le mauvais cholestérol vers le foie, alors évacué.

De nombreuses études ont confirmé qu'une consommation modérée de vin rouge améliore le profil lipidique et induit :

• un niveau élevé des HDL : le bon cholestérol détruit par le foie
• un bas niveau de LDL : le mauvais cholestérol, produit par le foie, qui favorise la genèse de la plaque d'athérome.

Les antioxydants

Les oxydants (ou radicaux libres) sont les produits résultant de la destruction de substances en milieu aérobie, en présence d'air, après utilisation, sortes de résidus toxiques, capables d'altérer des éléments nobles comme l'ADN (le noyau des cellules), les sucres et les protéines (dont la partie musculaire de l'individu). On les nomme M.A.O. : Métabolites Actifs de l'Oxygène. On parle de stress oxydatif, qui favorise les processus de vieillissement, combattu par les polyphénols du vin.

Certains de ces M.A.O. sont appelés aussi radicaux libres en raison d'une structure chimique très étrange : ce sont des atomes ou molécules possédant un électron non apparié sur leur couche externe. Parmi ces radicaux, on trouve le radical HO° (hydroxyl), le radical ROO° (peroxyde). Ils induisent un pouvoir destructeur regrettable, sur la paroi artérielle en particulier.

Des agents nous protègent de ces radicaux libres « toxiques », comme la vitamine C, la vitamine E, les caroténoïdes, le cuivre, le zinc, le sélénium.

Les alicaments (néologisme éphémère, né de l'union des termes aliments et médicaments) ont un effet bénéfique sur la prévention de l'oxydation des LDL, en accroissant la dégradation de certains M.A.O. Parmi les alicaments, citons l'arginine, les flavonoïdes (dont le soja) et le vin (grâce au fameux resvératrol, un stibène [1]).

Ces polyphénols auraient une implication probable dans la prévention des cancers, maladies cardio-vasculaires ou maladies neurodégénératives. Ils renforcent ainsi les défenses naturelles de l'organisme en luttant contre ces fameux radicaux libres.

Explications de la protection vasculaire par le vin

L'activité des plaquettes sanguines diminue après l'absorption de vin (et perdure une quinzaine de jours), le sang devient plus fluide, grâce aux composés phénoliques qui combattent l'hypercoagulabilité.

Les niveaux de fibrinogène et de facteur VII (qui favorisent la coagulation) baissent avec une consommation, toujours modérée de vin qui, ainsi, augmente la fibrinolyse.

La fonction des cellules endothéliales de la paroi vasculaire augmente : les polyphénols du vin rouge induisent une relaxation des vaisseaux précontractés dépendants de l'endothélium [2]. Les vaisseaux ont moins tendance à se contracter lors d'un stress. Le diamètre des artères coronaires croît et avec lui, le flux de sang. La tension artérielle baisse. Tous ces éléments sont à l'évidence favorables pour les tissus concernés, myocarde en particulier.

Les polyphénols diminuent l'adhésion et l'agrégation des polynucléaires entre eux et aux plaquettes sanguines. En clair, les polyphénols à dose modérée évitent la survenue d'un caillot sanguin (avec son risque d'obstruction) dans une artère coronarienne (avec le risque d'infarctus) ou cérébrales (avec le risque d'accident vasculaire cérébral et donc coma, hémiplégie).

Les dommages oxydatifs des protéines et aussi sans doute de l'ADN sont diminués.

Le bon cholestérol augmente selon la consommation de vin, grâce à l'éthanol, responsable de cet heureux effet.

1 - Le resvératrol est cette médiatique molécule (en fait, stibène) facilement étudiable et commercialisable, auquel seule on attribue – à tort – des avantages antioxydants et antiradicalaires, car peu quantitatifs. Le maximum d'effet est dû aux polyphénols plus complexes, anthocyanidols et tanins oligomériques.

2 - Par l'intermédiaire de l'oxyde nitrique (Fitzpatrick 1993, Andrambelson 1997). Parmi les polyphénols, il semble que les anthocyanines et les oligomères de tanins soient les composés les plus actifs dans cette vasorelaxation. La prolifération de cellules musculaires lisses et l'adhésion des cellules monocytaires aux cellules endothéliales sont des processus importants dans le développement des maladies cardio-vasculaires et en particulier de la formation de la plaque athéromateuse. Un prétraitement des cellules endothéliales avec les polyphénols du vin diminue l'adhésion des monocytes aux cellules endothéliales de 40 %.

Explications récentes en 2001 avec D. Baud

Le magazine *Nature* rapporte un nouveau mécanisme pour expliquer le paradoxe français (Nature, 2001, 414 863-864). Des chercheurs de la London school of Medicine (Londres) suggèrent qu'une consommation modérée de vin rouge peut diminuer le risque de maladies cardio-vasculaires en réduisant la synthèse d'enthotéline 1, dans les cellules vasculaires endothéliales, médiateur-clé dans l'athérogénèse.

« Nous avons découvert que tous les vins rouges, mais ni les blancs ni les vins rosés, réduisent la synthèse de l'endothéline 1 in vitro ».

Le problème de toute expérimentation biologique est la transposition des résultats de *l'in vitro* à *l'in vivo*, de l'éprouvette à l'éprouvé ! Les chercheurs espèrent maintenant commencer des études cliniques pour montrer comment la consommation de vin rouge agit sur les concentrations d'endothéline *l'in vivo*. En moyenne, 5 millilitres de vin rouge par millilitre de tissu ont inhibé la synthèse de l'endothéline 1 à 50 %. Par contre, il a fallu 35 millilitres de jus de raisin par millilitre de tissu pour un effet similaire et les échantillons d'autres vins n'ont eu aucun effet. Les vins de table semblent souvent aussi efficaces que les grands crus.

Parmi les polyphénols, probablement impliqués dans l'effet protecteur du vin, il s'avère difficile de trouver le plus actif. Selon le Pr Renaud, la principale incidence, la plus bénéfique du vin (rouge et Champagne), admis comme protecteur de l'infarctus du myocarde, demeure la baisse de l'agrégation plaquettaire.

Conclusion et controverses autour du French Paradox

Les données épidémiologiques, confirmant le moindre risque des consommateurs de vin quant aux maladies cardio-vasculaires, et une mortalité plus faible, reposent sur des explications biochimiques et biologiques.

En résumé, pour simplifier, l'absorption de vin à dose modérée :
• induit une hausse du bon cholestérol, donc évite l'athéromatose ;
• entraîne une baisse de la réactivité plaquettaire, comme l'aspirine et diminue le risque de thrombose artérielle ;
• augmente la capacité fibrinolytique en améliorant la fluidité du sang.

L'effet positif du vin, essentiellement la cardioprotection du French Paradox, repose plus sur ses composants non alcooliques (polyphénols dont les anthocyanidines et le resvératrol) que sur l'alcool.

Une objection, parfois retenue, réside dans le fait que la consommation modérée de vin appartient à une culture qui assure par elle-même une plus longue vie. En effet, le contexte climatique, social, génétique, facilite la santé et son corollaire, la longévité.

À partir de l'empirisme des anciens et de la biochimie des modernes, des perspectives dans le domaine pharmacologique, avec des applications galéniques, pourraient être envisagées à terme. Cela sera-t-il un cauchemar ou une sauvegarde pour l'œnophile ?

Malgré les preuves apportées en faveur d'une consommation modérée de vin, peu de médecins sont prêts à franchir le pas et à encourager ceux qui ne boivent pas à boire ! Les risques d'abus leur paraissent trop importants : aucun médicament, au vu de l'expérience de la « Faculté » n'échappe à l'abus des patients comme des médecins.

Avec le French Paradox, le vin a changé de statut entre les mains des médecins des XXe et XXIe siècles. De traitement curatif depuis l'Antiquité aux résultats médiocres, pesés à l'aune de la science moderne, le vin accepterait-il un nouveau statut avéré, celui de traitement préventif, que semblent confirmer les données épidémiologiques récentes ?
Si la nature de l'homme l'invite, quelles que soient les civilisations, à trouver des produits euphorisants, l'ivresse demeure certes condamnable. On connaît ses retentissements médico-sociaux hélas, quand bien même elle a donné à l'Histoire, Verlaine, Rimbaud, Musset, Baudelaire et bien d'autres.

Les doses préventives et efficaces préconisées par les chercheurs en santé publique (autour de 40 centilitres pour les hommes et 20 pour les femmes, contestées par quelques chafouins abstèmes), nous éviteront assurément quelques nouveaux génies créateurs, dommage, mais puissent-elles surtout nous éviter à terme, quelques ennuis sanitaires. L'avenir le dira.

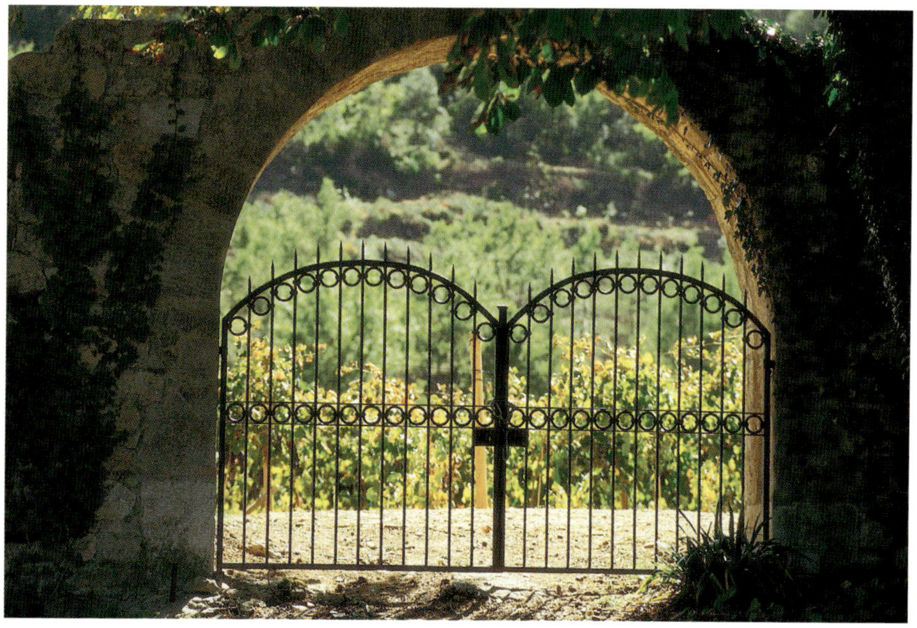

Le vin fut utilisé pour des traitements curatifs, le sera-t-il pour des traitements préventifs ?

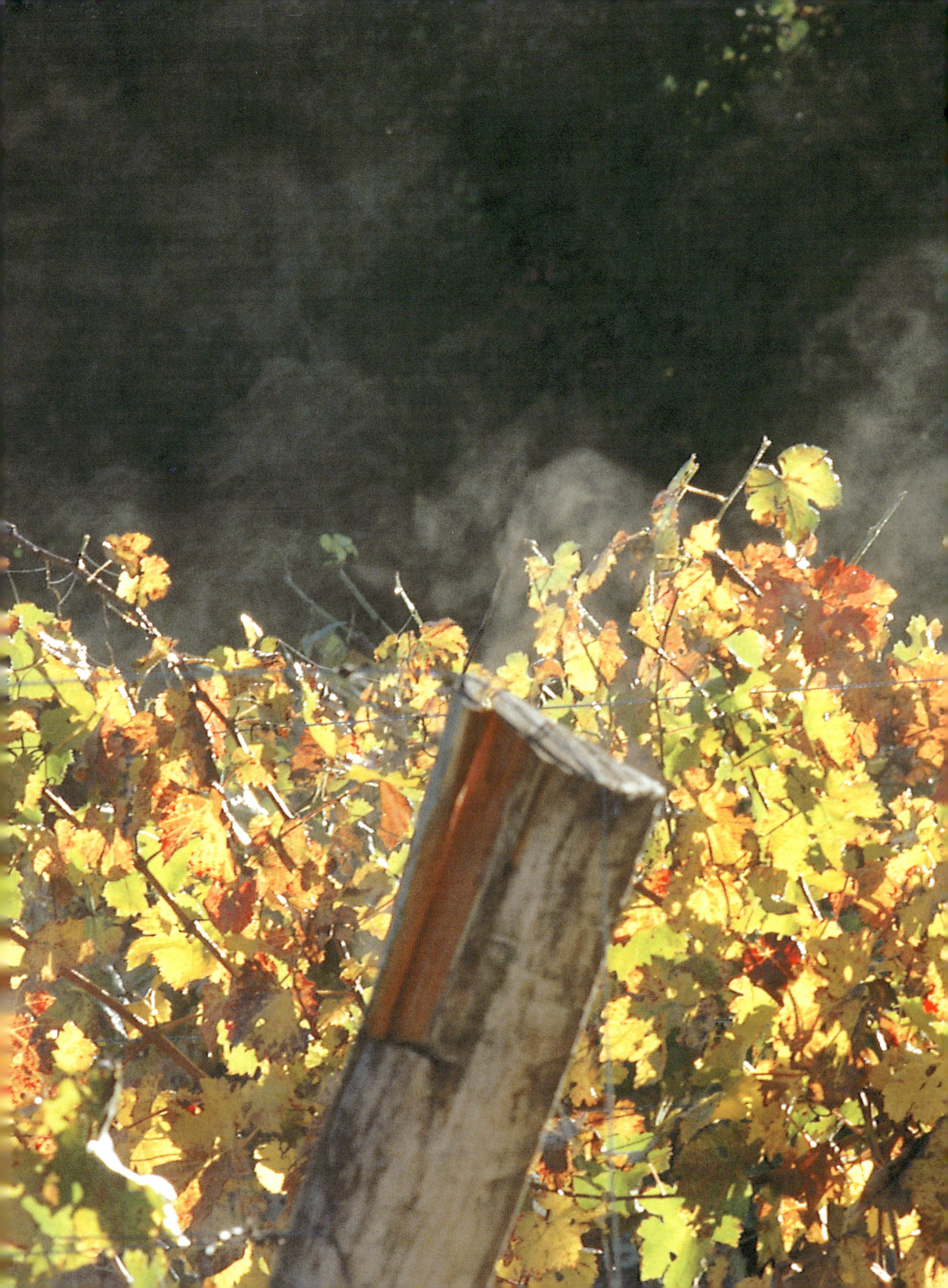

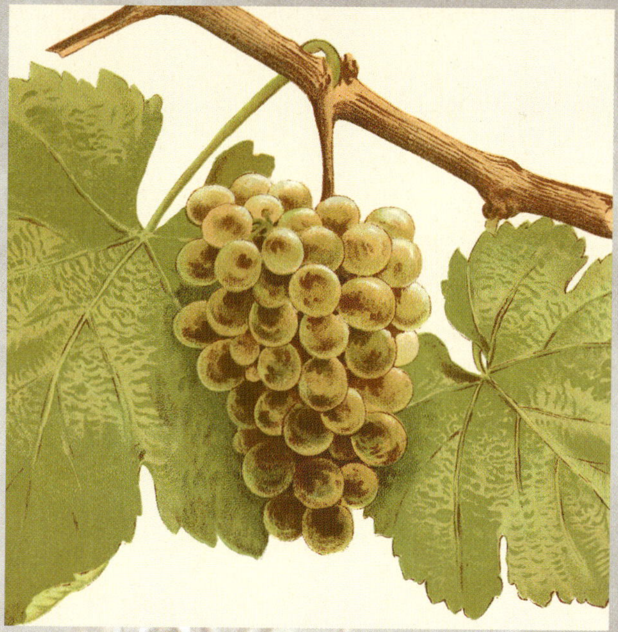

Chapitre 3

Le Vin & ses bienfaits : actualité et recherches

Le French Paradox n'est pas le seul effet positif rencontré par une consommation régulière et raisonnable de vin. Des recherches de plus en plus diverses mettent à jour de nouvelles pistes à suivre, de nouveaux bienfaits à mettre en valeur. Sans prétendre en faire une liste exhaustive, voici un inventaire que nul bon vivant ne saurait ignorer.

PEAU

Les bienfaits des polyphénols du raisin pour la peau, permettent (par la vinothérapie) le ralentissement de son vieillissement, le traitement de certains problèmes cutanés. À l'inverse, le revêtement cutané peut subir des effets délétères du vin : Rhinophima* (lié aussi à des problèmes vasculaires), couperose, angiomes stellaires, ou « fleurs de vin » chez Balzac.

HIV

L'association de polyphénols avec un traitement antiviral pourrait inhiber fortement le développement du virus VIH. Certaines études *in vivo* ne confirment pas les effets antioxydants constatés in vitro. L'expression du virus *in vitro* serait inhibée à 80 %. En revanche, il n'y a plus d'effet une fois la maladie déclarée (des études sont nécessaires, selon le Dr J.-C. Ruf).

CANCER

Une consommation modérée de vin peut diminuer le risque de cancer oro-pharyngé, alors que les spiritueux et la bière l'augmentent très fortement à n'importe quelle dose. Une consommation régulière de vin entraîne une diminution des cancers des voies aéro-digestives et du poumon.

Un extrait de vin sec limite significativement le développement de certains cancers chez des souris transgéniques, qui développent spontanément des tumeurs malignes.

Le resvératrol peut bloquer les principales étapes de la cancérogenèse tant au niveau de l'initiation, du développement que de la progression des tumeurs.

À un niveau modéré de consommation vinique, les risques de cancers sont soit diminués, soit non augmentés ! Certains polyphénols auraient donc un rôle anti-initiateur, capables aussi d'inhiber la croissance tumorale (Dr Ruf et J.-P. Daurès).

Mais il y aurait une relation proportionnelle, hélas délétère, entre consommation de vin et cancer du sein.

Les preuves d'une action anticancérigène des polyphénols chez l'homme restent, en 2004, insuffisantes.

STRESS

Le vin, facteur de plaisir, aux vertus euphorisantes et désinhibitrices largement développées lors de l'histoire du vin médical diminue le stress, cause de mortalité cardiaque. La dose efficace demeure proche de la dose toxique : attention à l'automédication !

Le vin remplace le café, le thé, le tabac ou l'opium (hier), mais peut se voir supplanter (demain) par des analeptiques plus ou moins forts et dangereux.

SYSTÈME DIGESTIF

Le vin, plutôt rouge, également reconnu pour ses propriétés digestives assurées par les composés phénoliques, active les sécrétions salivaires et gastriques. Les tanins possèdent une action stimulante bénéfique, tonifiante sur les fibres musculaires digestives.

Une étude (Belfast) montre que les consommateurs de 3 à 6 verres de vin par semaine ont un risque d'ulcère d'estomac réduit de 17 %, grâce à la stimulation de la production de suc gastrique et la destruction de la bactérie responsable.

ALZHEIMER : LE VIN ET LES MALADIES DÉGÉNÉRATIVES LIÉES À L'ÂGE

Le vin permet un sommeil facile et agréable, surtout chez le sujet âgé ainsi qu'un comportement psychosocial amélioré.

Étude du Dr Luc Letenneur

Ces maladies, caractérisées par une dégénérescence des cellules, évoluant vers une diminution, puis une perte de leur fonction. Cette forme de démence sénile, progressive, insidieuse, avec perte de mémoire et du raisonnement, conduit au décès dans un état de dépendance majeure.

Les facteurs de risques ont été étudiés en Aquitaine avec des patients inclus selon leur consommation quotidienne de vin. Les sujets (au nombre de 4 500 en Gironde et en Dordogne) ont été contrôlés, 1, 3, 5, 8,10 ans après le lancement de l'enquête :

- non-buveurs = 0
- buveurs légers = moins 1/4 litre

• buveurs modérés = moins 1/2 litre
• gros buveurs = plus 1/2 litre

Le résultat, significatif, a prouvé que le risque de voir survenir une démence sénile, très important chez le non-buveur et le buveur léger, baisse chez le buveur modéré et le gros buveur.

Le vin protège-t-il de cette démence ? Il faut être prudent car une étude néerlandaise a montré que les résultats obtenus avec des buveurs de bière se recoupaient. L'effet protecteur de nos fins nectars est-il lié à leur nature, ses composants propres, ou à l'alcool ?

Étude menée par le Pr J. Marc Orgogozo (neurologue et expert OMS)
Elle montre des résultats voisins. Chez les buveurs modérés, on note une diminution de 80 % de risque d'être touché par la démence sénile et de 75 % d'être touché par la maladie Alzheimer.

Les agents antioxydants du vin diminuent les effets dévastateurs des métabolites (M.A.O.) à l'origine de la dégénérescence des neurones.

Longévité : Étude Dr Lacroix
Associée à un mode de vie sain, à une surveillance médicale régulière, à une alimentation donnant une grande part aux fruits et légumes, une consommation raisonnable de vin rouge, quotidienne, au cours des repas, augmente la durée de la vie par rapport aux abstinents (sondage sur 900 personnes).

Pour le Pr Daurès, la bière, les apéritifs ont des effets négatifs pour des consommations d'alcool équivalentes.

De nombreuses études, (depuis saint Benoît, qui prêtait sans preuve bien des vertus au vin) affirment que le vin, boisson bien à part, à raison de 3 ou 4 verres par jour, protège effectivement de la sénilité.

Des neurologues plus modérés reconnaissent au vin des vertus bienfaitrices certes, mais en retardant l'apparition des effets négatifs du vieillissement dont le gâtisme, la démence sénile et la maladie d'Alzheimer.

En conclusion des deux derniers chapitres et à la lumière de ces données, il peut être utile de rapprocher les différentes statistiques. Pour une consommation modérée, rappelée ci-dessus,

40 centilitres pour les hommes et 20 pour les femmes, en comptant un jour d'abstinence par semaine, nous arrivons pour la population française de plus de 15 ans à une consommation annuelle théorique de 85 litres par an. Ce chiffre est à rapprocher des 78,9 litres obtenus par l'INSEE.

Statistiquement, nous serions donc en deçà du seuil de nocivité de la consommation de vin, et peut-être même en deçà du seuil qu'il faudrait privilégier. Toute personne consciente de ses responsabilités, tout médecin urgentiste sait malheureusement qu'une part non négligeable des consommateurs ne se limite pas à cette consommation journalière.

C'est en ce sens que, pour le vin et dans le contexte de la lutte contre l'alcoolisme, en associant toutes les professions et en poursuivant des objectifs clairs de santé publique, l'éducation et la responsabilisation des individus et des jeunes en particulier, pourraient, dans l'avenir, diminuer le vinisme (alcoolisme lié au vin) et préserver au vin sa place dans notre société.

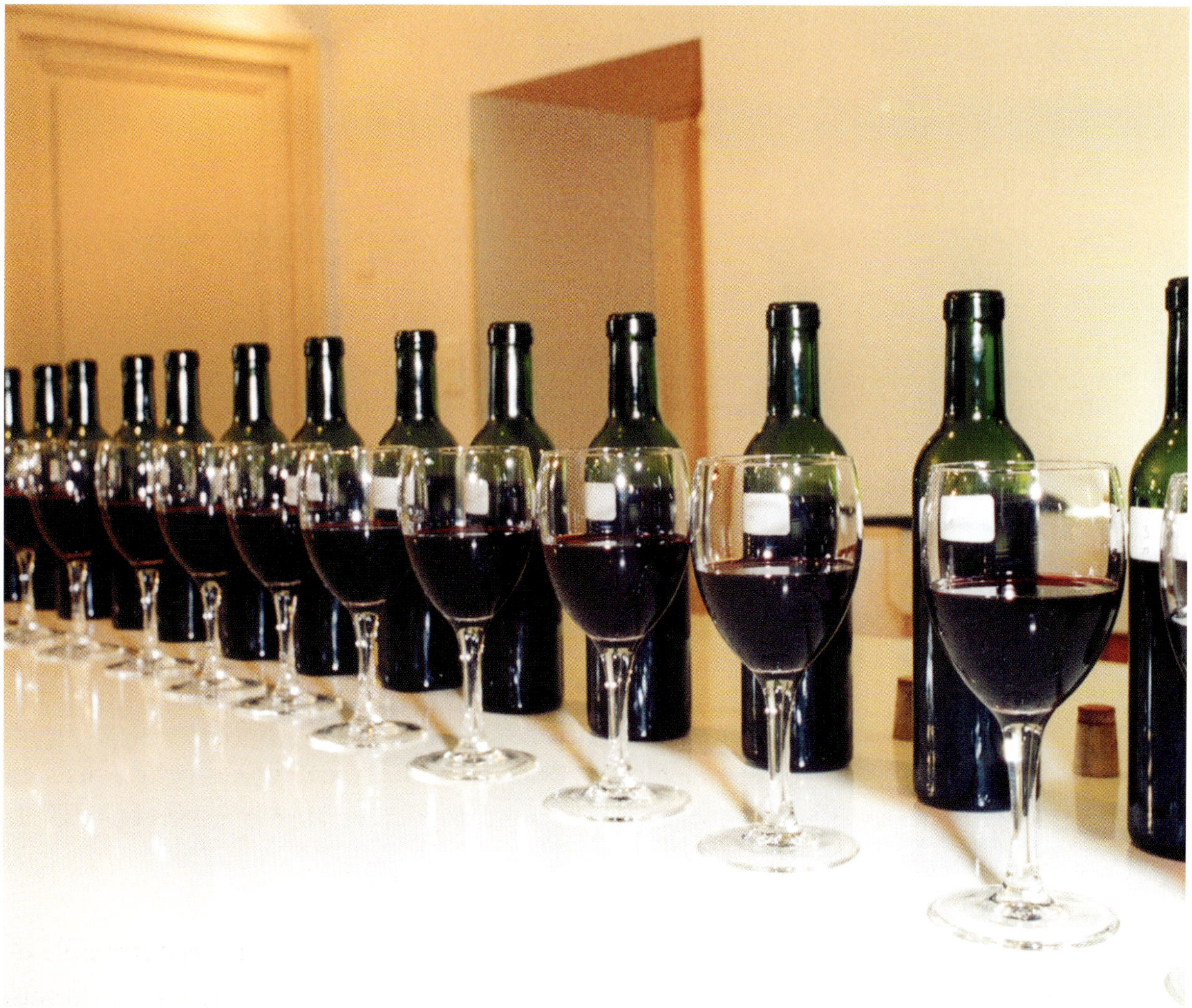

Seule une consommation modérée et régulière peut être bénéfique.

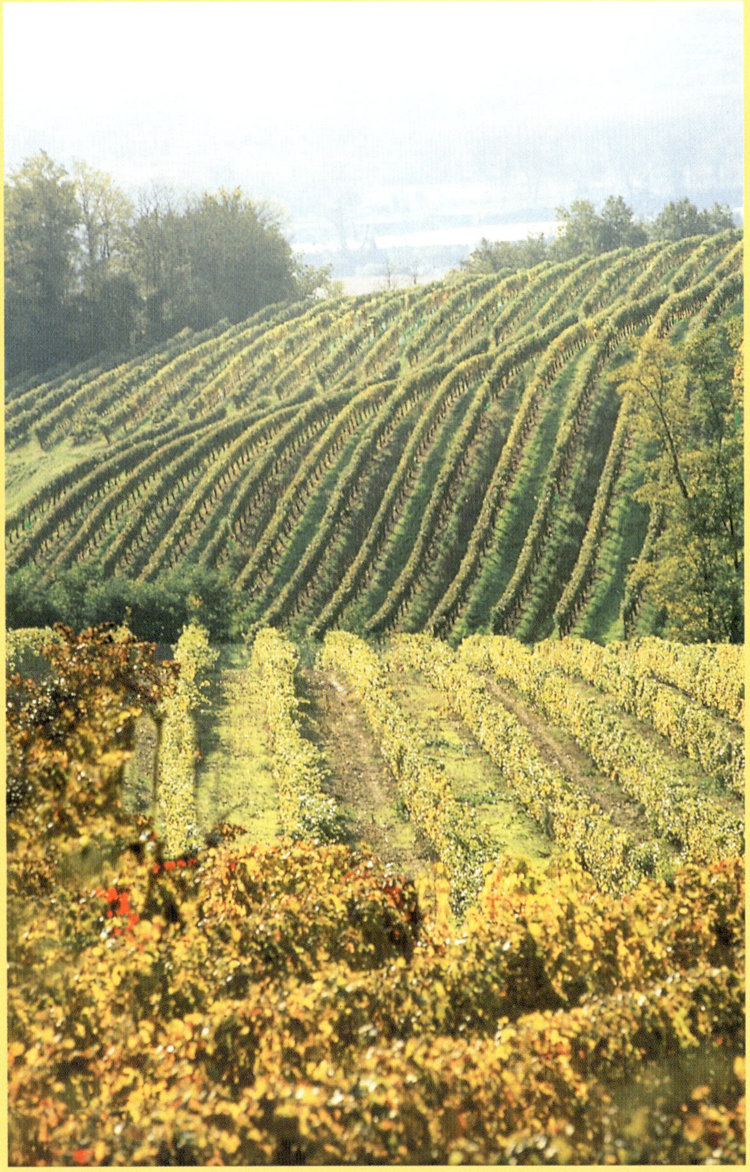

CONCLUSION

Avec un litre de vin de temps en temps, je vous garantis que je ne crèverais pas facilement.
Jules Renard (Journal, 1893)

D'Hippocrate au grand patron moderne, d'Ambroise Paré au généraliste actuel, dans l'histoire du vin, le médecin, prescripteur ou amateur, demeure un maillon incontournable. Tour à tour, antiseptique sur les champs de bataille, analeptique, euphorisant, antalgique, élixir de jeunesse, le vin a toujours séduit le praticien, au point de former avec lui un couple soignant indissociable.

Ce duo tournoie au rythme de son histoire, au rythme d'une valse à trois temps : adulation et thérapeutique (jusqu'au milieu du XIXe siècle), accusation et tempérance (jusqu'à la fin du XXe siècle), modération et plaisir (à l'aube du XXIe siècle) !

Si l'ivresse a toujours préoccupé le philosophe, tel Platon qui l'a décrite, il faut attendre que Magnüs Huss individualise l'alcoolisme chronique comme maladie (1850) avec ses symptômes et ses méfaits, pour que l'État la combatte. Dès lors, il est indispensable de raisonner sans pour autant jeter le vin avec la rafle.

Pas une époque, pas un lieu (de Salerne à la Grèce historique, de Rome à la Chine) où le médecin n'intervient, sur le vin, à titre professionnel. Car premier scientifique, « fysicien médiéval », tour à tour, il se fait au fil du temps :

- l'écho officiel des vertus des vins présentés (géopoliticien, sous la royauté) ;
- le garant de la qualité (pharmacien, car vin-médicament) ;
- le grand gourou comme Guyot et Lavalle (au XIXe siècle), chargés d'étude ou de classement du vignoble, par l'administration (alors grands commis de l'État) ;
- le défenseur, tel le Pr Portmann aux heures les plus sombres ;
- le chercheur des bienfaits du XXIe siècle.

La modération prêchée en tout temps, avec ses qualités sanitaires supposées, quantifiée empiriquement par saint Benoît, voit ses incidences bénéfiques confirmées par les épidémiologistes du XXe siècle comme le Professeur Renaud, l'apôtre du French Paradox. Le prêche par intuition a précédé la preuve par démonstration.

Ainsi, il apparaît que l'un des soucis du législateur doit être d'individualiser le vin par sa qualité, son originalité, ses vertus et le différencier ainsi des autres boissons alcoolisées.

Tout amalgame serait nuisible au vin, produit naturel, merveilleux quand il est consommé avec modération, pour reprendre le mot de Pasteur, et qui véhicule en plus de si précieuses molécules pour notre santé.

Médecin ou pas, il n'y a pas dans notre culture, méditerranéenne, chrétienne, française, et bien souvent au-delà, de bon repas, de bonne convivialité sans vin. Rappelons simplement la nécessité de raison garder, pour déguster le meilleur vin avec ceux qu'on aime.

Le vin demeure l'un des premiers signes d'amour de la vie !

« *Aequa vita vinum* »
Saint Thomas d'Aquin

Annexe

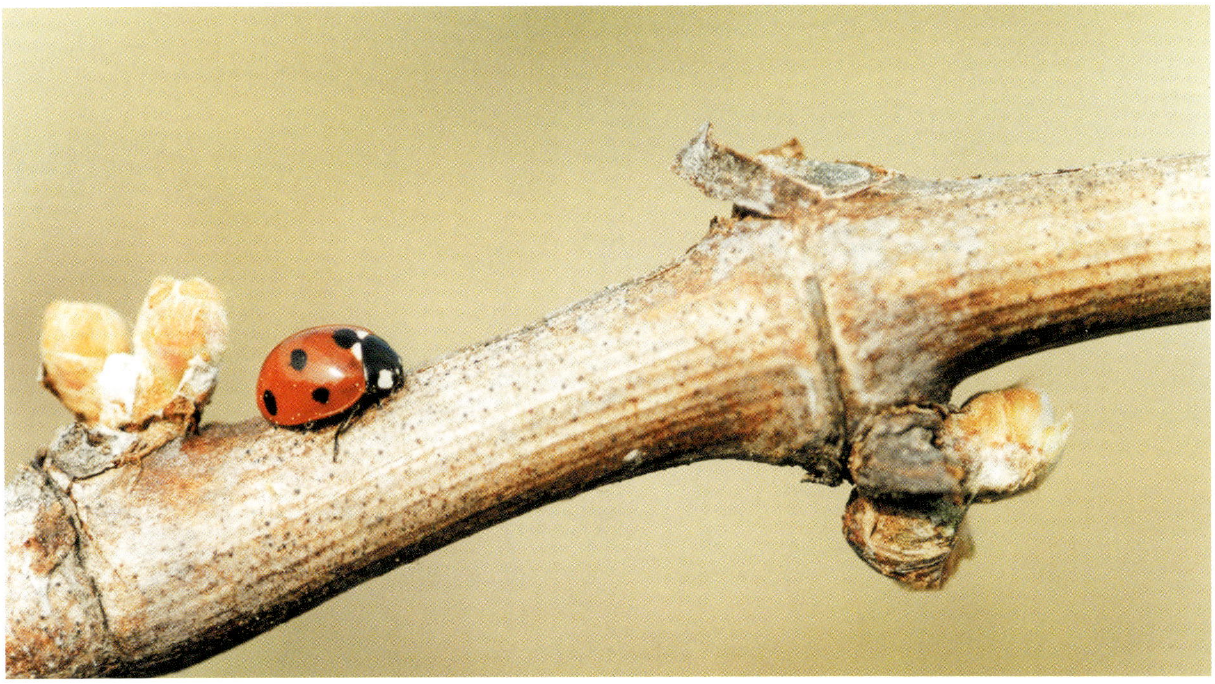

Médecines, feuilles, sève, raisins & pépins

Si le vin demeure le principal produit dérivé de la vigne, à usage médicinal, il existe d'autres dérivés de vitis vinifera en amont du vin : feuilles, sève, raisins, pépins, jus de raisin.

Le tanin, vecteur confirmé de santé, contrairement à d'autres plantes, présent dans toutes les parties de la vigne (racine, feuille, tige) demeure biodisponible malgré les effets des sucs digestifs, à l'inverse d'autres polyphénols, détruits par la flore microbienne.

La vigne

Premier cache-sexe de l'homme, la feuille de vigne fut aussi son premier pansement.

En infusion à la fumeter* ou à la marjolaine, les phytothérapeutes la préconisent pour pallier les troubles de la ménopause et comme fortifiant. Née avant l'Homme, la vigne rouge fut utilisée pour combattre les hémorragies utérines.

Extrait avec de l'alcool, la vigne reste un des traitements des hémorroïdes et des insuffisances veineuses (jambes lourdes, varices).

En usage externe, en particulier en bain, elle présenterait des résultats remarquables, dans les troubles veineux déjà évoqués.

En 1930, année « millésimable », le Dr G. Cuvier et le Pr Perrot (titulaire de la chaire de médecine à la faculté de pharmacie de Paris) firent reconnaître la vigne comme plante médicinale.

La feuille de vigne se consomme aussi comme aliment (crue en salades, saumurée et farcie chez les Turcs, Grecs, Libanais).

La sève

Parmi les remèdes populaires, la sève qui s'écoule après la taille, nommée joliment « les pleurs de la vigne », s'utilise en collyre contre l'inflammation des paupières et la conjonctivite. Il convient de la recueillir et la boire pure, dit-on. Le suc extrait des jeunes bourgeons combattrait efficacement les taches de rousseur.

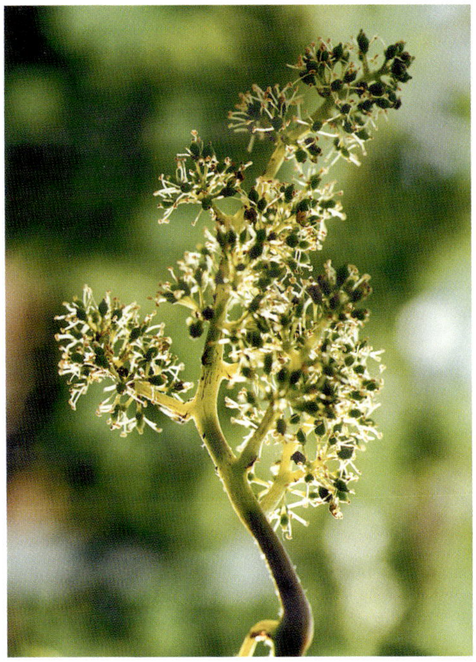

La vigne en fleur.

Le raisin

Une cure de raisin, véritable élixir de jouvence !

En Chine, le raisin était préconisé pour les soins concernant la pathologie des tendons et des rhumatismes.

Les Romains représentaient le vieil homme qui retrouvait sa jeunesse avec une barbe de… raisins ! Au XVIIe siècle, apparaissent à la table du roi les meilleurs raisins de table, Chasselas de Bar-sur-Aube, Muscat de Touraine, raisin de Corinthe (selon La Quintinie, agronome).

Fruit le plus calorique avec la figue fraîche (72 cal/100 grammes), le raisin possède un taux en protéines supérieur à presque tous les autres fruits, taux comparable à celui de la mangue, de la papaye ou du fruit de la passion. Riche en sucres, il contient de nombreuses vitamines (A, B, C, et E) et des ions minéraux (potassium, calcium, soufre, phosphore, un peu de silicium, de fer, de cuivre, de magnésium).

Diurétique, laxatif, dépuratif, le raisin présente une grande richesse en fibres qui le rendent facilement assimilable.

En 1789, Desbois de Rochefort, professeur de médecine, déclarait :
« Le raisin est d'après l'expérience de beaucoup de praticiens et la mienne propre, le meilleur fondant de la bile. Il est très bon, pour les engorgements des viscères abdominaux, les jaunisses très rebelles, la fièvre quarte […] car c'est un excellent dépuratif ».

La cure de raisin frais apporterait des soulagements dans les domaines suivants : peau, arthrite, H.T.A.*, obésité, constipation et fermentations intestinales.

En 1920, le corps médical s'associe à la valorisation du raisin et des jus de raisins. Le Dr Marcel Legrain veut procéder à l'uvalisation* des Français, pour leur sauvegarde. En 1927, Moissac devient la première station uvale, avec son uvarium, situé sur les bords du Tarn. Des congrès avec pour thème, la pomme et le raisin, illustrent le souhait de lutter contre la montée de l'alcoolisme lié aux produits dérivés, leur fermentation, comme le cidre ou le vin. En 1931, un colloque se tient à Bourges : le sujet est le raisin contre l'alcool.

N.B : Les extraits de peau de raisin noir sont plus efficaces que les extraits de peau de raisin blanc en terme de relaxation expérimentale des endothélium : mêmes constatations avec le jus de raisin, les extraits de peau de raisin et le... vin !

Le jus de raisin

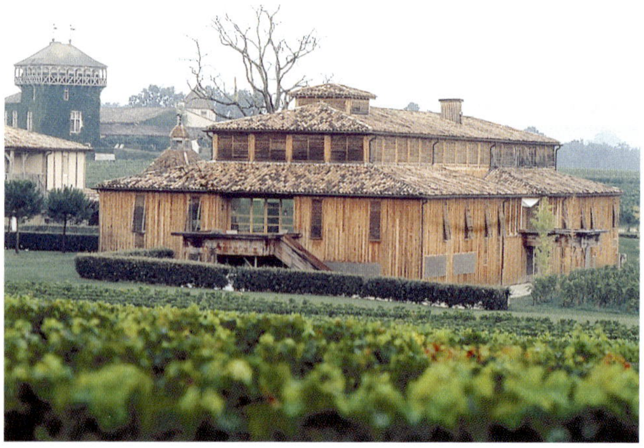

Les Caudalies, premier centre français de vinothérapie.

Certains naturopathes ont comparé le jus de raisin, diurétique et laxatif, au lait maternel, en écho aux mots d'Aristophane : « Le vin ou le lait de la terre ».

Avec une teneur en eau et en protéines proche du breuvage maternel, le jus de raisin, plus riche en sucre, trop minéralisé, manque d'acides gras essentiels et bien sûr d'anticorps. Pasteurisé pour ne pas tourner au vinaigre, il perd une partie de ses vitamines et de ses qualités diététiques.

Le jus de raisin frais demeure un des premiers aliments que l'on peut introduire dans l'alimentation de bébé en période de sevrage, mais à condition de le préparer soi-même, c'est-à-dire d'avoir choisi le raisin et de le presser chez soi. Toutefois, le jus de raisin, boisson-aliment sucrée, ne doit pas faire l'objet d'abus sous peine de fermentations, fortement contre-indiqué aux diabétiques.

Quelques vieux médecins prescrivaient encore dans les années 1960 du jus de raisin dans les hépatites. Au XXIe siècle, cette pratique prête à sourire, mais le dogme classique : « *primum non nocere** » prévaut.

Les pépins

Si en Géorgie, les paysans préparent une décoction à base de pépins pour se revigorer, à Paris en 1914, on fabrique de la poudre avec ceux-ci pour diminuer les hémoptysies des tuberculeux, améliorer la circulation, jambes lourdes ou règles douloureuses.

Les Proanthocyanidines

Historique : 1534-1951

En 1534, alors que Jacques Cartier et son équipage stagnent, prisonniers des glaces hivernales, sur le Saint-Laurent, menacés par le scorbut, les Amérindiens leur parlent d'un thé fait avec les aiguilles et l'écorce d'un pin indigène. Plusieurs hommes furent ainsi sauvés. 400 ans plus tard, un chercheur de l'Université de Bordeaux, Jacques Masquelier, prit connaissance du récit de Cartier et décida d'étudier les composantes de ce conifère salvateur. En 1951, il isole les proanthocyanidines, voit qu'elles pouvaient reproduire plusieurs des propriétés de la vitamine C avant de découvrir les mêmes éléments dans les pépins de raisins.

Effets positifs

Ces molécules induisent des effets positifs comme renforcer les parois des vaisseaux, guérir les insuffisances veineuses et les œdèmes, diminuer le risque de maladies coronariennes, améliorer la vision nocturne. Leur action accroît la vitamine C intracellulaire (puissant antioxydant), diminue la perméabilité capillaire et la destruction du collagène, piège les radicaux libres et retarde la péroxydation des lipides.

Conclusion

Selon le Pr Masquelier (1991), les vertus hygiéniques de la vigne reposent sur la présence de tanins dont les proanthocyanidols et leur rôle antioxygène. La diététique et la cosmétologie font également appel à ces principes. On a tenté de donner au raisin un rôle médicinal à travers les cures uvales. La plus connue est le centre de vinothérapie « Les Sources de Caudalie » située au château Smith-Haut-Laffite à Martillac près de Bordeaux. Il conjugue les bienfaits de la vigne et du raisin au service de la beauté et du bien-être et utilisent tous les produits de la vigne à des fins sanitaires :

- les pépins du raisin contiennent des polyphénols, 10 000 fois plus active et efficace que la vitamine E pour lutter contre les pires ennemis de la peau : les radicaux libres, probablement à l'origine du vieillissement de la peau générée par la lumière, le tabac, la pollution et le stress.
- des bains sont proposés sous forme de source chaude, enrichis d'extrait de vigne rouge, d'huiles organiques essentielles, d'enveloppements à la levure de vin et au miel, etc.

Des cures de raisin fraîchement cueilli étaient aussi très en vogue au XIXe siècle.

L'homme (comme le singe et le cobaye) est incapable d'effectuer la synthèse de la vitamine C ou acide ascorbique découvert par Szent, ce qui lui valut le prix Nobel. La vitamine C ne peut prévenir à elle seule les accidents hémorragiques du scorbut (alors que les extraits de citron y arrivent), ce qui présuppose une autre substance appelée vitamine P ou bioflavonoïde.

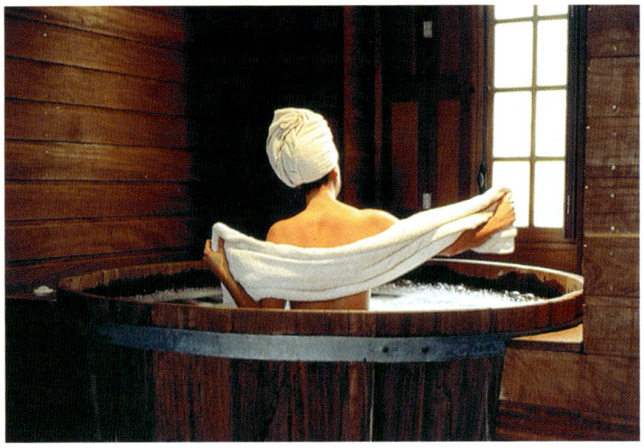

Moment de détente dans un bain barrique.

L'HUILE DE RAISIN

Utilisée en diététique et en cosmétique, mais sans vertus médicales reconnues, elle comporte des proanthocyanidines[1] qui agissent sur le maintien de la santé. Les acides gras de pépins de raisin pénètrent dans les couches supérieures de l'épiderme agissant durablement.

Naissance d'une thérapeutique

1940 : Szent-Gyogyl met en évidence la propriété protectrice de la citrine sur les vaisseaux sanguins.

1944 : Lavollay découvre que le vin rouge dilate les vaisseaux sanguins (expérimentation sur le cobaye).

1949 : De Eds s'aperçoit que les flavonoïdes du raisin prolongent la survie du cobaye scorbutique (grâce à leur action antioxygène qui maintiendrait un taux minimum d'acide ascorbique sous sa forme réduite la plus active).

1950 : le vin renfermerait un antidote naturel protecteur, car l'alcool du vin est aussi toxique que l'éthanol de synthèse.

1951 : Flanzy démontre l'effet protecteur du vin, amélioré par l'adjonction de polyphénols.

1955 : Masquelier est le découvreur des proanthocyanes dans le vin.

1958 : Durmischidze confirme les travaux de Masquelier.

1978 : synthèse de l'endothélon protecteur vasculaire.

1989 : la biochimie des proanthocyanidols est précisée et leur effet, dont l'innocuité, étudié.

1994 : le Pr J. Vercauteren brevète un procédé de stabilisation des polyphénols, ce qui les rend utilisables et efficaces en cosmétologie.

1 - Autres noms : Pycnogénol, extrait de pépins de raisins, huile de pépins de raisins, proanthocyanidines, oligomériques, oligoproanthocyanidines, procyanidines, oligomères procyanidins, OPCs (oligomeric proanthocynadins complexes), PCOs (procyanidolic oligomers).

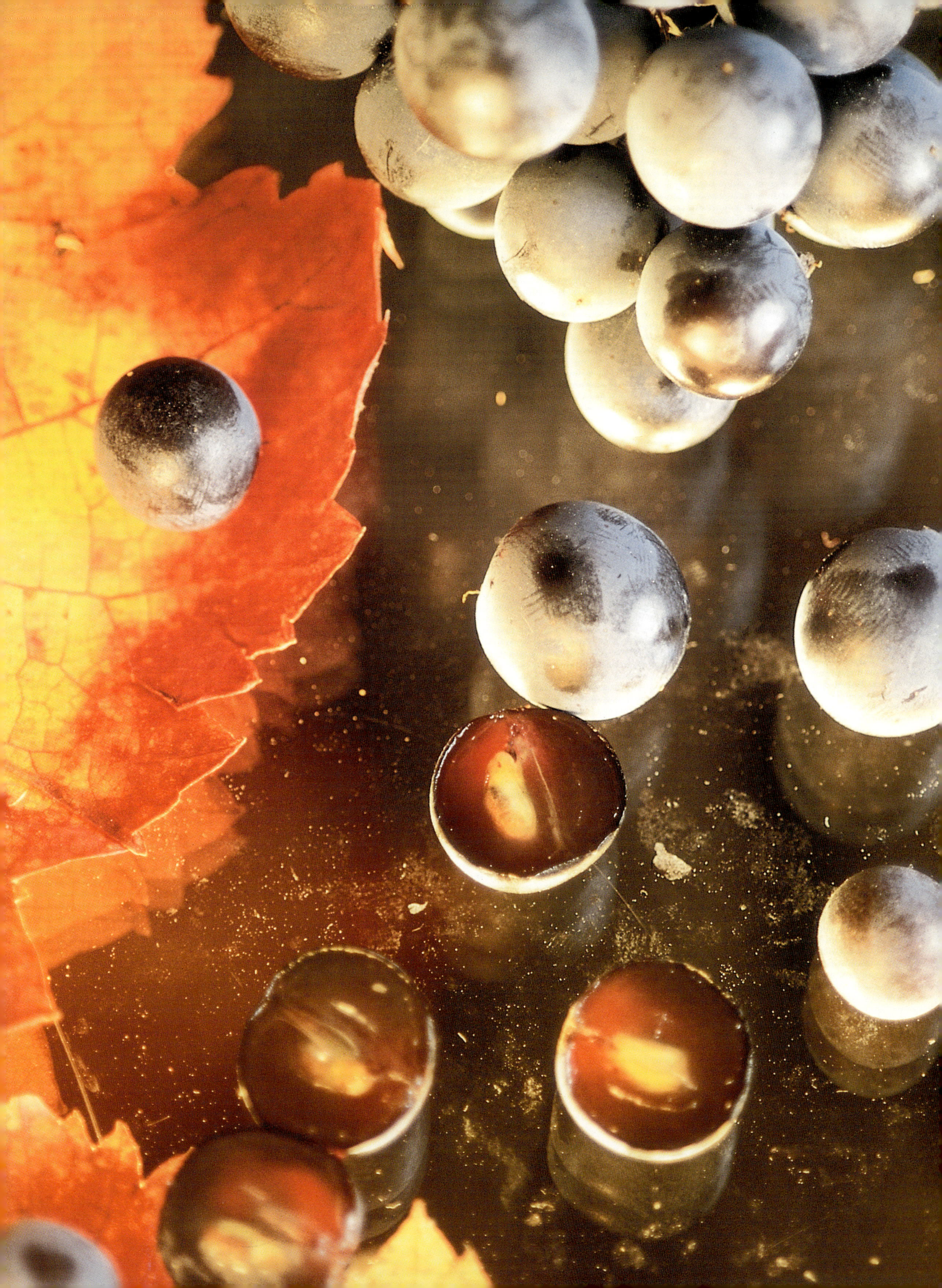

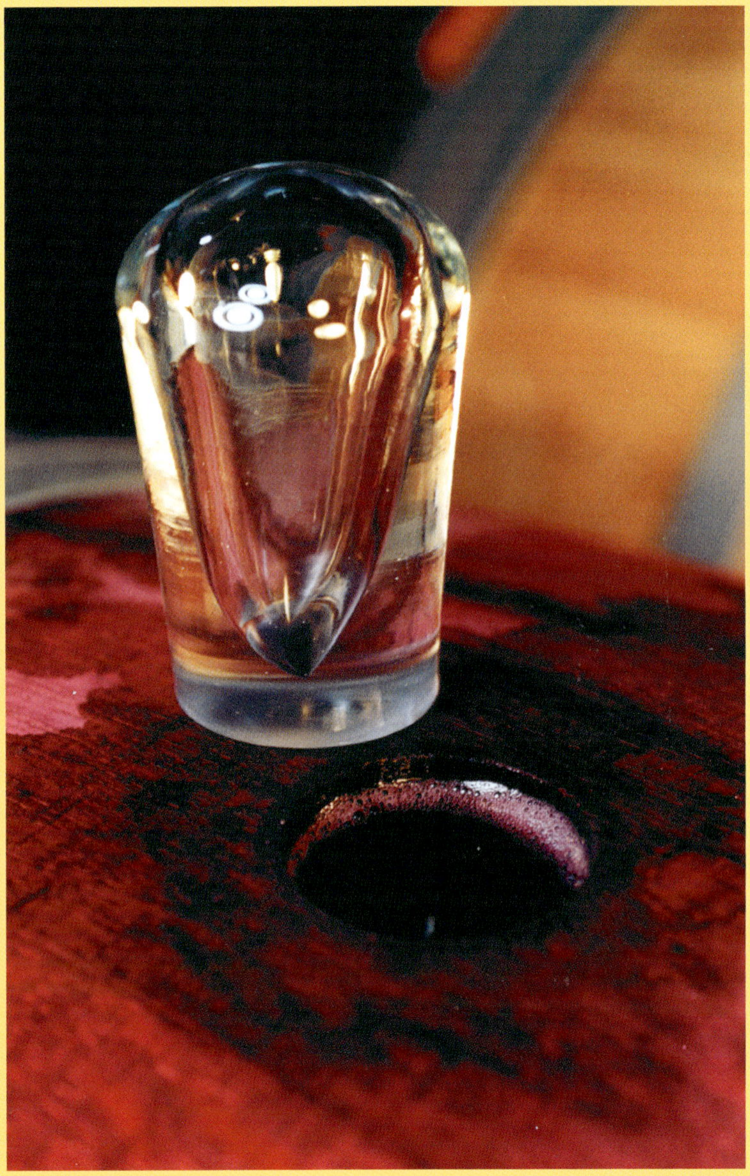

Lexique

A.V.C.	Accident Vasculaire Cérébral.
Abstème	qui ne boit pas de vin.
Ache	plante ombellifère qui ressemble au persil.
Amylopathie	affection en rapport avec des dépôts dans les tissus.
Antipyrétique	produit utilisé contre la fièvre.
Aristoloche	plante tonique et emménagogue (voir à emménagogue).
Aspérule	genre de plante apparentée au muguet des bois.
Asthénie	fatigue.
Ataxie	irrégularité de la marche.
Balsamique	adoucissant, calmant (de baume).
Baumier	arbre qui donne le baume.
Bêta HCG	test au bêta (HCG : test biologique de grossesse).
Bétoine	plante de la famille des labiées dont la racine est purgative.
Bézoard	concrétion solide stagnant dans l'estomac.
Cardiomyopathie	maladie du muscle cardiaque.
Catarrhe	gros rhume.
Cérat	médicament externe de consistance molle, contenant de la cire et de l'huile.
Chlorose	pâleur excessive, flaccidité de la peau (réservée aux jeunes filles non réglées), étiolement ! (*Littré*)
Cochléaria	herbes aux scorbutiques (variété : le raifort).
Codex	recueil des formules pharmacologiques adopté par la faculté de médecine de Paris.
Colature	écoulement (*Littré*), liqueur dépurée.
Colliquation	fonte des parties solides (abcédation) ou sueurs.
Contentif	moyen qui permet de contenir.
Contuser	blesser.
Coronaropathie	maladie des artères coronaires (qui irriguent le muscle cardiaque).
Corps calleux	élément anatomique qui réunit les deux hémisphères du cerveau.
D.T.	Delirium Tremens.
Datura	plante aux propriétés énergiques, constituant des poisons violents (famille des solanées aux fleurs blanches, purpurines).
Delirium Tremens	état d'excitation lié à un sevrage alcoolique avec délire et vision animalière. Souvent mortel.
Diaphorèse	fonction de la peau, à laquelle est due la transpiration. Sueur pour certains, qui confondent fonction et résultat.
Diaphorétique	qui favorise la transpiration abondante.
Direct	cépage donnant un raisin sans l'intermédiaire d'un porte-greffe.

Dissertation	nom donné à la thèse sous la Révolution française.
Dyseulalie	mauvaise haleine.
Dysménorrhée	douleurs pendant les règles.
Dyspepsie	mauvaise digestion.
Eau vulnérable	obtenu par distillation de l'alcool dans lequel on a infusé nombre de plantes (basilic, calament, marjolaine, etc.). Remède populaire contre coups et blessures ! Eau d'arquebusade.
Élébore	rose de Noël.
Éléctuaire	médicament fait de poudre mélangée à du sucre ou du miel.
Embrocation	action de verser lentement un liquide sur une partie malade.
Emménagogue	qui provoque les règles.
Endémie	" épidémie " chronique.
Épeautre	espèce de froment.
Escarre	plaie liée à un appui excessif et long sur une zone peu vascularisée.
Étiologie	cause.
Étoupe	partie la plus grossière de la filasse (chanvre, ou lin), tissu type compresse à l'ancienne !
Exanthématique	en rapport avec une éruption cutanée rouge.
Fécalome	selles dures bloquées dans le rectum, difficiles à exonérer.
Fomentation	application externe d'objets préalablement chauffés.
Frénétique	en état de délire, de fureur.
Fumeterre	plante médicinale très amère (dite aussi fiel de terre).
Fumigation	action d'exposer à des fumées, à des vapeurs une partie du corps, à des fins d'assainissement (*Littré*).
Galanga	plante des Indes aux racines supposées stimulantes.
Galénique	étude des formes médicamenteuses (comprimés, solutés, suppositoires, etc.)
H (la crise)	hystérie.
H.C.C.	Hépato Chorio Carcinome + (cancer du foie).
H.T.A.	HyperTension Artérielle.
Hématémèse	vomissement de sang.
Hémoptysie	crachat de sang, expectoration teintée de sang.
Hémostatique	qui permet l'arrêt de l'hémorragie, la coagulation du sang.
Hépatopathie	une des maladies du foie.
Héroïque	très puissant, très efficace (terme ancien de médecine, *Littré*).
Hydrophobie	horreur de l'eau et abusivement la rage elle-même.
Hydrosodé	contenant de l'eau et du sel.
Hypoesthésie	diminution de la sensibilité.
I.N.S.E.R.M.	Institut National pour la Science Et la Recherche Médicale.
Iatrogène	effet maléfique (accidentel, non prévu, supplémentaire) provoqué par une action médicale (diagnostique ou thérapeutique).
Idiosyncrasie	disposition personnelle à réagir aux agents extérieurs. Tempérament.
Kapha	une des 3 énergies (le phlegme) en langage âyurvédique, avec *vata* et *kapha.*
Laudanum	à l'origine, extrait d'opium préparé avec du vin. Par extension, opium mélangé à divers ingrédients.
Léthargie	somnolence.

Leucorrhée	perte vaginale blanchâtre d'origine infectieuse (bactérie ou champignon).
Litharge	ancien nom du protoxyde de plomb demi-vitreux.
Lixiviation	épuisement d'une substance quelconque de ses éléments actifs, en faisant passer au travers un dissolvant.
Mélicrat	vin à base d'aromates et épices.
Métabolique	lié au métabolisme, réaction de substances chimiques et organiques dans le corps humain.
Morbifuge	sensé faire disparaître la fièvre.
Moxibustion	cautérisation à l'aide de moxas (tissus cotonneux pour brûler des téguments malades).
Mutage	opération qui consiste, en ajoutant de l'alcool, à arrêter la fermentation du raisin par dégagement bruyant de gaz carbonique rend ainsi muet la situation !
Myélopathie	affection de la moelle osseuse (type leucémie).
Nécrose	mort d'un tissu biologique en particulier.
Nouveau	vin nouveau, vin bourru.
Odontologie	en rapport avec la pathologie ou les soins dentaires.
Œnomane	individu dépendant du vin, comme les héroïnomanes le sont de l'héroïne ou les opiomanes de l'opium (néologisme).
Opiacé	médicament toxique à base d'opium.
Organoleptique	propriétés chimiques du vin en particulier.
Ostraca	support d'écriture, morceau de poterie.
Oxymel	boisson rafraîchissante composée d'eau, de miel et de vinaigre, alors principe médicamenteux.
Paillet	rouge peu chargé de couleur, en parlant du vin (*Littré*).
Panacée	de Panax, fille de Æsculape dieu de la médecine !
Panade	soupe faite avec de l'eau, du pain et du beurre.
Pancréatite	maladie du pancréas.
Pannus	ou panus, maladie de la cornée, recouverte d'un voile.
Per os	administration par la bouche (par voie orale), de médicaments (versus intraveineux, intramusculaire, etc.).
Pessaire	anneau intra-vaginal évitant la sortie du col de l'utérus.
PH	unité de mesure, quantifie l'acidité d'un milieu.
Phtiriasis	dermatose liée aux poux.
Phtisie	tuberculose (ancien).
Phytophage	mange les végétaux.
Pierre	maladie urologique qui consiste en la précipitation de cristaux, de cailloux dans les voies urinaires (vessie, etc.) révélée par des douleurs atroces (coliques néphrétiques) ou des infections (ancien).
Pinte	mesure à Paris de 0,93 litre.
Podagre	atteint par la goutte.
Pointe subtile	coup de cautère fin mis promptement aux fins d'escarrifier le col de l'utérus.
Primum non nocere	" premièrement ne pas nuire " principe médical de base.
Purée septembrale	vin (rabelaisien).
R.M.N.	Résonance Magnétique Nucléaire, imagerie médicale, examen très performant, au-dessus du scanner.
Rhinophima	gros nez irrégulier.

Rusticanus	raifort ou moutarde des capucins ou radis de cheval, plante antiscorbutique.
S.N.C.	Système Nerveux Central.
Sagou	substance tirée du palmier.
Scrofule	ganglions en rapport avec la tuberculose (ancien).
Séméiologie	analyse des symptômes.
Séné	arbuste de la famille des légumineuses.
Seth	frère d'Osiris qu'il tua, il incarne le mal et le désordre. Il jeta Osiris dans le Nil, récupère le cadavre, le découpe en 36 morceaux qu'il disperse à travers l'Égypte. Dieu calomniateur qui répand et combat les épidémies.
Simple	plante simple, unique, séquelle du langage alchimique (par opposition probable à composé).
Stomachique	en rapport avec l'estomac (ancien).
Suette	épidémie éteinte (virose ?) associant détresse respiratoire, céphalées, sueurs malodorantes touchant les hommes jeunes avec comme issue la mort.
Symposium	réunion dans la Grèce historique où l'essentiel consistait à philosopher en buvant du vin.
Tableau B	catégorie de médicaments de prescription réglementée car toxique (genre morphine, etc.).
Thériaque	de « ther » en grec, bête.
Éléctuaire	utilisé contre les bêtes malfaisantes et au sens large contre venins, poisons et toxines.
Tranchée	douleur abdominale (ancien).
Transsubstantiation	changement miraculeux du vin et du pain transformé en sang et corps du Christ.
Uroscopie	examen visuel des urines.
Uvéale	en rapport avec le raisin.
V.T. (un vin)	un vin issu de vendanges tardives.
Valétudinaire	qui est souvent malade, maladif.
Verjus	vin vert.
Vidal	dictionnaire moderne des médicaments, réservé au corps médical.
Zodiaque	élément architectural surmontant l'entrée des cathédrales.

Bibliographie

ADELON et Col., *Dictionnaire de médecine*, Béchet jeune, libraire 1828.

ALPIN (P.) *La médecine des Égyptiens* ; IFAO ; Le Caire, 1980 (Voyageurs 021/1,2).

ANTONIOLI (R.), « L'éloge du vin dans l'œuvre de Rabelais », *Actes du colloque de Dijon*, Marseille, Jeanne Laffite, 1983, p 131-140.

ARON (E.), *Le Dr F. Rabelais*, Tours. CLD

AYACHE (L.), *Hippocrate*, Paris, Presses Universitaires de France (coll. Que sais-je , n° 2660)?

BAUDOT (L.-A.) Dr, *Essai sur l'emploi hygiénique du vin*, Thèse Paris, 1821.

BISSON (J.), *Les cépages*, Éd. Féret, 2001

BLOND (G.), *Grands navigateurs*, Éd.Gautier Languereau, Paris, 1964.

BONNET, *Alcoolisation dans différentes professions de la région parisienne*, Thèse doctorat en médecine 1914.

BORDONOVE (G.), « Les Bourbons, T1, Henri IV », *Les rois qui ont fait la France*, Pygmalion, 1981.

BOUCHERLE (A.), *Histoires et légendes du médicament*, Éd. de santé 1990.

BOUDON (V.), « Un médecin œnophile : Galien et le vin de Falerne », *Vin et santé dans la Grèce ancienne*, Éd. de Brocard 2002.

BRADFER (L.), « Les médecins vignerons », *Impact Médecin*, septembre 2002

BRUNET (R.), *Valeur alimentaire et hygiénique du vin*, Librairie agricole de la maison rustique, 1914.

BUCHAN (G.), *Médecine domestique*, 1780

Bulletin des Médecins Amis du Vin de France, Dijon, 1936.

CAPTIER (F.), *Propositions générales sur la nature du vin et sur son emploi diététique et thérapeutique*, Thèse, Montpellier 1811.

CARRER (P.), *Le matriarcat psychologique des femmes*, Thèse Paris 1983

CASTELOT (A.), *Henri IV, le passionné*, Éd. Perrin, 1986.

CATHIARD-THOMAS (M.), PEZARD (C.), *La santé par le raisin et la vinothérapie*, Librairie de Médicis, 1998.

CAZEAUX (P.), *Traité théorique et pratique de l'art des accouchements*, Librairie de F. Chamerot, 1853.

CHARPAK (Y.) et VAN HOANG (A.), *Petit guide de la cuite*, Ramsay, 1986.

CHAST (F.), *Histoire contemporaine des médicaments*, Éd. La Découverte 2002.

DARMON (P.), *Le mythe de la procréation à l'âge baroque*, 1977.

DE BINGEN (H.), *Le livre des subtilités des créatures divines*, Éd. Jérôme Millon, Grenoble, 1989.

DEGUIN (G.) thèse pharmacie DIJON, 1984

DILLEMANN (G.), BONNEMAIN (H.), BOUCHERLE (A.), *La pharmacie française*, Tec et Doc Lavoisier, Paris, 1992.

DION (R.), *Histoire de la vigne et du vin en France des origines au XIXe siècle*, Éd. Flammarion, 1991

DORVAULT (F.), *L'Officine*, 23e édition, Éd. VIGOT, 1996.

DROVASA-MARCQ (A.), *La B.D., reflet d'une société : Le cas du médecin*, Bordeaux, 1992.

DU CHESNE, *Diaeteticon polyhistoricon*, 1606

ERLANGER (P.), *La vie quotidienne sous Henri IV*, Éd.Hachette, Paris, 1970.
FÉRET, *Bordeaux et ses vins, XVIIe édition*, Féret, 2004.
FLANDRIN (J.-L.), « Pour une gastronomie historique », *Chroniques de platine*, Odile Jacob, 1992.
FRANCE (A.), *Œuvres complètes illustrées*, tome XVII, Rabelais, Paris, Calmann-Lévy éditeurs, 1928.
FREXINOS (J.), « L'art de purger », *Histoire générale et anecdotique des laxatifs*, Éd. Louis Pariente, 1997.
GAILLARD-SEUX (P.), « Secrets des plantes et magie chez les Romains », *Histoire*, n° 215, novembre 1997.
GALANT (P.) et MARCELLIN (J.), *Une histoire du vin*, Éd. A. Barthélémy, 1999.
GALET (P.), *Cépages et vignobles de France*, Hachette
GARRIER (G.), *Histoire sociale et culturelle du vin*, Bordas, 1995.
GARRIER(G.), *Et les bourgeois se mirent à boire du vin*, Histoire n° 193, novembre 1995.
GARZYA (A.), « Le vin dans la littérature médicale de l'antiquité tardive et byzantine », *Vin et santé dans la Grèce ancienne*, De Brocard Éd., 1999.
GAUTHIER (J.-F.), *Civilisation du vin*, coll. Que sais-je n° 3296, Paris, 1997.
GONZALES (J.), *Initiation à l'Histoire de la Médecine*,
GONZALES (J.), *Histoire naturelle et artificielle de la procréation*, Bordas 1996
HELFAND (W.H.), *Revue d'histoire de la pharmacie*, N° 247, 1980.
HIPPOCRATE, *Régime dans les maladies aiguës.*
HUGO (V.), *Odes et ballades*, II, 5, 1828.
JACQUART (D.), *La médecine médiévale dans le cadre parisien*, Fayard 1998.
JACQUES-MARIN (S.), *Médecine Curieuse d'autrefois*, Éd.Charles Corlet, 1996
JOHNSON (H.), *Une histoire mondiale du vin*, Éd. Hachette, 1990
JOUANNA (J.) et VILLARD (L.), *Vin et santé en Grèce ancienne*, Éd. de Boccard, 2002
JOUANNA (J.), *Hippocrate, Librairie Arthème Fayard*, Paris, 1992.
LACQUES-MARIN (S.), *Médecines curieuses d'autrefois*, Éd Ch. Corlet, 1996.
LAGRANGE (M.), *Paroles de vin*, Éd. FÉRET 2e édition, 2003.
LAGRANGE (M.), *Le Vin en fêtes*, Éd. FÉRET 2003.
LAROUSSE du XIXe siècle.
LAURIOUX (B.), *Manger au Moyen Âge*, Hachette 2002
LECA (A.-P.) D^r^, *La médecine au temps des pharaons*, Éd Roger Dacosta., Paris 1988.
LEDERER(J.), *Encyclopédie moderne de l'hygiène alimentaire*, Éd Maloine, Nauwelaerts, 1986.
LEFEBVRE (P.), « La médecine et les médecins dans l'œuvre de Georges Simenon », *Bulletin et mémoires de l'Académie Royale de Médecine de Belgique*, Vol 145,1990, N°12.
LEMOINE (M.), *Index des personnages de Simenon*, Labor 1985.
LILE (P.-C.), *Histoire du vin médical*, Œnoplurimédia 2002.
MARZLOPH (H.-O.) D^r^, *Dissertation sur les vertus médicales du vin*, thèse Strasbourg An VIII.
MASQUELET A.-C., *Plaies, infection et cicatrisation*, Rapport de maîtrise de l'Université Paris XIII.
MILNER et coll., *L'imaginaire du vin*, Éd Laffitte 1989.
MAURY (E.) D^r^, *La médecine par le vin*, J'ai lu, Éd Artulen, 1968.
MING WONG, *La médecine chinoise par les plantes*, Tchou 1976.
MOREAU (F.-J.), *Traité pratique des accouchements*, Germer Baillière Éd. 1841.
MOSSE (C.), « Les leçons d'Hippocrate », Histoire
NOURRISSON (D.), *Identités, mémoires et conscience historique*, Saint-Étienne, 2002.
NOURRISSON (D.), *A votre santé ! Education et santé sous la IVe République*, Saint-Étienne, Presses Universitaires, 2002.

NOURRISSON (D.), *Le Buveur du XIXe siècle*, Albin Michel, Paris, 1990.
NOURRISSON (D.), *Education à la santé. XIXe-XXe siècle*, Rennes, École Nationale de Santé Publique, 2002.
PLATINE, « Diététiques », *Histoire*, n° 39, novembre 1981
PLEVEN D^r, *La vigne et la chanson dans l'antiquité*, Promédico 1935-1939.
PLEVEN D^r, *La médecine et les médecins vus par G. Bouchet, le Montaigne poitevin*, Promédico 1935-1939
PLUTARQUE, *Les Reigles et Préceptes de santé.*
PONCET (J.C.A), *Essai sur la qualité et l'emploi hygiénique du vin*, thèse Paris an XIII, Didot jeune Imprimeur
POUILLOUX (J.-Y.), *Rabelais*, Flammarion Découvertes 1993.
PROVOST (J.-L.), *Recette des guérisseurs du vieux pays normand*, Éd Ch. Corlet 2002.
RENAUD (S.), DE LORGERIL (M.), *Vin, alcool, plaquettes et coronaropathie*, Lancet (Éd. Fr.) octobre 1992.
ROWLEY (A.), RIBAUT (J.-C.), *Le vin : une histoire de goût*, Découvertes, Éd. Gallimard, 2003.
RUEFF (B.), *Les malades de l'alcool*, John Libbey, Paris 1995
SAUNERON (S.), *Traité égyptien d'ophtalmologie.*
SAUNIER (A.), « La vie quotidienne dans les hôpitaux du Moyen Âge », *Histoire*, n° 74, 1984
SEVIGNE (Mme de), *Lettres 1626-1696*, Éd Scala 1996.
SIGALEA (R.) D^r, *La médecine traditionnelle de l'Inde*, Éd. Olizane (Suisse), 1995.
SIGALEA (R.) D^r, *De Bucarest à Siaugues ou le chemin des écoliers et les sentiers de la peur*, Félines, Éd. du Fayet, 2003.
SIGALEA (R.) D^r, *Johann Martin Hongberger*, Éd. de l'Harmattan, 2003.
TCHERNIA (A.), *Le vin de la Rome antique ou le vin romain antique*, Éd. Glénat 1999.
TROMBERT (E.) « La vigne et le vin en Chine », *Journal Asiatique* (289, 2001, n° 2)
VARDANIAN (S.), *Histoire de la médecine en Arménie, De l'Antiquité à nos jours*, Union Médicale Arménienne de France.
VERDON (J.), *Boire au Moyen Âge*, Perrin, 2002.
VIVAS (N.), *Vin et santé*, Éd. Féret, 2001.

REMERCIEMENTS

Toute ma gratitude à ceux qui ont bien voulu argumenter, critiquer, corriger, ajuster ces écrits, m'aider et me faire partager leurs connaissances. À tous ceux, nombreux, qui par un mot, une idée, m'ont ouvert des pistes enrichissantes. Sans eux, ce livre aurait été différent.

Jean BERNARD (de l'Académie française), professeur d'hématologie,
Bruno BOIDRON et l'équipe des Éditions Féret,
Pr Gérard BONNIN, professeur de droit, de physique et histoire de l'art à Clermont Ferrand-Cambrige,
Alain BRADFER, journaliste gastronomique et écrivain,
Claude BROUSSOULOUX, médecin et écrivain,
Mathilde CATHIARD-THOMAS des Caudalies (Laboratoire de vinothérapie)
M. de LAROBERTIE, professeur de chinois,
Mme Catherine DESPEND, professeur de chinois à l'Institut des Langues Orientales,
J.-P. DIONNET, scénariste télévisuel et auteur de B.D.,
Dr Martial FAVIER, acupuncteur,
Marie-Jeanne GAUTIER, pharmacien-chef à l'hôpital de Nevers,
Robert GENTIE, secrétaire général de la Fédération Française de la Pépinière Viticole,
Pr Jacques GONZALES, titulaire de la chaire d'histoire de la médecine à Paris,
Chanoine GRIVOT, médiéviste,
Annie GUERIN, professeur de lettres modernes,
Jacques JOUANNA, directeur de la chaire de grec ancien, à la Sorbonne Paris IV,
Bruno LAURIOUX, médiéviste à l'école de Rome,
Pierre LEFEBVRE, professeur émérite à l'Université de Liège et simenoniste,
Dr Claude LENOIR, gastro-entérologue,
Michel LAUBY, pharmacien-biologiste,
Pr Jean Pierre NEIDHART, chirurgien et titulaire de la chaire d'histoire de la médecine à Lyon,
Didier NOURRISSON, docteur en histoire,
Stéphane PROSDOCIMI, professeur d'histoire,
Dr Robert SIGALEA, indianiste,
Philippe SIONNEAU, professeur de médecine chinoise,

Pierre TALLET, égyptologue, lettre à l'auteur
André TCHERNIA, professeur émérite (Histoire archéologie),
Julien THERY, médiéviste, chartiste à l'école de Rome, docteur en Histoire,
E.TROMBERT, chercheur au CNRS et sinologue
Marie VIALLON, historienne, et seiziémiste,
Nathalie VIVAS, docteur en œnologie, Bordeaux I
Dr J. VOINOT, société francophone d'histoire de l'ophtalmologie.

Une mention spéciale pour le Pr Annie Guérin et le Pr Gérard Bonnin, qui, chacun à leur manière, ont enrichi par une lecture complète assortie de précieuses remarques, le manuscrit. Un grand merci.

Table des matières

Crédits photographiques :

Artothek © : couverture et p. 3 (Joachim Blauel)

Réunion des Musées Nationaux © :
H Lewandowski : pages 6-16-17-18-19-31-32-37 (photo du bas) -38-40 (photo du bas) -43-47 -48-59-60-69-85-90-95-108-109
Gérard Blot : pages11-33-56-61-75-88-93-94-96-99-112-117-120-128
J.G Berizzi : page 21
Michèle Bellot : pages 23- 40 (photo du haut)-66-80-115
Thierry Ollivier : page 28 (photo du bas)
Gérard Blot : pages 29 (photo de gauche)- 46-49
Richard Lambert : pages 26 - 29 (photo de droite)
Ch. Larrieu : pages 35-48
Chuzeville : pages 36-37 (photo du haut)
R.G. Ojeda : pages 12-41(photo du haut) -42-54-55-58-63-72-73-77-83 (photo de gauche)-84-86-114
Jean Schormans : pages 44-91-118
Jacqueline Hyde : page 45
Ch. Larrieu : page 48 (photo du haut)
Arnaudet : pages 25- 28 (photo du haut)-50-53-81-90-91-118
H. Cangökçe-C.Cetin : page 51
Franck Raux : pages 62-64
Daniel Arnaudet : page 74
Harry Bréjat : page 76
Bulloz : pages 78- 83(photo de droite)-92-100-101-103-104-110-113-126
C. Jean : page 82
J.G Berizzi : page 87

Éditions Féret © : pages 122- 124-125, p. 129, p. 133, p. 135, p. 141

François Millo © : pages 123-161

Patrick Cronenberger © : pages 127-136-137-145

Alain Gariteai © : pages 9-138-139-140-143-145-147-149-150-151-152-153-156-157-158-162-163-167-173-177-178

Les Caudalies © : pages 174-176

Syndicat des premières Côtes de Bordeaux : page 131

ISBN : 2-902416-88-1

Conception graphique : Walid Salem, Perfecto

Fabrication : Perfecto (www.perfecto.fr), Bordeaux

Achevé d'imprimer le 15 février 2006

Imprimé en Italie

Dépôt légal novembre 2004